Mosaik bei
GOLDMANN

Buch

Auf die Diagnose »Krebs« reagiert fast jeder Patient geschockt und verängstigt. Doch wer lernt, seine Krebserkrankung zu verstehen, kann die Therapie aktiv mitgestalten und die Heilung unterstützen. Dr. Thomas Kroiss zeigt auf, dass jeder Mensch Selbstheilungskräfte besitzt, die – in Verbindung mit der richtigen Therapie – sehr gute Chancen bieten, die Krankheit zu besiegen. Ausführlich vermittelt er das Phänomen »Krebs«, seine Ursachen und Entstehungsbedingungen und hilft, die Diagnose und Therapie besser einschätzen zu können. Der Spezialist für ganzheitliche Therapie erläutert sowohl verschiedene schulmedizinische Verfahren als auch alternative Heilmethoden. Diese Informationen bieten die beste Voraussetzung dafür, die eigene Heilung selbst in die Hand zu nehmen.

Autor

Dr. Thomas Kroiss, Arzt für Allgemeinmedizin, arbeitet seit 1979 in seiner eigenen Praxis in Wien. 1992 spezialisierte er sich äußerst erfolgreich auf ganzheitliche Krebstherapien. Hierfür und für seine Verdienste um die Ganzheitsmedizin erhielt er 1997 die Ehrenmedaille der EU.

Dr. med. Thomas Kroiss

Heilungschancen bei Krebs

Die besten Therapiemöglichkeiten

Wegweiser im Krankheitsfall

Mosaik bei
GOLDMANN

Die Ratschläge in diesem Buch wurden vom Autor und vom Verlag sorgfältig erwogen und geprüft, dennoch kann eine Garantie nicht übernommen werden. Eine Haftung des Autors bzw. des Verlags und seiner Beauftragten für Personen-, Sach- und Vermögensschäden ist ausgeschlossen.

Gewidmet: all jenen alten, echten Ärzten und Forschern, die trotz großer Anfechtungen und bedeutender finanzieller Schwierigkeiten – zum Teil neben ihrer Arbeit am Patienten – nie aufgehört haben, zum Wohle der Menschen – und entgegen der gewaltigen Interessen anderer – das Krebsproblem lösen zu wollen. Dieses Buch will seinen kleinen Teil dazu beitragen, ihre Ziele, ihre Visionen nun doch Wirklichkeit werden zu lassen.

FSC
Mix
Produktgruppe aus vorbildlich
bewirtschafteten Wäldern und
anderen kontrollierten Herkünften

Zert.-Nr. SGS-COC-1940
www.fsc.org
© 1996 Forest Stewardship Council

Verlagsgruppe Random House FSC-DEU-0100
Das für dieses Buch verwendete FSC-zertifizierte Papier *Munken Print*
liefert Arctic Paper Munkedals AB, Schweden.

1. Auflage
Vollständige Taschenbuchausgabe April 2009
Wilhelm Goldmann Verlag, München,
in der Verlagsgruppe Random House GmbH
© 2004 F. A. Herbig Verlagsbuchhandlung GmbH, München
Alle Rechte vorbehalten
Umschlaggestaltung: Design Team München
Lektorat: Gabriele Berding
Zeichnungen S. 105–107: Ulrike Brugger, München
Statistiken S. 190/191 aus: Ulrich Abel: Chemotherapie fortgeschrittener
Karzinome, Hippokrates Verlag
Zitat S. 242–244 aus: Moerman/Breuss: Krebs, Leukämie und andere
scheinbar unheilbare Krankheiten..., Aurum Verlag
Satz: Buch-Werkstatt GmbH, Bad Aibling
Druck und Bindung: GGP Media GmbH, Pößneck
BK · Herstellung: IH
Printed in Germany
ISBN 978-3-442-17019-7

www.mosaik-goldmann.de

Inhalt

Vorwort 11
Liebe Patienten! 11
Liebe Angehörige! 16
Was Sie in diesem Buch erwartet 19

Über die geistige Fähigkeit des Menschen 23
Placebo oder »Es gefällt mir« 23
Was wir von erfolgreichen Patienten lernen
können 27

Vom Krebs geheilt – vier »erstaunliche« Beispiele 34
Fall 1: Ein starker Typ 34
Fall 2: Heilung durch geistige Fähigkeit alleine 41
Fall 3: Maria G. Die Kraft von Wohlbefinden und
einer positiven Grundstimmung 48
Fall 4: Null Komma null, Herr Doktor! 56
Was wir aus diesen Beispielen lernen können 64

Krebs – Hintergründe und Ursachen 67
»Schulmedizin« und eine »andere« Medizin 67
Routinemedizin kontra ärztliche Kunst – Massenmedizin
kontra personenbezogene Heilkunde 70
Mehr Wissen – mehr Eigenverantwortung – mehr
Zuversicht 80
Die Entstehung einer Krankheit 81
Was ist Krankheit? 87

Inhalt

Die Wichtigkeit der Ernährung und der Stoffwechsel
des Menschen 89
Der Stoffwechsel der kranken Zelle – der Krebszelle 98
Was bezeichnet man als Krebs? Die Entstehung und
Entwicklung von Tumoren 104

Ursachen der Krebskrankheit – Stichworte zum besseren
Verständnis 109
Eine chronische Krankheit 111
Zweipolige Kräftegleichgewichte und Entgleisung des
Wachstums 114
Erkrankung des Wachstums 115
Erschöpfung des Adrenalinsystems 117
Stress 122
Kortison 123
Insulin 125
Die Schilddrüse 128
Die Hypophyse 128
Die Abwehr 129
Der pH-Wert oder das »Säure-Basen-Gleichgewicht« 130
Die Milchsäure 132

Chemie, Physik, Biologie und die innere Kraft des
Menschen 134
Biologie 135
Der Krebs als »innere Infektionskrankheit« 135
Zellen, Organismus, Krebs 141
Physik 144
Elektromagnetische Schwingungen 144
Resonanz 146
Die Zelle als Schwingkreis 148
Zellen kommunizieren per Schwingungen miteinander . 149
Chemie kontra Physik? 151
Kosmische Strahlen und Krebs 153

Emotionen, innere Kraft und der Einfluss der Stimmung auf die Gesundheit 158
Die »ordnende Kraft« 161

Therapien 169
Was erhält mich gesund und was macht mich gesund?
Wichtige Grundbedingungen 169
Vorbemerkungen zum Thema Therapien 170

Akutmedizinische Verfahren 179
Operation 179
Chemotherapie 185
Verbesserungen der Chemotherapie – wenig bekannte
Varianten 194
Chemotherapie-Sensitivitäts- und Resistenz-Testung 195
IPT – Insulin-Potenzierte Therapie 196
Zurück zur »IPT«: 197
Wie löste dieser Mann also das Problem? 199
Was man sich von IPT erwarten kann: 205
Bemerkungen und eigene Erfahrungen zu IPT: 206
Andere Therapien mit Insulin 209
Weitere, die Chemotherapie unterstützende Verfahren . 210
Hyperthermie 210
Fiebertherapie 211
Ganzkörper-Hyperthermie 212
Lokale Hyperthermie 213
Strahlentherapie 214
Andere schulmedizinische Verfahren 215
Hormonaktive Therapien 216
Interferone 216
Kryochirurgie 218
Photo-Dynamische Therapie 219
LITT (Laserinduzierte Thermotherapie) 219
Radio-Frequenz-Ablation 220

Inhalt

Elektrogalvanische Therapie (Pekar, Nordenström) 220
Zusatztherapien 222
»Krebsnachsorge« 222
»Alternativmedizin« in Krankenhäusern 225
»Naturmedizinische« heilende Verfahren 228
Milieu-Therapie 230
Krankheitsursache Ernährung. Ernährung bei Krebs 232
Heilung durch Ernährung alleine 236
Die Gerson-Methode 240
Die Moerman-Diät 241
Die Breuss-Kur 245
Sport und körperliche Bewegung 246
Der CoD-Tee nach Dr. David 248
Rechtsdrehende Milchsäure und Mineralien 249
Bitterstoffe 251
Vitamine und Zusatzpräparate 252
Spurenelemente und Aminosäuren 255
Ozon-Therapie 257
Als Kombination dreier Schritte – die
»Basisregeneration« 260
Regeneration 262
Frischzellen (Thymus, ...) 263
Embryonale und fetale Stammzellen-Therapie 265
Plazenta-Therapie nach Dr. Govallo 267
Behandlungen des Immunsystems 268
Mistel 269
Bakterienflora 271
Antikörper-Aufbereitungen aus Patientenblut oder
Tumoren 272
I.A.T. 273
Antineoplastone von Dr. Burzynski 276
Entzündungsherde entfernen 277

Inhalt

Enzyme 278
Krebs bekämpfende oder Krebs behindernde
»alternative« Mittel 280
Alpha-Furyl-Methanal (Furfurol, Furfural) 280
Ukrain 284
Aprikosenkerne – oder Amygdalin (Laetrile),
Vitamin B17...................................... 286
Cäsium 291
Physikalische und technische Geräte zur
Krebsbehandlung 293
Schliephake 294
Samuels 300
Rife 302
Lakhovsky-Antennen 304
Elektroporation 305
Weitere technische Verfahren 306
Zusammenfassung 309

Kurze Betrachtung einzelner Krebsarten 311
Bauchspeicheldrüsenkrebs 312
Brustkrebs 314
Dickdarmkrebs 322
Eierstockkrebs 325
Gallenblasenkrebs, Gallengangskrebs 327
Gebärmutterkrebs 328
Hautkrebs 328
Basaliom 328
Malignes Melanom 329
Hirntumore (Glioblastom, Astrozytom) 330
Hodenkrebs 332
Kehlkopfkrebs 333
Leberkrebs 334
Leukämie 335

9

Inhalt

Lungenkrebs, Bronchialkarzinom 337
Lymphome und Hodgkin'sche Krankheit 339
Magenkrebs 340
Nierenkrebs 341
Prostatakrebs 342
Rektum-Karzinom, Krebs des Enddarmes 343
Sarkome 343
Speiseröhrenkrebs 344
Zungenkrebs, Krebs der Mandeln 345
Andere »bösartige« Erkrankungen 346

Wie behandle ich meinen Arzt? 347
Informationen einholen 349
Fragen stellen 352
Antworten bekommen 355
Alternativen 357

Der Markt 359
Die Medizin als Spielball der Pharmaindustrie 359
Ärzte und Wissenschaft 367

Leben und Sterben 371

Schlusswort 381
Adresse und Internet-Adresse des Autors 387

Anhang 389
Bücher für mündige Patienten 389

Vorwort

Liebe Patienten!

Dieses Buch ist für Sie geschrieben. Mir ist klar, dass Sie sich im Augenblick möglicherweise in keiner guten Verfassung befinden. Mir ist klar, dass Sie wahrscheinlich geschockt oder verängstigt sind oder möglicherweise sogar denken, es sei alles zu spät, weil Sie Krebs haben.

Jedenfalls befinden Sie sich höchstwahrscheinlich in einem Ausnahmezustand, selbst wenn Sie sich bereits daran gewöhnt haben mögen, weil seit der Diagnosestellung bereits eine Weile vergangen ist. Schon dieser seelische Zustand eines Krebspatienten stellt eine Falle dar, und ich möchte, dass auch Sie das wissen und aus ihr herausfinden. Ich will Ihnen helfen, diese Falle als Falle zu enttarnen.

Ich habe dieses Buch für Sie geschrieben, weil ich weiß, wie es Ihnen geht. Aber ich weiß auch, was man alles tun kann, und ich weiß, dass es Wege gibt, an die Sie noch nicht gedacht haben oder die zum Großteil völlig unbekannt sind! Ich möchte Ihnen helfen, sich besser in Bezug auf diese Krankheit auszukennen.

Sich auszukennen wird aus vielerlei Gründen nötig sein,

Vorwort

denn je mehr Sie sich auskennen, umso besser sind Ihre Chancen! So einfach ist das.

Ich kenne mich mit den herkömmlichen Methoden der Krebsbekämpfung aus. Ich bin auch seit vielen Jahren auf dem »alternativen« Krebs-Sektor tätig, und ich kann sehr gut einschätzen, was jede Methode kann.

Es ist wichtig, dass Sie nicht einfach – weil Sie sich nicht auskennen – der nächstbesten Behandlungsmethode zustimmen, die Ihnen angeboten wird. Vielmehr geht es darum, dass Sie das machen, was Ihnen am meisten hilft und am wenigsten schadet.

Es kann sein, dass Sie Ihren Krebs nicht mehr loswerden können, aber wenn dem schon so ist, dann sollen Sie wenigstens möglichst lange in einem möglichst guten Zustand leben können, nicht wahr?

Um sich auf dem bizarren Markt der Krebstherapien auszukennen, benötigen Sie eine Führung. Sie müssen wissen, dass grausamerweise auch auf diesem Markt das Geschäft die Hauptrolle spielt. Sie müssen wissen, warum man Ihnen diese und jene Therapie anbietet. Sie sollten aber auch wissen, welche Therapien es noch gibt und was sie Ihnen bringen können.

Es wird daher bis zu einem gewissen Grad nötig sein, dass Sie mehr über Ihre Erkrankung erfahren, wenn Sie Erfolg haben wollen. Es mag verlockend erscheinen, Ihre Geschicke einfach blindlings dem Fachmann zu überlassen, aber Sie werden ab einem bestimmten Punkt wahrscheinlich keinen guten Erfolg mit dieser Einstellung erzielen.

Liebe Patienten!

Die Lösung für die meisten Menschen in dieser Lage ist es, mehr zu wissen!

Es gibt viele Interessen auf diesem Markt, und die Interessen der Patienten werden hier kaum vertreten. Daher ist es für viele Patienten lebenswichtig, diesen Markt und seine Tücken kennen zu lernen.

Dieses Buch soll Ihnen ein besseres Verständnis Ihrer Krankheit vermitteln und Ihnen dabei helfen, sich die richtigen Therapien auszusuchen.

Selbstverständlich ist jede Krankheit anders – jeder Patient und jede Situation. Daher wird man ab einem gewissen Punkt einen Arzt aufsuchen müssen, damit er sich Ihre ganz spezifische Lage ansieht und Ihnen weiterhilft. Es wäre gut, wenn Sie auch einen Arzt hätten, der über möglichst viele Verfahren Bescheid weiß, aber das ist sehr selten der Fall.

Ein wenig soll dieses Buch diese Lücke füllen. Es gibt eine Fülle von funktionierenden Heilverfahren, die den meisten Ärzten unbekannt sind.

Die Medizin hat sich leider von ihrem ursprünglichen Wege abbringen lassen und hat sich in das Fahrwasser der Pharmaindustrie begeben. Dies hat zur Folge, dass vieles in Vergessenheit geraten ist, was Ihnen aber weiterhelfen kann.

Früher war die Medizin eine Kunst; durch den Durchblick und den Einfallsreichtum früherer Ärzte, die wenig Hilfsmittel hatten und dennoch retten wollten, ist ungeheuer viel Brauchbares erschaffen worden. Dies brachliegen zu lassen ist ein Frevel und dient nur jenen, welche aus dem Unwissen anderer Gewinn ziehen. Es dient sicherlich nicht Ihnen – wenn Sie gesund werden wollen. Auch darüber müssen Sie Bescheid wissen.

Sollte ich Sie hin und wieder mit den »politischen« Hintergründen belästigen, so geschieht das lediglich, damit Sie das Warum verstehen. Was läuft im Hintergrund ab, das dazu führt, dass Sie diese oder jene Behandlung bekommen sollen?

Dazu muss man auch verstehen, dass der Arzt selbst das Ziel von Verkaufskampagnen darstellt und sich leider zumeist als kritikloser Konsument verhält.

So ist dieses Buch also in erster Linie als Informationsschrift gedacht. Denn wenn Sie klug sind, werden Sie in so einer Situation rasch nach Informationen suchen und sich nicht blindlings darauf verlassen, was man »automatisch« für Sie vorgesehen hat.

Auch wenn Ihr Krebs schon – vielleicht erfolgreich – behandelt wurde, kann dieses Buch für Sie wichtig sein. Viele Patienten neigen dazu, das »Angebot« (dass angeblich kein Krebs mehr da ist) vorschnell anzunehmen und sich in ungerechtfertigter Sicherheit zu wiegen. Aber genau da liegt die wirkliche Gefahr: Wenn man ein Problem verdrängt, welches jedoch in Wirklichkeit vorhanden ist, wird es einen irgendwann einholen. Besser, man beschäftigt sich gleich zu Anfang gründlich damit und erledigt es rechtzeitig! Ich hoffe, ich kann Sie davon überzeugen, dass es besser ist, den

Liebe Patienten!

Tatsachen ins Auge zu sehen, damit man möglichst rechtzeitig die notwendigen Schritte unternimmt.

Sie brauchen bei der Lektüre dieses Buches keine Angst zu haben. Es soll Sie zu mehr Verstehen hinführen und es soll für Sie angenehm zu lesen sein, auch wenn ich als Person manchmal mein kämpferisches Temperament ein bisschen zügeln muss und mir das vielleicht nicht immer gelingt ...

Ich habe mich auch bemüht, es kurz zu halten und es nicht zu kompliziert werden zu lassen.

Sie haben bei diesem Buch den Vorteil, dass ich kein Journalist bin, der verschiedene Therapien anführt oder empfiehlt, mit welchen er natürlich nicht selbst gearbeitet hat. Ich habe mit vielen Therapien gearbeitet, weiß sie einzuschätzen – und kann Ihnen daher aufgrund von praktischer Erfahrung berichten.

Das Ziel ist zunächst eine gewisse Orientierung, damit Sie sich halbwegs auskennen. Wenn Sie dann noch dazu Ihren Spürsinn und die gewonnene Erkenntnis: »Wissen, was für mich das Richtige ist« hinzufügen, dann dürfen Sie sich getrost Resultate zutrauen, die die meisten Ärzte in Erstaunen versetzen werden.

Ich hoffe aber auch, dass es mir gelingt, Ihre Überlebenskraft (wieder) wachzurufen. Diese ist natürlich die treibende Kraft, damit Sie die Energie und das Interesse aufbringen können, die für Sie richtigen Verfahren zu finden und – in Absprache mit Ihren Ärzten – die für Sie erfolgreichen Schritte zu gehen. Die zahllosen Berichte über Krebsheilungen, die es über die Welt verteilt gibt, legen Zeugnis ab, dass alles möglich ist und dass hauptsächlich solche Patienten den Krebs besiegt haben, die möglichst gleich zu Beginn ihrer Krankheit aktiv und initiativ geworden sind. So haben sie oft das »Unmögliche möglich gemacht« und sind entgegen aller Meinungen von »Experten« gesund geworden.

Um also Ihre Eigeninitiative zu wecken, Ihnen Mut zu machen, Sie über die Möglichkeiten aufzuklären und Ihnen Lösungen zu zeigen, an die Sie vielleicht nicht gedacht haben, wurde dieses Buch geschrieben.

Alles Gute!

Thomas Klein

Liebe Angehörige!

Haben Sie das Buch gekauft, weil Sie sich Sorgen um Ihren Ehepartner, einen Ihrer Freunde oder ein Familienmitglied machen?

Wenn ja, lesen Sie es bitte gut und gewissenhaft durch. Ihnen fällt in vielen Fällen eine wichtige Aufgabe zu, weil der Patient oft nicht für alles die Kraft hat!

Liebe Angehörige!

Bitte bewerten Sie zuerst genau, ob Sie dieses Buch an Ihren Schützling weitergeben sollen, denn es ist wohl nicht für jeden Patienten zu jedem Zeitpunkt geeignet.

Manchmal ist es besser, wenn Sie als Angehöriger selbst das Heft in die Hand nehmen, mit den Ärzten sprechen, die Wahrheit herausfinden, sich über Therapien informieren und dieses Wissen dann an den Patienten weitergeben.

Nicht jeder Patient ist so »gebaut«, dass er – zusätzlich zu seiner Krankheit – auch noch all die anderen Überlegungen anstellen und Auswertungen seiner Lage vornehmen kann. Oft bekommt er auch schmerzstillende Medikamente oder andere Drogen (Psychopharmaka), die sein Denken lähmen, sodass er gar nicht in der Lage ist, selbst richtig für sich zu sorgen. Wie unglaublich wichtig ist es daher in so einer Lage, wenn ein verantwortungsbewusster Freund diese Aufgaben für ihn übernimmt!

Wie Sie später lesen werden, hängt die Krankheit in vielen Fällen mit dem Leben des Patienten zusammen und basiert in vielen Fällen wahrscheinlich auf einer Ermüdung des Stress-Systems. Schon deswegen ist es wichtig, den Krebspatienten zunächst von unangenehmen Dingen fernzuhalten und ihm eine angenehme Umgebung zu ermöglichen, in welcher er heilen und sich erholen kann. Vielleicht gelingt es Ihnen, Ihrem Schützling tatsächlich eine möglichst stressfreie Atmosphäre zu bereiten, in welcher seine Heilkräfte wieder erstarken können!

Vorwort

Dies mit all jenen Schritten zu kombinieren, die etwa zu einer echten Heilung unabdinglich sind (Ernährung, andere medizinische Maßnahmen), ist eine große Herausforderung!

Denn der Patient muss trotz all Ihrer anfänglichen Hilfe schrittweise selbstständiger werden und sich aus dem bloßen Patientendasein erheben, wenn er tatsächlich gesunden soll. Dazu müssen Sie ihn trotz vieler Widerstände führen. Er muss zum Beispiel die Grundlagen der Ernährung verstehen, denn er muss ja selber wissen, was gut für ihn ist und warum – sonst wird er in seiner Unwissenheit und Unselbstständigkeit immer entscheidende Fehler begehen.

Auch diese schrittweise »Erziehung« zur Selbstständigkeit ist Ihre Aufgabe.

Ihre Bemühungen sind in jedem Fall – bei allen Schwierigkeiten – eine lohnende Aufgabe: Wenn es durch Ihre entscheidende Hilfe dem Patienten gelingt, den Krebs tatsächlich zu besiegen, dann ist sie ohnehin lohnend gewesen. Gelingt dies aber nicht, so können Sie sich danach zumindest keine Vorwürfe machen, denn Sie haben es versucht und Ihr Bestes gegeben.

Außerdem kommt Ihnen noch eine andere – wesentliche – Rolle zu, der Sie sich sicher bewusst sind: die Rolle des Freundes. Wichtiger als alle körperlichen oder medizinischen Maßnahmen ist die Verbindung auf dieser höheren Ebene. Wenn man einfach für jemanden da ist, dieser frei mit einem über alles sprechen kann, dann ergibt das eine

Geborgenheit für den Betroffenen, die durch nichts anderes erreichbar wäre.

Alles Gute auch Ihnen in Ihren Bemühungen!

Was Sie in diesem Buch erwartet

Es hat sich gezeigt, dass es fast nur solche Patienten geschafft haben, den Krebs zu besiegen, die ihre Geschicke selbst in die Hand genommen haben. Das gesamte Buch hat daher die Aufgabe, Ihnen zu helfen, ein selbstständig denkender und selbstständig handelnder Patient zu werden.

Sie sollen sozusagen vom passiven »Patienten« (der sich alles gefallen lässt) zum aktiven »Agenten« werden, der versteht, worum es geht, der daher bei seiner Therapie mitdenken und mitmachen kann und schließlich sogar durch das Verstehen der Zusammenhänge das Kommando übernimmt. Diese Patienten sind »lästige Patienten«, und genau das sollen Sie werden.

Wenn sich also jemand aus dem Patientendasein erheben will, dann muss er – das ist der Trick – aufstehen und die Rolle wechseln. Das ist der erste Schritt. Er muss beschließen, die Sache selbst in die Hand zu nehmen. Der erste Teil des Buches soll Ihnen Mut machen und die ersten Anhaltspunkte dafür liefern.

Vorwort

In einem zweiten Schritt muss man sich umfassend informieren und sich mehr und mehr Wissen aneignen, denn sonst kann man ja nicht tatsächlich aktiv werden. Man muss für sich Informationen zusammentragen, und dazu dient der zweite Teil des Buches. Ich erhebe dabei natürlich keinen Anspruch auf Vollständigkeit, aber man bekommt – so hoffe ich – einen guten Überblick. Mithilfe des Internets wird man noch vieles mehr in Erfahrung bringen können, obwohl es oft schwer ist, als Laie die echte Bedeutung der angebotenen Verfahren zu beurteilen.

Ein weiterer Abschnitt beschreibt die möglichen Hintergründe von Krebs. So wie fast jede Krankheit ist auch diese meist von mehreren Ursachen »angetrieben«. Was Ihre Möglichkeiten zur Therapie betrifft, so meine ich, dass dort einige Überraschungen für Sie bereitliegen. Es gab in den vergangenen Jahrzehnten erfolgreiche Krebstherapien, von denen kaum jemand weiß. Ärzte in aller Herren Länder haben vieles entwickelt, aber dies ist in Vergessenheit geraten, weil keine potente treibende Kraft dahinterstand, die zum Ziel gehabt hätte, das Beste für die Menschen zu tun. So etwas gibt es auf einem Planeten leider kaum, auf dem alles auf Geschäft basiert.

Diese Verfahren gibt es aber. Es handelt sich zum Teil um echte Heilverfahren, bei welchen der Organismus in wirklichem Sinne gesunden kann. Da die »Schulmedizin« anders orientiert ist, kümmert sie sich ganz einfach nicht darum und »glaubt« ganz automatisch, dass diejenigen Dinge nicht wahr sind, welche nicht im Rampenlicht stehen und

Was Sie in diesem Buch erwartet

nicht in den üblichen Fachzeitschriften veröffentlicht und vorwärtsgetrieben werden.

Aber ich dachte: Sie sollten davon erfahren.

Apropos Wiederholungen: Bitte verzeihen Sie, wenn Sie im Laufe der Lektüre mehrmals über die gleiche Sache stolpern. Es ist anzunehmen, dass manche Menschen nicht das gesamte Buch von vorne bis hinten lesen werden – daher erlaube ich mir, diese Wiederholungen einzufügen.

Über die geistige Fähigkeit des Menschen

Als Erstes müssen wir herausarbeiten, in welch hohem Ausmaß der Patient selber die Fähigkeit besitzt, Entscheidendes zu verursachen.

Die meisten Menschen sind von Anfang an weit davon entfernt, sich etwas Außergewöhnliches zuzutrauen, und – Hand aufs Herz – es wird ihnen auch von keiner Seite dazu Mut gemacht.

Die heutige Medizin neigt dazu, die Therapie sehr entschieden in die eigenen Hände zu nehmen. Sie neigt dazu, zu behandeln, und sie möchte, dass der Patient weiter passiv bleibt und nicht stört. Das ist genau das Verkehrte und ist eine bedeutende Mit-Ursache, dass viele Patienten an der Krankheit sterben.

Genau dort liegt für Sie als Patient die erste große Chance!

Placebo oder »Es gefällt mir«

Was soll das heißen: »Placebo«?

Sie dachten sicher, »Placebo« sei nur ein Nichts, nämlich kein wirkliches Medikament. Wieso heißt jetzt ein ganzes Kapitel »Placebo«?

Über die geistige Fähigkeit des Menschen

»Placebo« heißt in Wirklichkeit: »Es gefällt mir«, und für mich steht dahinter, dass etwas positiv wirkt, wenn es einem Patienten gefällt und der Patient daran glaubt.

Man gibt einem Patienten eine weiße Pille (die gar keinen Wirkstoff enthält) – und dem Patienten geht es besser! Warum? Weil er die Besserung selbst verursacht!

In der Medizin ist »Placebo« zu einem Ausdruck für Scheinmedikamente abgesunken, die keine Wirkung haben. Man lächelt als Arzt gerne hinter vorgehaltener Hand über einen Patienten, dem es trotzdem besser geht, obwohl er »nur ein Placebo« bekommen hat – also nur eine Substanz, die gar kein Medikament ist! Man denkt dann so ungefähr: »Haha, der bildet sich das nur ein.« So stellt sich diese Sache aus der Sicht eines Arztes dar, der nur der Materie vertraut und nicht der geistigen Fähigkeit. Er meint, dass nur das Medikament (also die Materie) etwas verursacht und sonst nichts. Ein gänzlich materialistischer und – wie ich finde – unrichtiger Blickpunkt.

Aber vielleicht sieht es von der Seite des Patienten ohnehin anders aus? Vielleicht muss der Patient es anders sehen, und vielleicht sollte er es auch unbedingt tun, wenn er diesen Mechanismus für sich ausnützen möchte!?

Vielleicht steckt hinter dieser seltsamen Fähigkeit einer Person, eine Verbesserung hervorzurufen, mehr als man denkt! Vielleicht steckt dahinter eine bisher nie beachtete Fähigkeit, selbst etwas zu bewirken? Vielleicht kann der

Über die geistige Fähigkeit des Menschen

Patient selbst etwas bewirken, das ganz unabhängig vom ärztlichen Handeln passiert? Und vielleicht ist dieses Gebiet viel, viel größer, als wir uns das bisher gedacht haben?!

Vielleicht sind die immer wieder beobachteten »Spontanheilungen« (fortgeschrittener Krebs verschwindet »von selber«) – welche die Medizin als etwas »lästiges Unberechenbares« abtut, weil sie sie nicht verursacht hat und weil sie nicht in ihre materialistische Wissenschaft hineinpassen – ein längst vorhandener Beweis dafür, dass echte Heilung nur vom Patienten selbst ausgehen kann?

Vielleicht hat mancher Patient seinen Krebs selber hervorgebracht und kann ihn daher auch nur selber wieder »wegmachen«?

Vor kürzerem hat man im Fernsehen in einer der üblichen »Werbesendungen« zur Chemotherapie eine Person gesehen, die mittels Chemotherapie viele Jahre sehr gut überlebt hatte und sich wohl fühlte – viel länger, als man erwarten konnte. Sie wurde für diese Sendung ausgesucht, weil sie solch eine Ausnahme war, und sie sollte der Chemotherapie das Wort reden, was sie auch tat. Aber sie sagte in der Sendung viele Dinge, die das Wesentliche waren, viel wesentlicher als die Therapie selbst. Sie sagte: »Ich habe von Anfang an schon richtig darauf gebrannt, Chemotherapie zu bekommen! Ich wusste, dass mir das helfen wird! Mir hat es überhaupt nichts ausgemacht, diese Infusionen zu bekommen. Ich wusste, dass ich die Haare verlieren würde,

25

Über die geistige Fähigkeit des Menschen

und ich habe mich darauf gefreut! Ich wusste, dass das nur vorübergehend wäre und dass ich dadurch gesund würde!« Sie strahlte übers ganze Gesicht, als sie das sagte.

Und so wurde es dann auch.

Natürlich wollten die Veranstalter für die Chemotherapie Stimmung machen, und man sollte als Zuseher daraus lernen, sich die Chemotherapie anstandslos verabreichen zu lassen ... Aber das wäre genau das Falsche, was man daraus lernen sollte – diese Frau hat sie sich nicht »anstandslos« verabreichen lassen!

Die Patientin hatte von vornherein all ihre Energie und Vorfreude in die Behandlung mit Chemotherapie hineingelegt. Dies war ganz offensichtlich der entscheidende Punkt gewesen, warum sie so außergewöhnlich gut funktioniert hatte.

Man sollte also daraus lernen, dass man als Patient diejenige Therapie machen soll, die einem gefällt!

Aber Achtung: »Es gefällt mir« hat einen passiven Touch. »Es gefällt mir« vermittelt, dass man dasteht und etwas auf sich wirken lässt. Das könnte vermitteln, dass man nur herausfinden müsste, welche Therapie einem sympathischer ist – und die würde dann besser helfen ... Nein! Das ist nicht genug.

Wie das obige Beispiel zeigt, hat die Person ihre Lebenskraft in die Therapie hineingelegt. Sie war mit keiner Faser wirklich passiv, sondern hat sich hineingelebt, hineingehandelt.

Über die geistige Fähigkeit des Menschen

»Placebo« bedeutet genau das! Es ist ein Wort des Tuns! Placebo möchte ich sogar – vielleicht etwas übertrieben ausgedrückt – so übersetzen: »Ich hauche einer Sache so viel Gutes ein, dass sie mir guttut.«

Wir lernen jedenfalls aus dem obigen Beispiel, dass der Patient gut daran tut, seine ihm eigenen Fähigkeiten zu entdecken, für sich selber herauszufinden, welche Therapie für ihn am besten geeignet ist, seine ganze Kraft hineinzulegen und seinen eigenen Weg zu gehen. Natürlich ist damit meist nicht alles erledigt – die Therapie muss auch tatsächlich eine Wirkung haben, das ist klar. Auch wenn das schwierig ist, muss man darangehen, mit vernünftigem Überlegen die vorteilhaftesten Therapien auszuwählen. Wenn sich solch ein »erwachter« Patient zudem an verantwortungsbewusste und kommunikationsbereite Ärzte hält, die mit ihm zusammenarbeiten, ihm die Wahrheit sagen, ihm echte Informationen geben, werden diese Ärzte ihm sicher zu Behandlungen raten, die diese beiden Dinge miteinander vereinen – eine wirksame Therapie und das, was der Persönlichkeit und den Wünschen des Patienten entspricht.

Machen Sie sich immer wieder klar, dass Sie der entscheidende Faktor sein können, wenn es darum geht, Ihre Gesundheit wiederzuerlangen!

Was wir von erfolgreichen Patienten lernen können
Ein Krebskranker, dessen Krebsgeschwulst durch die erste Operation nicht völlig ausgemerzt wurde, muss in der Regel Außergewöhnliches schaffen, wenn er gesund werden will.

Über die geistige Fähigkeit des Menschen

Wenn die Chirurgie versagt hat, dann hat man nur noch sehr wenig Chancen, durch »Schulmedizin« (die nichts Außergewöhnliches, sondern eine Routine-Medizin ist) gesund zu werden. Chemotherapie kann üblicherweise (wenn überhaupt) nur für eine kurze oder mittelfristige Zeit das Tumorwachstum hemmen, und mit Bestrahlung erkauft man sich meist eine Verbesserung der Beschwerden für einige Monate. Das ist die harte Wahrheit, der man an dieser Stelle besser ins Angesicht sehen sollte.

Auch wenn sich die heutige Medizin bemüht, es so darzustellen, als sei die Wissenschaft schon so und so weit – dass man z. B. jetzt viel mehr Leute heilen könne als früher –, bleibt die Tatsache dennoch bestehen, dass sie für einen Patienten mit fortgeschrittenem Krebs (was bedeutet: nicht mehr zur Gänze operierbar) keine Lösung mehr hat.

Man mag in diesen Fällen noch so viel Therapie machen, man kann durch den weißen Mantel und durch »wissenschaftliches Verhalten« noch so viel Vertrauen einflößen, aber in den meisten Fällen ist sich der behandelnde Arzt insgeheim völlig bewusst, dass er nichts wirklich Wirksames mehr machen kann, damit der Patient den Krebs überlebt. Meist wird das dem Patienten nicht gesagt und meist wagt er nicht, den Arzt auf diese unangenehme Tatsache anzusprechen.

Genau an diesem Punkt stockt die schulmedizinische Krebsbehandlung. Weder Arzt noch Patient nötigen einander, mehr zu tun, als sich mit den gegebenen Tatsachen abzufinden.

Über die geistige Fähigkeit des Menschen

So würde man sich dann als »unbewusster« Patient ohne besondere Ergebnisse weiterbehandeln lassen, bis man stirbt.

Spätestens an diesem Punkt muss der Patient aufwachen, das Kommando übernehmen und sich nach anderen Lösungen auf die Suche begeben.

In dieser Situation muss er sich eindeutig über den Zustand der Passivität erheben und mehr tun, als sich einfach nur behandeln zu lassen. Ich finde, dass dies einleuchtend und logisch ist.

Mancher Patient war möglicherweise ohnehin in seinem bisherigen Leben zu passiv, hat nicht rechtzeitig etwas Wichtiges in seinem Leben verursacht oder verändert, sodass er in die Krankheit »hineingeschlittert« ist. So ist es dann nur folgerichtig, dass er spätestens jetzt den inneren Schweinehund überwinden muss, der ihn in diese Lage gebracht hat; jetzt muss er sich aufrichten und initiativ werden.

Es wird im Laufe dieses Buches immer wieder anklingen, dass der Patient selbst die Verantwortung für seine Erkrankung übernehmen muss, und das bedeutet, dass er mehr und mehr zur verursachenden Person werden sollte, dass er sich um seine Gesundheit kümmern muss, wenn er etwas erreichen will. Er muss aufwachen und erkennen, dass er der Boss ist.

Dies ist nicht nur eine natürliche und richtige Sache, auf die ich Sie hinweise, sie ist auch im Gesetz verankert.

Über die geistige Fähigkeit des Menschen

Viele Menschen glauben, dass sie im Krankenhaus unterschreiben, »dass sie mit der Behandlung einverstanden sind«. In Wirklichkeit aber unterschreiben Sie einen Auftrag, dass sie nach eingehender Aufklärung, nach Abwägen aller Möglichkeiten und Alternativen (!) diese Behandlungsart ausgesucht haben und nunmehr der Krankenanstalt bzw. dem betreffenden Arzt den Auftrag erteilen, diese oder jene Behandlung durchzuführen. Sie selbst übernehmen also 100% der Verantwortung.

Und jetzt kommt meine Frage: Übernehmen Sie tatsächlich 100% der Verantwortung?

Wie würde sich so etwas anfühlen?

Wenn Sie die Verantwortung tatsächlich gänzlich tragen, dann stehen Sie selbstsicher da und sagen im Brustton der Überzeugung: »Ich habe mich vollständig informiert, ich kenne mich nun aus, ich habe alle Vorteile und Nachteile und jegliche andere Möglichkeiten und Alternativen kennen gelernt, habe alles erfragt und mich bei anderen Ärzten erkundigt, und nun habe ich mich daher nach eigener reiflicher Überlegung zu dieser Behandlung entschlossen!«

Ist es so? – Dann ist es richtig, und Sie haben dem Gesetz entsprechend (und der tatsächlichen Sachlage entsprechend) gehandelt.

Diese volle Eigenverantwortung ist rechtlich gesehen notwendig, damit der Arzt von jeder Schuld befreit ist, wenn etwas schiefgehen oder nicht gelingen sollte (außer er macht einen Kunstfehler). Das ist es im Grunde, was Sie unterschreiben.

Über die geistige Fähigkeit des Menschen

Sie sehen also, wo Sie eigentlich hin sollen. Ich verlange im Grunde von Ihnen, dass Sie das tun, was das Gesetz von Ihnen verlangt.

Ein Patient sollte, kurz gesagt, zu völliger Eigenverantwortung emporwachsen.

Stehen Sie also auf, wenn die Medizin Ihnen nicht mehr gut genug helfen kann, und nehmen Sie Ihr Schicksal selber in die Hand! Verwandeln Sie sich vom Patienten zum Agenten, jemanden, der agiert und handelt.

Es mag in dieser Phase für manche Person hart sein, wenn sie erkennt, wie nötig es ist, über den eigenen Schatten zu springen, weil sie genau das bewerkstelligen muss, was ihr schwerfällt. Es mag hart sein zu sehen, wie konsequent man darin werden muss, sich seine eigene Meinung zu erarbeiten und womöglich auch noch bei dieser eigenen Meinung zu bleiben.

Man wird plötzlich zahlreiche Ansichten gegen sich haben – es wird einem stets davon abgeraten, das zu tun, was man selber meint. Speziell Ärzte und Professoren werden dies tun, und sie meinen es vielleicht sogar gut. Dennoch: Bei genauer und ehrlicher Befragung werden sie meist zugeben, dass sie den Patienten nicht retten können. Es prallen nur unterschiedliche Ansichten aufeinander, das ist alles.

Es gibt so viele individuelle Ideen wie es individuelle Menschen gibt; seine eigene Idee (sein eigenes Konzept) ist daher jeder Art von Kritik ausgesetzt, weil es jeder andere Mensch anders machen würde. Dessen sollte man sich

Über die geistige Fähigkeit des Menschen

bewusst sein, und man sollte sich nicht darüber wundern, wenn man nichts als Nichtübereinstimmung erntet.

Das eigene Leben ist aber so individuell, dass man nur selber darin gestalten darf.

Wenn Krebs tatsächlich damit zu tun hat, dass man »Unpassendes«, Unordnung und Chaos ins eigene Leben hat eindringen lassen, dann muss der Patient nun dringend sein eigenes individuelles Lebenskonzept in die Wirklichkeit umsetzen.

An diesem Punkt muss sich ein Betroffener besinnen und fragen, was er denn will: Will er behandelt werden oder möchte er echte Heilung anstreben?

Möchte er durch Chemotherapie »vielleicht einige Wochen länger leben« (wie es wohlwollende Statistiken aussagen) oder versucht er, das »Unmögliche« möglich zu machen und die Gesundheit wiederzuerlangen?

Dass dies auf unterschiedliche Arten möglich ist, werden wir noch sehen. Nur wenn man es nicht einmal versucht, wird es nicht gehen.

Speziell in den USA, wo man dem Patienten die Wahrheit sagen muss, kehren oft Patienten der »Schulmedizin« den Rücken, sobald sie darüber informiert wurden, dass man nichts mehr für sie tun kann. Sie haben dann zur Makrobiotik (eine japanische Ernährungsform) gegriffen oder zu anderen Maßnahmen wie Cäsium-, Amygdalin- oder Rife-Therapien und haben sich auf diese Weise zum Teil ganz überraschend selbst zur Gesundheit zurückgeführt.

Über die geistige Fähigkeit des Menschen

Die meisten Patienten gehen in die Falle, eine Gesundung von Krebs für unmöglich zu halten, nur weil alle anderen es für unmöglich halten. Sie folgen somit dem Denken anderer, nämlich der Fatalisten – seien es auch »Experten« –, und versuchen es nicht einmal.

Speziell übersehen die Experten die Tatsache, dass eine Person selber ihr »Universum« gestalten kann und soll. Passiv zu sein und sich behandeln zu lassen, ist das genaue Gegenteil davon.

Alles Außergewöhnliche ist von Menschen erreicht worden, die in der Lage waren, mit den anderen nicht übereinzustimmen. Also brauchen Sie diese Fähigkeit ebenfalls.

Von primärer Wichtigkeit ist nicht, was man tut (welche Behandlung), sondern wer aktiv ist. Dass man dann natürlich planvoll und intelligent vorgehen soll, ist klar. Dies kommt aber nach dem Beschluss, die aktive Rolle selbst zu übernehmen.

Es mag anfangs – aus der Sicht des Arztes – völlig unsinnig erscheinen, was sich der Patient da ausgedacht hat, aber – vor allem wenn die Medizin ihn nicht heilen kann – dann sollte er es auf jeden Fall mit seiner eigenen Initiative versuchen. Es zeigt sich immer wieder, dass es nur solche Menschen geschafft haben! Auch nach meiner Beobachtung ist es so: Bei vielen Krebsheilungen, die bei meinen Patienten geschehen sind, haben dies die Patienten selber zustande gebracht, nicht ich. Und sei es, dass sie meine Maßnahmen zunächst übernommen, sich zu eigen gemacht und selber an ihrem Gesundwerden »herumgebastelt« haben.

Über die geistige Fähigkeit des Menschen

Wie auch immer: Wir haben die geistige Fähigkeit in uns, das Spiel trotz allem zu gewinnen, und der ganze Zweck dieses ersten Kapitels ist es, Sie zu ermutigen, diese Fähigkeit in sich wachzurütteln und aus sich herauszuholen.

Ich kann Ihnen leider nicht sagen, was Sie tun müssen, um den Zustand zu erreichen, in welchem Sie die Krankheit besiegen können. Ich kann Ihnen nur meine Beobachtungen schildern, welche Qualitäten Patienten offenbar besaßen, die den Krebs schließlich besiegt haben.

Sehen wir uns einmal vier unterschiedliche Fälle unter diesem Gesichtspunkt an.

Vom Krebs geheilt – vier »erstaunliche« Beispiele

Fall 1: Ein starker Typ

Es war nicht lange her, dass ich meine Praxis als »Naturheilarzt« aufgemacht hatte. Ich hatte zuvor mit einiger Enttäuschung meine medizinische Ausbildung absolviert – irgendwie war es nicht das gewesen, was ich mir ursprünglich vorgestellt hatte. Ich hatte mir vorgestellt, dass ich lernen würde, Krankheiten zu heilen, dass ich etwas darüber lernen würde, wie man Menschen gesünder macht! Ich hatte mir vorgestellt, ich würde lernen, wie man z. B. einen Rheumakranken heilt: Ich würde mich hinsetzen, einen Plan machen, und nach einiger Zeit hätte dieser Mensch kein Rheuma mehr. So hatte ich mir das vorgestellt.

Aber so war es nicht gekommen. Ich lernte, dass man

Vom Krebs geheilt – vier »erstaunliche« Beispiele

Kranken Medikamente verabreicht, damit sie ihre Krankheit leichter ertragen können, wobei es völlig klar war, dass sie dabei krank blieben. Erst später kam mir der Verdacht, dass dieses Vorgehen Methode hatte und möglicherweise sogar beabsichtigt war – ein großes »weltweites Spiel« sozusagen, das irgendjemandem nützt, aber nicht den Menschen als Patienten.

Also war ich nach dieser Ausbildung enttäuscht gewesen und etwas planlos, als ich von einem Freund erfuhr, dass sein Vater in Deutschland Arzt für Naturheilverfahren war und gerne junge Ärzte zur Ausbildung bei sich aufnehmen würde. Diese Gelegenheit nahm ich wahr, fuhr hin und lernte mit großem Interesse vieles darüber.

Plötzlich hatte ich verstanden, worum es ging, wie der Körper funktionierte, warum ihn die Gesundheit verließ und er krank wurde. Ich lernte, was tatsächlich »die Natur des Organismus« war und wie man ihn zur Gesundheit zurückholen könnte.

So sah es mit mir aus, als Frau S. zu mir kam. Ich erinnere mich sehr gut daran, obwohl es mehr als 25 Jahre her ist: Sie überholte beim Hereinkommen quasi meine Assistentin, die die Dame hereinführte, begann sofort zu sprechen und fragte mich geschäftig, fast schnippisch: »Ich möchte gerne die Breuss-Kur machen, wissen Sie überhaupt, was das ist?«

Zum Glück wusste ich das.

Sie war sehr bestimmt. Sie wusste, was sie wollte.

Sie wollte die Breuss-Kur machen und dass ich sie dabei

Über die geistige Fähigkeit des Menschen

unterstützte. Andere Ärzte hatten dieses Verfahren nicht gekannt, stets versucht, ihr all das auszureden, was sie wollte, und versucht, ihr eine andere Behandlung einzureden.

Die Breuss-Kur ist eine sechswöchige Fastenkur, bei welcher man dem Organismus überhaupt keine Nahrung gibt, damit dieser den Krebs auffrisst, anstatt – sozusagen – der Krebs den Körper. Später werden wir noch sehen, warum dies tatsächlich funktioniert.

Ich fragte Frau S., ob sie sich nicht setzen wolle, denn sie verhielt sich, als wäre sie »auf der Durchreise«. Dann wollte ich natürlich wissen, weswegen sie denn die Breuss-Kur überhaupt machen wollte. So als wäre sie irritiert, wozu der Arzt überhaupt wissen wolle, was für eine Krankheit der Patient habe, sagte sie, sie habe da einen kleinen Brustkrebs. Irgendwie beiläufig meinte sie das, so als wäre das kein großes Problem, nur eben etwas, das man halt in Ordnung bringen müsse.

Ich bat sie, mir den Krebs zu zeigen. Ich sah einen ziemlich großen Tumor, der sich bereits fühlbar hart und knotig in die Achsel hinaufgezogen hatte. Frau S. wog etwa 50 Kilo zu jenem Zeitpunkt. Ich bezweifelte, dass sie diesen großen Tumor »wegfasten« könnte. Aber die Dame war sehr überzeugt davon und hatte die hundertprozentige Absicht, das so zu machen und nicht anders. Also wagte ich daher jetzt nicht, das ihr gegenüber in Zweifel zu ziehen. Die anderen Ärzte hatten sicherlich schon alles getan, um ihr das auszureden – jetzt konnte ich doch nicht gleich in dieselbe Kerbe schlagen; wenn ich jetzt etwas dagegen sagte, würde sie das nur abstoßen und ihr nicht weiterhelfen.

Vom Krebs geheilt – vier »erstaunliche« Beispiele

Aber anderseits wusste ich: Mit dem Fastenversuch alleine ginge das sehr wahrscheinlich nicht gut, weil der Tumor zu groß war, um einfach nur »weggefastet« zu werden. Also sagte ich zu, ihr durch die Kur hindurchzuhelfen, und wartete auf eine Gelegenheit, wo sie auf eine neue Idee ansprechbar wäre. Aber sie kam nicht. Frau S. wollte offenbar eine andere Meinung gar nicht hören; sie war von dieser Methode so angetan und überzeugt, dass ein neuer Gedanke gar »keinen Platz« hatte.

Sie verabschiedete sich, und wir vereinbarten, dass sie am Dienstag wiederkommen würde. Also ging ich mit ihr hinaus.

Dies war der Moment, wo die ganze Sache abgeschlossen war – und jetzt fühlte ich plötzlich, dass sie in der Lage war, eine andere Idee aufzunehmen.

Ich sagte: »Aber wissen Sie, was *ich* an Ihrer Stelle tun würde?«

Sie stand auf dem Gang und drehte sich um. Sie war sehr erstaunt, aber ich hatte plötzlich ihre ungeteilte Aufmerksamkeit. Sie fragte: »Was?«

Ich dachte einen Augenblick nach und winkte sie zurück ins Besprechungszimmer. Sie folgte mir neugierig.

»Ich würde mir an Ihrer Stelle den Haupttumor herausschneiden lassen – dann kann ich mir vorstellen, dass Sie den Rest wegfasten können.« Sie war ein wenig verwirrt und fragte: »Warum?«

Ich musste vorsichtig sein, um nicht ihre positive Sicherheit zu untergraben – das war wichtig, wenn nicht elementar. Auf der anderen Seite musste auch ich als behandelnder

Über die geistige Fähigkeit des Menschen

Arzt das Gefühl haben, dass die geplante Aktion Aussicht auf Erfolg hat. Und mit dem Fasten alleine – aus meinem Verständnis der Dinge heraus – sah ich keine guten Chancen, denn der Krebs war zu groß.

Also beantwortete ich ihre Frage so: »Weil es möglich ist, dass die Tumormasse zu groß zum Wegfasten ist. Aber wenn man sie durch eine Operation reduziert, dann kann ich mir vorstellen, dass es geht.« Bei mir selbst dachte ich: Wenn sie das alles wegzufasten gedenkt, dann ist die Patientin am Ende deutlich geschwächt, aber der Krebs noch da. Dann würde sich der Krebs rascher erholen als der übrige Organismus.

Ich sah, dass ich sie zum Nachdenken gebracht hatte. Sie überlegte. Irgendwie glaubte ich zu erkennen, dass sie nicht sofort zugeben konnte, dass ich möglicherweise Recht hatte. Nach einer kurzen Weile sagte sie – kurz angebunden, wie sie schon die ganze Zeit gewesen war –: »Ich ruf Sie an.« Sie bedankte sich und ging.

Nach zwei Stunden klingelte das Telefon, und ich wurde mit ihr verbunden. Sie sagte: »So machen wir es.« Ich fragte nach: »Wie?« Sie sagte: »Na, so wie besprochen, mit Operieren. Zu wem soll ich gehen?«

Ich überlegte rasch: Ich musste jemanden finden, der ihrem »seltsamen« Wunsch stattgeben würde – jemanden, der die Größe hatte, dem Patienten seinen Willen zu gewähren. Also schickte ich sie zu Professor Denk im Lainzer Krankenhaus. Ich war mir darüber im Klaren, dass es ihm nicht recht passen würde, aber dieser Frau traute ich es sofort zu, dass sie ihren Willen auf unkomplizierte Weise durchsetzen

Vom Krebs geheilt – vier »erstaunliche« Beispiele

würde. Professor Denk würde sich natürlich unterschreiben lassen, dass die Operation auf ausdrücklichen Wunsch der Patientin so vorgenommen werde, aber das war nur recht und billig.

Und so spielte es sich denn auch ungefähr ab, wie mir die Patientin später erzählte. Zwar hätten die untergeordneten Ärzte keine Gelegenheit verabsäumt, der Patientin klarzumachen, dass sie später nur noch mehr operiert werden müsse und jede Menge Nachbehandlungen notwendig seien – mit diesen Drohungen waren sie aber an die Falsche geraten.

Bald nach der Operation begann Frau S. mit der Breuss-Kur. Sie kam nur ein Mal zu mir, um den Blutdruck zu messen, aber danach rief sie stets nur an, um zu sagen, dass es ihr hervorragend ginge und sie wieder fast voll arbeitsfähig wäre. Sie hätte genug zu tun und wolle sich das unnötige Zum-Arzt-Gehen ersparen.

Nach Beendigung der Kur erzählte sie, dass sie am letzten Tag statt des normalen Stuhls zwei Hand voll weiße Masse abgesetzt hatte – so wie es in der Breuss-Broschüre zu lesen war. Außerdem hatte sie sich scheiden lassen, weil ihr Mann zum Alkohol zurückgekehrt war, war umgezogen (um ganz von ihm wegzukommen), hatte die Kinder in einer anderen Schule angemeldet und hatte einen Hausmeisterposten angenommen, weil sie einige Schulden ihres Mannes abarbeiten musste. All das tat sie zum Teil während der Fastenkur! Da hatte sie verständlicherweise keine Zeit für lästige Arztbesuche …

Sie hatte also ihr Leben komplett verändert, Dinge, die

Über die geistige Fähigkeit des Menschen

falsch gelaufen waren, in Ordnung gebracht, und es wieder in den Griff bekommen.

Das war zu jener Zeit das Letzte, was ich von ihr hörte.

Ungefähr 16 Jahre später rief sie an. Sie fragte mich, ob ich wisse, wer sie sei. Ich wusste es sofort und fragte sie, was sie von mir brauchte.

Sie sagte: »Ich hab' da was auf der Leber.«

Ups, dachte ich ... Wenn das eine Metastase ist (eine Folge der Krebskrankheit), dann sind das (ich zählte sehr rasch) 16 Jahre, alle Achtung ... Ich fragte vorsichtig: »Hat das was mit der Krankheit zu tun?« Sie sagte: »Nein, nein, das ist was anderes.«

Ich dachte: »Wahrscheinlich denkt sie sich das zurecht, und es sind doch Metastasen, ... aber nach 16 Jahren? Aber was soll es sonst anderes sein?« Ich zügelte meine Neugier, fragte nicht weiter und sagte: »Sehr gut, wir sehen uns dann am Dienstag um 14 Uhr.«

Am Dienstag um 14 Uhr legte sie mir einen Blutbefund vor, der erhöhte Leberwerte zeigte. Ein Ultraschall-Befund zeigte nichts. Also konnte man Metastasen praktisch ausschließen und nach 16 Jahren auch darauf verzichten, weitere Untersuchungen zu machen. Frau S. hatte vor 30 Jahren eine Hepatitis gehabt, war Virusträgerin und deshalb waren die leicht erhöhten Leberwerte zu erklären. Sie war auch abgespannt und müde, was zusammenpasste. Ich gab ihr Vitamine und machte meine »Basisregeneration«, um alle Zellen des Organismus wieder auf Vordermann zu bekommen. Nach drei Wochen war sie wieder die Alte, voller Dynamik und Spitzbübigkeit.

Vom Krebs geheilt – vier »erstaunliche« Beispiele

Ich war natürlich sehr glücklich über diese Entwicklung. Meine Bewunderung für diese resolute Dame war riesengroß. Sie hatte mit ihrer kaltschnäuzigen Selbstverständlichkeit den Krebs besiegt – und das gleich in einem Aufwasch mit allen anderen Schwierigkeiten, die sie damals gehabt hatte. Es war aus ihrer Sicht heraus notwendig gewesen, diese Dinge in Ordnung zu bringen – und sie tat es einfach. Ohne Geld, mit zwei Kindern und mit Schulden, die ihr der spielsüchtige Exmann übrig gelassen hatte.

Statt aufzugeben oder zu jammern hatte sie sich umgedreht und alles in Ordnung gebracht.

Mir wurde deutlich, was mir eigentlich schon lange klar war, nämlich dass eine Person alles reparieren kann und dass ein »unlösbares Problem« nur dann unlösbar bleibt, wenn man es als unlösbar betrachtet oder es in die Hände derer gibt, die es nicht lösen können.

Die eigenen Probleme kann nur die Person selbst lösen, sonst niemand, auch nicht der Arzt.

Gleich folgt ein weiteres gutes Beispiel dafür, was man als Patient alles zustande bringen kann!

Fall 2: Heilung durch geistige Fähigkeit alleine

Eine 68-jährige Dame suchte mich auf, nachdem sie zwei Monate zuvor an der rechten Brust wegen Krebs operiert worden war. Sie war offenbar eine jener Patientinnen, bei welchen der Operateur ohne zu fragen davon ausgegangen war, dass die Patientin »möglichst wenig Brust verlieren möchte«. Dies ist modern geworden, erhöht jedoch die

Über die geistige Fähigkeit des Menschen

Gefahr, dass man dabei nicht alles entfernt, sodass nach der Operation eine weitere Behandlung (Bestrahlung und/ oder Chemotherapie) »gemacht werden muss« (s. Operation S. 179).

Bei dieser Patientin war also »brusterhaltend« operiert worden. Die Patientin hatte nicht gewusst, was das bedeutet und was auf sie zukommen würde. Sie sollte also, weil sich der Krebs bereits über ein gewisses Maß ausgebreitet hatte, mittels Bestrahlung und Chemotherapie nachbehandelt werden. Die Bestrahlung sollte in jenen Gebieten die restlichen Krebszellen vernichten, die der Operateur vermutlich übrig gelassen hatte, und die Chemotherapie sollte in der Hoffnung verabreicht werden, dass sie Absiedelungen (Metastasen) an entfernten Stellen beseitigt, welche möglicherweise bereits entstanden sind. Dass dies mittels Chemo gelingt, ist aber sehr zweifelhaft und wird wohl nur deswegen versucht, weil man »nichts Besseres« hat.

Die Patientin hatte sich also widerstrebend in die zusätzliche Behandlung gefügt und bereits die erste Chemotherapie bekommen. Die Brust konnte noch nicht bestrahlt werden, weil sie stark geschwollen und entzündet war. Die Patientin war sehr verzagt, weil alles so unbefriedigend gelaufen war und weil sie eine tiefe Abneigung gegen diese Behandlungen verspürte. Nun hatte sie beschlossen, dass sie keine weitere Chemo mehr wollte: »Lieber sterbe ich.«

Sie kam also zu mir, und wir behandelten »innerlich« (Infusionen, Injektionen) sowie äußerlich, weil die Brust ent-

Vom Krebs geheilt – vier »erstaunliche« Beispiele

zündet war. Sie war den »natürlichen Mitteln« sehr zugetan, und diese halfen auch bei der geschwollenen und schmerzhaften Brust sehr rasch, wo die schulmedizinischen Mittel nichts gebracht hatten, die sie vom Krankenhaus und von der Hautärztin erhalten hatte.

Die Patientin wohnte auf dem Lande, ungefähr 100 Kilometer von Wien entfernt, und hatte kein Auto. Sie war überhaupt nicht sehr therapiefreudig und ließ bisweilen Termine ausfallen. Ich sah bald, dass das so nicht gut gehen würde, und sprach dieses Thema bei ihrem nächsten Besuch an. Die Patientin versprach, öfter zu kommen, aber das hielt auch nur zwei Wochen an, dann war alles wieder beim Alten: Sie kam eben nicht gerne. Ich hatte neben der Therapie wiederholt Befunde gemacht, und leider zeigte sich, dass der Tumormarker (ein Blutbefund, der Krebswachstum anzeigt) stieg und stieg. Im Ganzen gesehen – bei ihrer Stimmungslage – das typische Bild einer Patientin, die es nicht schaffen würde.

Bei einem weiteren Gespräch, das diese Situation lösen sollte, machte ich den Vorschlag, dass sie doch das Büchlein von Breuss lesen solle und, wenn es ihr zusage, diese Kur durchführen, weil das nämlich die einzige Behandlung wäre, die sie ganz alleine zu Hause machen könne. Sie griff dies tatsächlich auf, auch wenn sie noch nicht so richtig begeistert war.

Sie machte also die Breuss-Kur, und ich besuchte sie in der Mitte der sechswöchigen Kur, um nach ihrem Zustand zu sehen und Blut abzunehmen. Nach der Hälfte der Kur waren die Blutwerte sehr gut und der Tumormarker fast im

43

Über die geistige Fähigkeit des Menschen

Normbereich. Am Ende der Kur waren die Tumormarker völlig im Normbereich. Vier Wochen nach der Kur waren sie noch in der Norm, aber etwas gestiegen. Acht Wochen danach bereits wieder etwas über der Norm, sodass man davon ausgehen konnte, dass der Krebs wieder im Wachsen war.

Wieder fiel mir nichts Besseres ein, als sie überzeugen zu wollen, dass es jetzt mehr denn je notwendig sei, öfter zur Behandlung zu kommen.

Das tat sie trotz Versprechungen natürlich nicht.

Stattdessen kam sie eines Tages, setzte sich vor mich hin und begann ganz vorsichtig mit mir zu sprechen – irgendwie als wäre *ich* der Kranke, dem man mit Vorsicht etwas klarmachen müsse. Sie sagte: »Herr Doktor, ich werde die Behandlung nicht weitermachen.« Ich war verblüfft. Aber immerhin war sie gekommen, um mir das zu sagen. Ich unterdrückte meine Bestürzung und fragte eher interessiert: »Aha, verstehe. Aber warum denn nicht?«

»Ich habe da etwas gefunden, was mich gesund machen wird.«

»Oh, was ist das?«

Sie überlegte kurz und teilte mir etwas zögernd mit, dass sie mir das nicht sagen wolle. Ich verstand sofort – sie wollte deswegen nicht darüber sprechen, damit sie nicht Gefahr liefe, dass man ihr dreinreden oder sie von ihrem Plan abbringen oder ihr das ausreden wolle, was auch immer sie vorhatte – all das, was man als Patient von einem Arzt ja erwarten kann …

Ich hatte erkannt, dass hier zum ersten Mal etwas Echtes, das der Patientin am Herzen lag, hochgekommen war. Ich

Vom Krebs geheilt – vier »erstaunliche« Beispiele

dachte, so wie bisher weiterzumachen hätte ohnehin keinen Sinn. Es musste sich etwas verändern. Ich hatte zu jenem Zeitpunkt keine passendere Therapie mehr für sie zur Hand, also fand ich, dass ich die Eigeninitiative der Patientin unterstützen sollte.

Ich sagte etwas in der Weise: »Sehr gut, ich freue mich, dass Sie etwas gefunden haben! Ich bin zwar sehr neugierig, aber ich respektiere, dass Sie es mir nicht sagen wollen, und verstehe das auch. Darf ich Ihnen einen Vorschlag machen?«

Sie bejahte das. Ich schrieb einige Fachbegriffe von Blutbefunden auf einen Zettel und bat sie, alle sechs bis acht Wochen diese Werte bei ihrem Hausarzt ermitteln zu lassen und mir die Resultate zu schicken.

Sie war mit diesem Vorschlag sehr einverstanden – ihre gehobene Stimmung war jedoch wahrscheinlich vor allem darauf zurückzuführen, dass sie bei mir nicht auf Widerstand stieß, sondern Unterstützung ihres eigenen Projektes erhalten hatte, und dass sie jetzt die Freiheit hatte, das zu machen, was sie tatsächlich wollte. Jedenfalls war sie deutlich erleichtert, und wir verabschiedeten uns sehr herzlich.

Nach zwei Monaten kam ein wortloser Bericht über einen – in etwa unveränderten – Blutbefund. Dann kam nichts mehr.

Es folgten mehrere Jahre, in welchen ich mich hin und wieder im Stillen fragte, wie es mit dieser Patientin wohl weitergegangen sei. Anfangs dachte ich daran, sie aufzusuchen (ich wusste ja, wo sie wohnte), aber dann fand ich das zu aufdringlich.

Über die geistige Fähigkeit des Menschen

Als ich endlich beschloss, den Kontakt zu suchen, hatte ich schließlich ihren Namen vergessen. Ich durchforstete meinen Computer, bis ich ihn hatte. Ich rief an, aber es »antwortete« ein Fax. Ich dachte: Fax? – das schaut einer allein lebenden älteren Dame nicht ähnlich, so jemand hat eher ein Telefon. Ich versuchte es öfter, aber ohne Erfolg. Schließlich entschied ich mich hinzufahren, denn nun hatte ich ja – zusammen mit dem Namen – die Adresse mithilfe des Computers gefunden.

Es war ein schöner Frühlingstag, und ich genoss die Fahrt. Schließlich angekommen, läutete ich an ihrer Haustür, aber niemand reagierte. Ich läutete nochmals, wartete noch kurz und wollte schon weggehen, da öffnete sich die Türe, und heraus kam die Patientin.

Sie hatte etwas zugenommen, erkannte mich sofort als jemanden, den sie kannte – ein Aufhellen ging über ihr Gesicht. Ich dachte: »Na, wenigstens bin ich ihr in guter Erinnerung …« Zugleich sagte ich schnell, um ihre Ungewissheit zu zerstreuen: »Ich bin Dr. Kroiss aus Wien – Sie waren meine Patientin.«

Wieder ging ein Aufleuchten über ihr Gesicht, diesmal stärker. Sie war erfreut, mich zu sehen, und forderte mich auf hereinzukommen. Es stellte sich heraus, dass sie vorhatte, in den nächsten Wochen nach Wien umzuziehen. Ein paar Wochen später hätte ich sie nicht mehr gefunden und hätte noch immer das Fragezeichen in meinem Kopf – bis ans Ende meiner Tage …

Ich freute mich sehr, sie so wohlauf zu sehen. Vorsichtig brachte ich die Sprache auf ihre frühere Krankheit – aber

Vom Krebs geheilt – vier »erstaunliche« Beispiele

jetzt war sie sehr gern bereit, darüber zu sprechen. Sie erzählte, dass sie mir deswegen keine Befunde mehr schicken konnte, weil ihr Hausarzt sie angeschrien habe, was sie sich denn einbilde und dass sie die Chemotherapie machen müsse, etc. Also war sie nicht mehr zu ihm hingegangen. Sie lachte.

Dann wollte ich natürlich wissen, was es denn gewesen war, das sie gemacht hatte, damit sie ihren Krebs losgeworden war. Davon ging ich aus, denn sie hatte zugenommen, keine Beschwerden und es waren inzwischen fünf Jahre vergangen.

Sie erzählte mir jetzt bereitwillig von ihrer Reise nach Indien und von ihren Erlebnissen mit einem indischen Geistlichen. Als sie bei einer Veranstaltung Blickkontakt zu ihm hatte, wusste sie blitzartig, dass sie gesund werden würde, wenn sie seine Religionsgemeinschaft aktiv unterstützen würde.

Das tat sie dann auch. Das war alles.

Wir verabschiedeten uns und vereinbarten, dass sie zuerst nach Wien umziehen und mich dann in der Praxis besuchen würde, damit wir eine Blutabnahme und andere Untersuchungen machen könnten. Das tat sie dann auch. Alle Befunde waren in Ordnung, auch die Tumormarker, und sie willigte ein, dass ich über ihren Fall berichte.

Dieser Fall zeigt, dass der Mensch durch seine geistigen Fähigkeiten und sein Denken offenbar alles bewerkstelligen kann.

Außerdem wird einem bei eingehender Betrachtung klar,

Über die geistige Fähigkeit des Menschen

welchen Wert es hat, *diejenige Behandlung zu machen, »die einem gefällt«!* – oder auch keine!

Keine Behandlung hat diese Frau geheilt! Welche Größenordnung muss daher dem Umstand beigemessen werden, dass eine Person durch ihre Überzeugung alles verursachen kann?!

Fall 3: Maria G. Die Kraft von Wohlbefinden und einer positiven Grundstimmung

Die folgende Geschichte erscheint mir hier von großem Interesse zu sein, weil sie – aus etwas anderer Sicht – widerspiegelt, wie sehr der geistige Zustand einer Person über Krank- oder Gesundsein entscheidet – in diesem Fall, wenn es dieser Person plötzlich über die Maßen gut geht.

Jetzt zur Geschichte: Ich beantworte auch Anfragen aus dem Internet. Dabei kann jemand, der meine Homepage besucht, ein Formular mit mehreren Fragen ausfüllen. In diesem Falle tat dies der Sohn der betroffenen Patientin. Hier ist ein Auszug aus seiner Anfrage per E-Mail (beinahe wortgetreues Zitat):

Die Patientin ist meine Mutter. Sie wurde an der Niere operiert, dabei wurde Folgendes gemacht: Entfernung der befallenen Niere und der bereits angegriffenen Lymphknoten so weit wie möglich. Laut Aussage der Ärzte konnten nicht alle befallenen Bereiche vollständig entfernt werden. Es wurde so weit wie möglich alles entfernt, leider besteht laut Aussage der Ärzte nicht mehr sehr viel Hoffnung, dass es mit irgendeiner Therapie zu einer Heilung kommt. Meinem Bruder wurde gesagt: »Keine Nachbehandlung in ihrem Zustand sinnvoll; der Tumor (ca. 7 cm) dürfte bereits

Vom Krebs geheilt – vier »erstaunliche« Beispiele

schon 2–3 Jahre gewachsen sein.« *Leider wurde ein Ultraschall erst bei schlechten Blutwerten veranlasst, und da anscheinend bei dieser Krebsart die Blutwerte sehr spät zu erkennen sind, wurde der Tumor zu spät erkannt.*

Meine Mutter ist schon über mehrere Jahre sehr stark depressiv, sie ist auch schon 1–2 Jahre in Behandlung und bekommt die dementsprechenden Medikamente. Außerdem leidet sie auch noch unter Bluthochdruck.

Sehr geehrter Herr Doktor, mir ist klar, dass diese Krebsart in diesem Stadium leider nur sehr geringe Heilungschancen hat. Besonders ihre Depression wird der Verbesserung nicht gerade förderlich sein. Ich muss dazu sagen, dass sie leider ihren schlechten Gesundheitszustand nicht kennt. Es wurde ihr seitens der Ärzteschaft auch nicht direkt gesagt, dass es so schlecht um sie steht. Würde mein Bruder hier nicht noch einmal einen Oberarzt befragt haben, würden wir alle glauben, dass sie wieder ohne Schwierigkeiten gesund wird. Es könnte sein, dass dies aus Rücksicht um unsere Mutter nicht gesagt wurde.

Es stellt sich nun die Frage, ob es meiner Mutter helfen würde, eine Therapie zu machen, wo sie es dann doch erfahren würde und sich ihr letzter Lebenswille (Depression) ganz auflöst. Außerdem ist jetzt mein Vater absolut nicht in der Lage, die Wahrheit zu verkraften (wo auch er selbst unter großen gesundheitlichen Problemen leidet – Prostata). Ich möchte auf diesem Weg erfahren, ob es bei dieser Krebsart überhaupt eine theoretische Chance in der alternativen Medizin gibt. – Danke im Voraus für Ihre Antwort.

Ich war an diesem Fall sehr interessiert, denn nicht oft bekomme ich einen Patienten oder eine Patientin in gutem

Über die geistige Fähigkeit des Menschen

körperlichen Zustand, die noch keiner Chemotherapie unterzogen wurden. Man verzichtete offenbar in diesem Fall darauf, weil die Patientin seit mehr als zehn Jahren unter Depressionen gelitten hatte und auch derzeit litt. Man schlug offenbar den Weg ein, die Patientin nicht weiter zu belasten, indem man ihr a) nicht sagte, dass es schlecht um sie stehe und man ihr daher keine Therapie mehr gebe – denn sonst würde sie ja merken, dass sie nicht geheilt sei – und b) eine weitere (körperlich belastende) Therapie nicht zumuten wollte, da es ihr ohnehin so schlecht ging. Es ist aus schulmedizinischer Sicht leicht, darauf zu verzichten, weil man sowieso nicht damit rechnen kann, dass eine derartige Zusatztherapie (Chemotherapie) bei dieser Art von Tumor etwas bringen würde. (Man sollte diese »therapeutische Belastung« allerdings auch nicht den »nicht-depressiven« Patienten zumuten, finde ich ...)

Jedenfalls bekam ich hier einen unbehandelten Fall, eine Patientin, der keine Chemo und keine radioaktive Bestrahlung gegeben worden war. Man konnte also mit einem intakten Immun- und Reparatursystem rechnen.

Die einzige Schwierigkeit bestand offenbar darin, die Patientin dazu zu bewegen, zur Behandlung zu kommen. Denn ihr war ja gesagt worden, dass alles wegoperiert sei und sie keine weitere Behandlung bräuchte. Nun ergab sich zusätzlich, dass der eine Sohn sehr dagegen war, bei mir eine »alternative« Behandlung zu machen, weil man ihn »aufgeklärt« hatte, so eine Behandlung sei nur Scharlatanerie und man würde nur das Geld hinauswerfen. Der andere Sohn war dennoch dafür, weil er alles für seine

Vom Krebs geheilt – vier »erstaunliche« Beispiele

Mutter tun und trotz allem diese winzige Chance nutzen wollte.

Wir besprachen also, wie wir es angehen wollten, und vereinbarten, dass wir nicht den Krebs, sondern ihre Depressionen ansprechen wollten. Er fragte also seine Mutter, wie sie sich fühle und auf welchem Gebiet sie denn eine Verbesserung haben wolle. Sie kam damit heraus, dass sie immer so müde und »fertig« sei und diese »Depressionen« habe, sich morgens gar nicht recht aus dem Bett quälen könne usw. Der Sohn meinte dann, dass ich vielleicht *diesbezüglich* helfen könne.

Das sprach sie an, und sie kam zu mir. Seltsamerweise war ihr bei unserem ersten Gespräch sowieso klar, dass die Sache mit dem Krebs gar nicht ausgestanden war. (Nach meiner Erfahrung kann man einen Patienten ohnehin nicht wirklich belügen. Man kann ihn nur belügen, wenn er dazu bereit ist, sich selbst zu belügen.)

Nachdem die Patientin ihr Herz ausgeschüttet hatte, war sie für jede Art von Therapie offen. Ich stellte etwas zusammen, das vorerst einmal ihren Allgemeinzustand wesentlich verbessern sollte, ihre Stimmung heben und das Heilvermögen ihres Organismus wieder instand setzen würde. Ich nenne es »Basisregeneration« (s. Kapitel »Therapie«).

Es ging der Patientin bald deutlich besser. Sie wurde plötzlich sehr lebendig, fröhlich, begeisterungsfähig und war voller Tatendrang.

Zugleich war sie jedoch vorsichtig – so als würde sie erwarten, dass sofort der Rückschlag käme. Es war ihr ja auch lange Zeit schlecht gegangen, und sie hatte unter der Dia-

Über die geistige Fähigkeit des Menschen

gnose »Depressionen« bereits mehrere Jahre Psychopharmaka bekommen.

In diesem Zusammenhang möchte ich darauf hinweisen, dass die Psychiatrie und die Pharmaindustrie (in Kombination) keinen guten Einfluss auf die Bevölkerung ausüben: Wenn irgendwelche psychischen Symptome vorhanden sind, werden üblicherweise sofort derartige Drogen verabreicht, was die Ursache überhaupt nicht behebt, sondern genau im Gegenteil die Rückkehr zu einer Heilung mehr als doppelt erschwert. In diesem beschriebenen Fall war die »Depression« offenbar darauf zurückzuführen, dass die Patientin bereits seit langem an einem schweren Vitaminmangel gelitten hatte. Weil in der Medizin dazu falsche Informationen verbreitet werden (»normale Nahrung hat genügend Vitamine« etc.), stehen Ärzte diesen Erscheinungen ratlos gegenüber und kategorisieren sie im Normalfall als »psychisch«. Und der Psychiater gibt dann Drogen, wenn dies nicht bereits der Hausarzt tut. Dies betrifft leider sehr viele Patienten.

So war es auch bei dieser Patientin abgelaufen. Sie war zudem von ihrem Naturell her besonders aktiv und daher sozusagen »vitaminverbrauchend«. Zusammen mit ihrer Neigung zu Süßigkeiten und teilweise zu gezuckerten Getränken war dann das Vitamin-Kontingent im Laufe ihres Lebens recht bald völlig verbraucht, sodass Erschöpfung und Müdigkeit sich bemerkbar machten und die folgenden Fehldiagnosen entstanden waren.

Die Patientin erholte sich unter meiner Therapie mit vielen Vitaminen, kleinen Ozon-Injektionen etc. sehr rasch

Vom Krebs geheilt – vier »erstaunliche« Beispiele

und fragte mich auch bald, was sie mit den psychiatrischen Mitteln nun machen solle. Ich bin da üblicherweise sehr vorsichtig, erstens weil man von Patienten unter Psychopharmaka unberechenbare Aktionen und Reaktionen erwarten muss, zweitens weil die wildesten Zustände und Entzugserscheinungen auftreten können, wenn man diese Drogen absetzt. Daher hielt ich mich bedeckt, aber die Patientin erkannte meine Abneigung zu diesen Mitteln und ließ sie ab sofort weg, was sie mir erst später sagte. Wie gesagt, sie war so voller Leben und voller Energie, dass sie wild entschlossen alles tat, was zu ihrer Gesundung führen könnte. Zudem war ihr ja ihre depressive Verstimmung ein jahrzehntealtes Problem gewesen, das auch nur annähernd in den Griff zu bekommen ihr nie gelungen war – und jetzt sah sie, wie gut es ihr plötzlich ging, nämlich so wie damals, als sie jung war, so wie sie es immer wollte. – Also war für sie klar, die Medikamente wegzulassen, die ihr sowieso nichts gebracht hatten.

Durch diesen Aufschwung ging es ihr sozusagen doppelt gut. Ab der zweiten Woche der Behandlung hatte ich ihr auch ein naturmedizinisches Anti-Krebsmittel zum Schlucken gegeben.

Ich machte ständig Kontrollen der Blutbefunde, viel rascher hintereinander, als die Krankenkasse bezahlen würde, aber wir brauchten das zur Therapiekontrolle.

Die Patientin entwickelte eine erstaunliche Dynamik, welche die letzten Jahrzehnte aufgrund von Mangel, psychiatrischen Drogen und Selbstzweifel (»weil irgendwas mit mir verkehrt sein musste«) unterdrückt gewesen war. Ich

Über die geistige Fähigkeit des Menschen

erwähne diese Heildynamik nicht von ungefähr, denn ich halte sie für den wesentlichsten Faktor in ihrer Gesundung, zu der es dann kam.

»Es gefällt mir« hat auch hier in außergewöhnlicher Weise Wirkung gezeigt. Diese aufstrebende Heildynamik riss alles mit und brachte offenbar alle anderen Mittel, die ich ihr gab, zu ihrer vollen Wirkung und Entfaltung!

Nach einigen Wochen sagte sie: »Herr Doktor, irgendwas ist anders! Irgendwas ist mit mir passiert!«.

Jedes Mal, wenn sie kam, sagte sie kopfschüttelnd diese Worte oder etwas Derartiges. Sie war sich sicher, dass »irgendetwas passiert sei«.

Bald glaubte ich es auch.

Ihre Tumormarker, die anfangs gestiegen waren, gingen zurück. Ich musste jonglieren zwischen »genügend Therapie machen, um eine endgültige Heilung zu erzielen« und »nicht übertherapieren, damit sie nicht therapiemüde wird«! Es ging. Mit der Patientin war psychisch überhaupt nichts verkehrt. Sie war sehr verständig und tat alles, um gesund zu werden. Sie brauchte nur ein bisschen Aufmunterung, um ihre Selbstzweifel zu besiegen, die ihr manchmal kamen, denn: »Es kann doch nicht sein, dass es mir so lange schlecht gegangen ist – und jetzt geht es mir so gut!?«

Sie fühlte sich geheilt und sagte es mir.

Ich freute mich mit ihr, und wir vereinbarten, dass wir diese Behandlungsserie fertig machen und sie dann abschließen würden. Damit war sie einverstanden. Jedes Mal, wenn sie kam, war sie glücklich. Sie erzählte, wie aktiv sie sei und

Vom Krebs geheilt – vier »erstaunliche« Beispiele

dass sie niemand wiedererkennen würde. Sie schwamm echt obenauf. Sie hielt sich von Leuten fern, die ihr das vermiesen würden.

So blieb es die letzten Jahre. Ich besuchte sie kürzlich. Ich konnte sie überreden, einige Befunde machen zu lassen. Dabei kam sie wieder »den Ärzten in die Quere, die alles Mögliche mit mir anstellen wollen«, das sie nicht wollte. Aber sie war inzwischen so stabil, dass ihr das alles nichts ausmachte und sie einfach ihren Weg ging. Sie suchte einfach ein anderes Krankenhaus auf.

Jedenfalls waren die Befunde allesamt in Ordnung, und das war es, was uns interessierte. Sie war überzeugt, gesund zu sein und – wie sich zeigte – mit Recht.

Dieser Fall zeigt die starke Auswirkung einer positiven Stimmung. Es ist offenbar wie eine ständige schöne »positive Musik«, welche eine Person in ihrem eigenen Universum und in ihrer unmittelbaren Umgebung verbreitet, wenn es ihr gut geht und wenn sie »obenauf« ist. Mit »positiver Musik« meine ich das, was ich im Kapitel »Emotionen, innere Kraft und der Einfluss der Stimmung auf die Gesundheit« zu beschreiben versucht habe. Es handelt sich natürlich nicht um Musik mit Tönen, sondern um die positiven Schwingungen, die durch die positiven Emotionen erzeugt und verbreitet werden. In solch einem Milieu ist kein Platz für Chaos und Krankheit!

Über die geistige Fähigkeit des Menschen

Fall 4: Null Komma null, Herr Doktor!

Ungefähr vor fünf Jahren kam ein stattlicher Mann zu mir und erklärte, er habe laut Aussage der Professoren im Allgemeinen Krankenhaus Wien (AKH) nur noch ein halbes Jahr zu leben. Er sagte das eher sachlich, wie ein Geschäftsmann, der sich auf der Suche nach dem richtigen Geschäftspartner befindet – mit der ruhigen Zuversicht, ihn demnächst zu finden.

Ich sah seine Befunde durch und veranlasste selber neue.

Dieser Patient hatte einen Prostatakrebs in sehr fortgeschrittenem Stadium. Sein PSA-Wert (ein Tumormarker, aus dem Blut messbar, mit welchem man Wachstum von Krebszellen beobachten kann) war bislang auf 450 gestiegen (Normalwert bis 4), und mittels Computertomografie war festgestellt worden, dass sich der Krebs von der Prostata auf dem Lymphwege nach oben in den Bauchraum bzw. hinter den Bauchraum hinauf ausgebreitet hatte.

Er hatte den ausdrücklichen Wunsch, die ihm vorausgesagte Zeitspanne möglichst weit hinauszuschieben, mindestens auf ein ganzes Jahr, denn er hatte noch einiges zu ordnen, was ein Jahr dauern würde und was er unmöglich seiner Frau hinterlassen konnte. Er war keineswegs wegen sich selber oder wegen der Erkrankung besorgt, sondern wegen seiner Frau, und eben im Speziellen wegen des Abverkaufs seines Lagers. Sein Leben zu diesem Zwecke um ein weiteres halbes Jahr hinauszudehnen war sein Ziel und seine Vorgabe. Da das realistisch war, stimmte ich zu.

Ich begann eine Zusatztherapie, wie ich sie bei Krebspatienten zu jener Zeit üblicherweise anwandte, und verab-

Vom Krebs geheilt – vier »erstaunliche« Beispiele

reichte ergänzend noch einige Antikrebsmittel. Er hatte von den Urologen im AKH die übliche Hormontherapie bekommen, weiter nichts. Das war auch richtig so, denn seitens der Schulmedizin gibt es sonst keine andere sinnvolle Möglichkeit. Man verzichtete bei diesem Patienten offenbar auf Scheinbehandlungen, welche nur den Eindruck erwecken sollen, dass etwas geschieht – jedoch ohne Hoffnung auf Erfolg. Man hatte ihm reinen Wein eingeschenkt, machte die einzig sinnvolle Therapie und ließ ihn gehen. Dies war auch sehr wertvoll für diesen Patienten gewesen, denn er musste stets genau wissen, was Sache war, damit er seine nächsten Aktionen darauf aufbauen konnte. Also hat er sich auf die Suche nach weiteren Lösungen begeben, was der nächste logische Schritt war.

Es ist zu beobachten, dass in Fachabteilungen (in seinem Fall: Urologie) in der oben beschriebenen Weise richtig gehandelt wird, während man auf den »onkologischen« Abteilungen (»auf Krebs spezialisiert«) meist automatisch Therapie auf Therapie folgen lässt (nämlich Chemotherapie). Man informiert den Patienten nicht darüber, dass selbst die Ärzte nicht an Heilung glauben und den Patienten eigentlich schon längst aufgegeben haben.

Bei diesem Herrn war das also nicht so gewesen, sodass er selbst handeln konnte. Und dies tat er! Er war sehr interessiert an allen Anwendungen, und er war bei jedem einzelnen Schritt mit großer Intensität bei der Sache.

Inzwischen haben wir einander sehr schätzen gelernt und uns angefreundet, also denke ich, er wird mir verzeihen, wenn ich unsere Zusammenarbeit etwas humorvoll über-

Über die geistige Fähigkeit des Menschen

zeichne. Ich tue das mit Absicht, denn ich will zeigen, wie er es auf seine besondere, individuelle Weise anstellte, selbst an seiner Gesundheit zu basteln.

Ungefähr einmal in der Woche wollte er zusätzlich zu der routinemäßigen Behandlung zu einem Gespräch zu mir kommen. Ich wusste schon, was mich erwartete. Er setzte sich und begann eine ausschweifende geschäftsmäßige Einleitung. Jedes Mal. Ich wartete sie geduldig ab. Anfangs hatte ich sie irgendwie abwürgen wollen, denn es wartete der nächste Patient draußen und ich hatte noch viele andere Dinge zu erledigen. Aber jedes Mal wurden die Erklärungen dadurch nur noch ausführlicher, sodass ich lernte, mit dieser Situation umzugehen und ihn lieber nicht zu unterbrechen. Ich erwähne das, weil es eines der vielen Zeichen dafür war, dass sich dieser Mann durch andere nicht von seinem Weg abbringen ließ. Beispielsweise sagte er: »Herr Doktor, Sie haben mir geraten, Körner zu mahlen und diese auf die verschiedensten Arten zuzubereiten. Ich muss mich noch für das Buch bedanken, denn das ist sehr aufschlussreich. Meine Frau hat sich zusätzlich noch einige andere besorgt und entwickelt sich zum Fachmann. Ich wirke auch dabei mit, weil es ja schmecken soll, wir mischen das beispielsweise mit … und bereiten es … zu. Aber ich will Sie nicht langweilen. Meine Frage ist die folgende: Sie sagten, ich solle Körner essen. Wie ist es mit Dinkel?« Ich dachte, sicherlich kann er Dinkel essen, warum bringt er das Thema auf den Tisch? Ich sagte: »Dinkel ist ein sehr wertvolles Getreide! Was meinen Sie jetzt genau?« Also entwickelte sich eine Diskussion über Dinkel

Vom Krebs geheilt – vier »erstaunliche« Beispiele

und andere Getreide und wie man sie zubereiten solle. Ich bin kein Koch und kein Zubereiter von Mahlzeiten, also konnte ich ihm natürlich nicht wirklich weiterhelfen, aber in diesen Gesprächen entwickelte sich für ihn offenbar immer mehr jene Sicherheit, die er brauchte, um alles zu verarbeiten und schließlich das Richtige zu tun. Er brauchte das offensichtlich, um in seinem Denken und in seinem »Weltbild« all das so einzurichten, dass es Sinn machte und seiner Gesundheit diente. Das wurde mir natürlich erst viel später in der vollen Bedeutung klar. Aber damals war ich während unserer Gespräche einfach für ihn da gewesen, wie es die Höflichkeit erforderte – und auch weil ich merkte, dass es für ihn und unser Ziel tatsächlich wichtig war. Ich hatte auch viel daraus gelernt.

Während der Behandlung begann der PSA-Wert mehr und mehr zu sinken. Ich führte das hauptsächlich auf die Hormontherapie zurück und nur zum geringeren Teil auf meine. Es ging ihm ganz ausgezeichnet, was ich wiederum hauptsächlich auf meine Therapie zurückführte. Er erzählte mir jedes Mal, dass er in den Handhabungen seiner Geschäfte wieder ein Stück weitergekommen sei. Er freute sich sehr über den Rückgang des PSA. Einmal fragte er mich, was ich denn davon hielte, und ich versuchte ihm den realistischen Gedanken nahezubringen, dass dies nicht für immer so sein werde. Später erzählte er mir darüber – und zu meinem Schrecken erfuhr ich, dass ihn das in seiner persönlichen positiven Einstellung auf abträgliche Weise beeinflusst hatte. Aber er erzählte mir dann auch, dass ihn solche Äußerungen von Ärzten bzw. von mir stets nur ein bis zwei

Über die geistige Fähigkeit des Menschen

Stunden ins Wanken bringen konnten, dann war seine Zuversicht wieder voll da.

Als »Alternativmediziner« achte ich besonders darauf, dass ich mich an die Gesetze halte. Es ist zum Beispiel streng verboten, ein Heilversprechen abzugeben, obwohl ein solches doch tatsächlich der »Placebowirkung« sehr zugute kommen würde. Mit anderen Worten: Der Patient kann umso besser an seiner Gesundheit basteln, je überzeugter er von einem Erfolg ist. In diesem Fall hatten diese »Dämpfer« (wie zum Beispiel: »Der PSA-Wert wird wahrscheinlich in absehbarer Zeit wieder ansteigen«) offenbar auch ihr Gutes, denn sie stärkten bei diesem Mann die Kraft, auch gegen die Meinung anderer sich seine Selbstsicherheit zu bewahren.

Eines Tages fragte er mich: »Sagen Sie, Herr Doktor, soll ich denn nicht zu rauchen aufhören?«

Ich war schon ein wenig baff. Natürlich riet ich ihm, damit aufzuhören, wenn er tatsächlich alles tun wolle, um gesund zu werden. Also hörte er auf zu rauchen.

So bastelte er Schritt für Schritt an seiner Gesundheit.

Man kann sich das so vorstellen: In seinem »Universum« gab es bald keinen Punkt mehr, der nicht stimmte. Er räumte sozusagen alles aus dem Weg, das die Gesundheit untergraben könnte. Er besprach das Thema Sex mit seinem Urologen, zu dem er ebenfalls eine persönliche Verbindung aufgebaut hatte, und er richtete sein sexuelles Verhalten ebenfalls danach aus, wie es – nach seiner eigenen Beurteilung – seiner Gesundheit am besten dien-

Vom Krebs geheilt – vier »erstaunliche« Beispiele

te. Der springende Punkt ist meines Erachtens der, dass er bastelte und dass er stets bastelte. Man möge sich das bitte durchdenken.

Nach einem Jahr (man hatte ihm ein halbes Jahr Überlebenszeit gegeben) war sein PSA-Wert auf 0,0 abgesunken, was nicht zu erwarten gewesen war. Wie er später erzählte, hatte ich ihn noch einmal gewarnt, dass dies wahrscheinlich nur vorübergehend sei (ich konnte mich nicht so genau daran erinnern), und er hatte wiederum nach zwei Stunden seine Fassung wiedererlangt, indem er meine Meinung eben meine Meinung sein ließ. Es war meine medizinische Meinung, und diese bezog sich auf normale, voraussehbare Abläufe. Aber wir Menschen sind offenbar befähigt, diese Abläufe zu verändern und sie unseren Absichten unterzuordnen. Das Geheimnis bei dieser Sache ist wahrscheinlich, dass diese scheinbar mechanischen Abläufe im Grunde immer schon von uns erschaffen und gestaltet wurden, aber wir uns dessen nicht bewusst sind. Stattdessen sagen wir: »Wir müssen uns nach den Gegebenheiten richten«, dabei sind wir die eigentlichen »Erschaffer der Gegebenheiten«. Nur wer ausdrücklich sagt, dass die mechanischen Abläufe übergeordnet seien, wird diese nicht beeinflussen können.

Ein Erfinder wäre das genaue Gegenteil. Er würde sagen: »Alle diese Mechanismen ordne ich meiner Gestaltungskraft unter, und ich erschaffe etwas, das es noch nicht gibt.« Und er tut es. So entstanden Autos, Segelflieger, Hubschrauber, Computer und Heilungen.

Jeder ist in seiner Art ein Künstler und Erfinder. Wenn er

Über die geistige Fähigkeit des Menschen

meint, dass er das nicht sein kann, wird er es leider auch nicht sein ...

Verwechseln Sie das bitte nicht mit »positivem Denken«, bei dem jemand die Realität nicht sieht bzw. alles nur rosarot färbt. Ein Erfinder, der die Realität nicht sieht, wird nichts erfinden. Ein Patient, der sagt: »Es wird schon werden, ich denke ja ohnehin so positiv«, wird es auch nicht schaffen. Das Geheimnis ist es, den Tatsachen ins Auge zu sehen, die Hemdsärmel hinaufzukrempeln und die Veränderung in Angriff zu nehmen.

Dieser Patient zeigt uns, wie er »nicht übereinstimmen« konnte, wie er an seiner Gesundheit auf seine eigene Weise bastelte, bis sie eintrat. Er war Erfinder und positiver Gestalter.

Nach eineinhalb Jahren, als der PSA zwischen 0,0 und 0,02 pendelte, beschlossen wir, mit der Behandlung in meiner Praxis aufzuhören, nachdem wir die Intervalle ohnehin bereits mehrfach verlängert hatten.

In den folgenden Jahren begrüßte er mich jedes Mal, wenn er wegen seiner Vitamine und Kräuter kam, mit »Null Komma null, Herr Doktor«, und salutierte!

So kenne ich ihn seither.

Nach einigen Jahren kam er wieder und wollte mich sprechen. Ich bemerkte, dass er diesmal nicht seine freudige »Oberwasser-Miene« hatte, er wirkte besorgt und irritiert. Er sagte ohne lange Umschweife: »Herr Doktor, ich habe da eine Frage. Ich war im AKH, und man schlug mir vor, eine Vivisektion zu machen. Was sagen Sie dazu?« Ich war im

Vom Krebs geheilt – vier »erstaunliche« Beispiele

Denken blockiert, so wie es einem geht, wenn etwas völlig Unvernünftiges passiert und es einem einfach nicht gelingt, Logik in den Zusammenhang zu bringen. Ich hörte mich fragen: »Vivisektion? Vivisektion? Was ist das?« Der Patient antwortete: »Das bedeutet, die wollen mich aufschneiden und nachschauen, ob wirklich kein Krebs mehr da ist. Denn das haben sie noch nicht gesehen und sie wollen es in einer wissenschaftlichen Zeitung veröffentlichen – und das können sie nur, wenn sie operiert und nachgeschaut haben.« Ich rang um Fassung. Ich wollte irgendetwas sagen, das der Situation angemessen war, wobei ich diplomatisch vorgehen wollte, und dennoch jetzt und hier meinen aufgestauten Unmut über die Borniertheit mancher Mediziner loswerden.

Der Patient bemerkte, dass ich nach Worten ringend fast vom Stuhl fiel, er begann seine sorgenvolle Miene zu verlieren, grinste, stand auf und sagte: »Ach, Sie sind also auch der Meinung, dass ich das nicht machen sollte!?« »Ungefähr das meine ich, ja!« – Und so war er wieder alle Sorgen los, ging hinaus, salutierte mit »Null Komma null« und war weiterhin guter Dinge.

Mir war ein weiterer Grund klar geworden, warum diese Medizin so wenig helfen und heilen konnte: weil sie oft andere Interessen als die der Patienten verfolgte. Die »Wissenschaft« ist mit sich selbst beschäftigt und die Wissenschaftler mit ihrem eigenen Fortkommen.

Und auch aus diesem Grunde muss ein Patient seine Geschicke selbst in die Hand nehmen, um seine Interessen zu wahren und durchzusetzen. Ist das verständlich?

Über die geistige Fähigkeit des Menschen

Nur wer sein Schicksal tatsächlich – und auch gegen die Anstrengungen anderer – in die eigenen Hände nimmt, nach seiner eigenen Façon an der Gesundung bastelt, sich seine Ärzte aussucht und diese dann genau dafür nutzt, wofür sie zu gebrauchen sind – der hat offenbar die Chance zu gewinnen!

Was wir aus diesen Beispielen lernen können

Wir haben nun die Schicksale einiger Patienten betrachtet, die genug Mut hatten, Krebs als kein unlösbares Problem zu betrachten und durch ihre eigenen selbstständigen Handlungen Heilung herbeizuführen. Wir können dadurch lernen, dass das Krebsproblem nicht immer so unheilbar oder schrecklich ist, wie wir geneigt sind zu glauben. Wie wir gesehen haben, sollte man Krebs als eine Krankheit wie jede andere ansehen und kein großes Geschrei darum machen.

Ich meine, dass das Krebsproblem zu einem großen Anteil nur deswegen so »unlösbar« erscheint, weil wir alle damit übereinstimmen. Wenn man es nicht einmal versucht oder wenn man das Problem niedergeschlagen, in schlechter oder verzweifelter Stimmung angeht, wird es nicht gelingen. Wenn man als Patient selber denkt, dass man verloren ist (und sei es auch nur insgeheim), dann wird man es auch sein.

Die Antwort liegt in einem selbst. Sie liegt nicht da, wo man mit den »unabänderlichen Abläufen« übereinstimmt, die einem jeder Fachmann voraussagen kann.

Der Mensch ist befähigt, die Dinge zu ändern.

Diese vier Beispiele sollen uns zeigen, dass sich Menschen

Vom Krebs geheilt – vier »erstaunliche« Beispiele

einfach aus dieser eingebildeten Gesetzmäßigkeit befreit haben; auch in anderen Büchern, die zum Teil am Ende dieses Buches aufgeführt sind, findet man Geschichten wie diese.

Sobald man nicht mehr denkt, dass es eine unabänderliche Katastrophe ist, ist es auch keine mehr. Wie seltsam!

Eine gute Einstellung ist also die Vorbedingung, um das Problem zu lösen.

Diese stellt sich jedoch bei den meisten Menschen nicht »einfach so« ein, man muss sich schrittweise mit der Thematik auseinandersetzen. Genau das werden wir im Folgenden tun. Wir werden mehr über den Krebs erfahren.

In den weiteren Kapiteln werden wir sehen, dass es (über die üblichen Maßnahmen hinausgehend, die einem »automatisch« angeboten werden) wirksame Krebstherapien gibt und zum Teil schon lange gab. Man erfährt gewöhnlich nichts darüber. Ich bin erst in einem Alter von über 50 Jahren darauf gekommen, obwohl ich ständig auf der Suche nach relevanten Informationen war. Keiner meiner Kollegen hat davon gewusst – wie sehr sie auch »Krebsfachleute« waren. Wie sollen Sie also als Patient – in der Eile, die meist geboten ist – Alternativen finden, und auch noch solche, die für Sie passen!?

Damit Sie aber dennoch davon erfahren, habe ich dieses Buch geschrieben. Außerdem brauchen Sie natürlich einen Arzt, der sich auskennt und Ihnen sagt, was in Ihrem Fall am besten passt.

Sie müssen nicht auf irgendeine mystische Art »den Krebs

Über die geistige Fähigkeit des Menschen

zum Verschwinden bringen«, falls Sie das jetzt – nach meinen obigen Ausführungen – geglaubt haben sollten.

Sie können sich auch auf echte, wirksame Verfahren verlassen.

Aber es wäre sehr, sehr hilfreich, wenn Sie ab jetzt den Krebs als eine lösbare Aufgabe ansehen. Lassen Sie sich bitte nicht mehr von dem Chaos beeindrucken, welches derzeit bei uns herrscht – und vielleicht sogar willentlich so gemacht wurde.

Ich möchte, dass Sie ab jetzt von dem Standpunkt ausgehen, dass der Krebs für viele Menschen eine *lösbare* Aufgabe ist und dass es jetzt nur noch darauf ankommt, die richtigen Dinge zu finden und zu tun.

Krebs – Hintergründe und Ursachen

Sehen wir uns einmal die Situation an, in welche ein Krebspatient heutzutage hineingerät.

Sehen wir uns einmal an, was einen Patienten erwartet, der Krebs entwickelt hat und jetzt einen Arzt aufsucht.

Wir sehen uns dabei auch an, welche Therapien Ihnen als Patienten angeboten werden und warum das so ist.

»Schulmedizin« und eine »andere« Medizin

Die heutige Medizin hat eine Art »Globalisierung« erfahren, sodass der Patient in der gesamten westlichen Welt quasi ganz automatisch in ein bestehendes System hineingerät, in eine Art »Behandlungsfabrik«.

Wir stehen vor einem großen Routine-Apparat, im Volksmund »Schulmedizin« genannt. Dieser Apparat kennt als Krebstherapie praktisch fast nur Operation, Bestrahlung und Chemotherapie. Zahlreiche andere Verfahren werden nicht beachtet.

Der Routine-Apparat bedient sich einer Art von »Wissenschaft«, indem man sich auf groß angelegte Studien und Statistiken beruft, allerdings nur in Bezug auf diese wenigen

Krebs – Hintergründe und Ursachen

Therapiemethoden. Was davon in den meisten Fällen hilft, das bekommt der Einzelne als Behandlung verordnet.

All die Dienstleistungen dieses Apparates werden bei uns von den Krankenkassen durch das »Sozialsystem« bezahlt.

Ein Krebspatient kommt im Allgemeinen ganz »automatisch« in diesen Apparat hinein. Er kann ihn nicht beurteilen, weil er sich ja nie mit dem Thema Krebs beschäftigt hat, und vertraut dem Fachmann. Man sagt ihm, was zu tun sei. Er denkt sich meist: »Die werden schon wissen, was sie tun!« und gibt im Normalfall seine Einwilligung. Viele fahren auch gut damit, vor allem wenn man mittels Operation alles *Krebsgewebe* herausschneiden kann.

Andere – weniger Glückliche – machen eine Weile lang, was man ihnen sagt, aber sie entdecken über kurz oder lang, dass sie in eine Sackgasse geraten sind. Sie suchen eilig nach Auswegen.

Andere Menschen wiederum sind schon einmal mit dem Thema in unangenehme Berührung gekommen, haben etwa gesehen, wie Bekannte oder Verwandte gelitten haben und unter der Therapie dahingesiecht sind, und sie wollen das nicht. Sie suchen bereits in dieser Situation nach Alternativen.

Irgendwo zwischen diesen beiden letztgenannten Möglichkeiten befinden sich die meisten Patienten, wenn sie sich an »alternative« Ärzte wenden. Sie wahrscheinlich auch, und nun wollen Sie mehr über Möglichkeiten und Alternativen erfahren oder Sie suchen – bereits ein wenig in die Enge ge-

»Schulmedizin« und eine »andere« Medizin

trieben – nach Lösungen, die Ihnen bisher nirgends angeboten wurden.

Ganz abgenabelt von diesem System der »Schulmedizin« werden Sie eine andere Art der Heilkunde entdecken. Sie fragt nach den Ursachen der Krankheiten, versucht den Körper in seiner Ganzheit gesünder zu machen, und zwar ohne weitere Vergiftung (durch chemische Medikamente). Sie hilft eher bei chronischen Krankheiten. Es wird nichts von der Kasse bezahlt.

Bei dieser Art von Medizin gibt es keine einheitliche Struktur. Jeder Arzt ist gewissermaßen ein Künstler, greift auf eigene Erfahrungen zurück oder auf die von anderen Ärzten, die ähnlich gearbeitet haben. Das ist ein gewisser Nachteil.

Sie wird von den Schulmedizinern im Allgemeinen nicht verstanden und als »unwissenschaftlich« abgetan, weil sie keine großflächige Organisation ist, in der – aufgrund von internationalen Statistiken – Daten gesammelt und ausgewertet werden. Solch eine Erfassung wäre jedoch in dieser Art Medizin ohnehin nicht sinnvoll, weil sie eine individuelle Medizin ist und nicht alle Patienten über einen Kamm geschoren werden können. Diese – mehr individuelle – Medizin kann bei vielen Krankheiten Besserungen und Heilungen erreichen, bei denen die »Schulmedizin« nur Chemikalien zu bieten hat, welche die Krankheit nicht heilen und lediglich besser aushaltbar machen. Solche Heilungen oder Besserungen können deswegen geschehen, weil man – auf individueller Basis – auf den einzel-

Krebs – Hintergründe und Ursachen

nen Patienten individuell eingehen kann und weil man sich auf Verfahren und Methoden besinnt, welche die Gesundheit verbessern können.

Diese beiden medizinischen Richtungen sind in der Tat zwei sehr unterschiedliche Dinge.

Die meisten Menschen bezeichnen das eine als »Schulmedizin« und das andere als »Naturheilkunde«, »Ganzheitsmedizin« oder »Alternativmedizin«. Diese Bezeichnungen treffen nicht ganz das Wesen der Sache, und daher möchte ich dies einer kurzen Betrachtung unterziehen, speziell deshalb, weil Sie als Patient möglicherweise gerade vor diesem Scheideweg stehen.

Routinemedizin kontra ärztliche Kunst – Massenmedizin kontra personenbezogene Heilkunde

Es gibt also zwei unterschiedliche Herangehensweisen in der Medizin. Es prallen hier sogar Welten aufeinander. – Aber welche?

In den letzten Jahrzehnten – vielleicht sogar in den letzten hundert Jahren – hat sich die Medizin zu etwas anderem entwickelt, als sie früher war. Früher gab es Ärzte, die alle nach ihrer Ausbildung ihre eigenen Richtungen eingeschlagen haben. Dies geschah ganz automatisch, weil es keine »offizielle« Richtung gab. Meist haben die Ärzte an unterschiedlichen Universitäten studiert, sind umhergezogen,

70

Routinemedizin kontra ärztliche Kunst ...

um zuerst hier etwas zu lernen und später dort. Es gab früher nur wenige Medien, weder Telefon noch medizinische Zeitschriften. Es gab noch keine »übergeordneten« und keine weltweiten (globalen) Interessen, welche den Ärzten vorgeschrieben hätten, wo es gefälligst langgehen möge. Es gab keine einheitlich einzuhaltende Medizin und keine übergeordnete »ordnende« Kraft, wie sie heute die Pharmaindustrie darstellt. Der Arzt war vielmehr auf sich allein gestellt, besprach sich wohl mit seinen Kollegen im nahen Umfeld, wurde aber nach seiner medizinischen Ausbildung immer mehr zu einem »Künstler«, der sich fortbildet, selbst forscht und seine eigene »Heilkunst« entwickelt.

Aus dieser Zeit kommt auch der Ausdruck, dass Medizin eine Kunst sei.

Der Arzt hatte keinen Apotheken-Supermarkt hinter sich, wo er nur zuzugreifen brauchte, was ihm empfohlen oder nahegelegt wird, sondern er musste sogar seine Medikamente und andere Maßnahmen oft selber erfinden.

Heute sieht es bereits deutlich anders aus. Man sagt, die Medizin sei zur Wissenschaft geworden und keine Kunst mehr. Dass sie aufgehört hat, eine Kunst zu sein, stimmt leider, aber dass es so sein soll – dem möchte ich heftig widersprechen!

Auch müssen wir näher betrachten, inwieweit sie tatsächlich eine Wissenschaft ist.

Was ist Wissenschaft? Im Wahrig, Deutsches Wörterbuch, Ausgaben bis 1990, steht unter »*Wissenschaft*«: »*Geordnetes, folgerichtig aufgebautes, zusammenhängendes Gebiet von*

Krebs – Hintergründe und Ursachen

Erkenntnissen«. Nur das kann Ergebnisse bringen. Und um vorzeigbare Ergebnisse geht es doch wohl, oder?

Schauen wir uns beispielsweise das Bauen von Brücken an: Wenn es jedes Mal gelingt, Brücken zu bauen, die lange halten, wo Eisenbahnen drüber- und Schiffe drunter hindurchfahren können, dann kann man mit Fug und Recht behaupten, dass es sich um eine echte (nämlich funktionierende) Wissenschaft handelt.

Würden die Brücken andauernd zusammenbrechen, würde an dieser Wissenschaft etwas nicht stimmen, richtig?

In Bezug auf die Medizin – und da speziell in Bezug auf die Krebserkrankung – sind wir von echter Wissenschaft weit entfernt. Diese »Wissenschaft« kann den Krebs nicht verstehen, sie kann ihn nicht heilen. In Bezug auf die Krebserkrankung sind wir also weit davon entfernt, ein »geordnetes, folgerichtig aufgebautes Gebiet von Erkenntnissen« zu haben, welches routinemäßig in der Lage wäre, Krebs zu heilen. Wird dieses Wissensgebiet also der Definition von »Wissenschaft« gerecht?

Sicherlich ist die Medizin ein Wissens*gebiet.* Es wurde viel herausgefunden und niedergeschrieben, das zu lernen notwendig ist. Es ist sogar ein so vielfältiges und großes Wissensgebiet, dass ein Arzt gar nicht alles kennen kann. Aber ist sie eine Wissenschaft?

Und handelt es sich bei all den anderen chronischen Krankheiten, welche nicht geheilt, sondern nur bis zum Lebensende behandelt werden (Rheuma, hoher Blutdruck, Verkalkung, Zuckerkrankheit etc.), tatsächlich um »Wissen-

Routinemedizin kontra ärztliche Kunst ...

schaft«? – wenn man nichts macht, als die unerwünschten Zustände erträglich zu gestalten? Ich denke: um keine sehr brauchbare.

Es besteht vielmehr der Verdacht, dass das Wort »Wissenschaft« heute in der Medizin missbraucht wird, um Menschen zu beeindrucken, damit sie mit Kritik aufhören. Es besteht der Verdacht, dass es als Zauberwort gebraucht wird, um davon abzulenken, dass man keine Resultate erzielen kann. Wenn es gesagt wird, macht man eine innerliche Verbeugung, man neigt dazu, nicht mehr selbstständig zu denken, und meint ehrfürchtig, nichts davon verstehen zu können.

Ich rate: Wenn jemand ein selbstständig denkender Patient werden möchte, so sollte er beim Wort »Wissenschaft« sehr wachsam werden. Er sollte nicht in Ehrfurcht erstarren, sondern sehr hellhörig werden, ob man sich mit diesem Wort nur echte Argumente ersparen möchte. Man sollte immer sofort erfragen, was das erwartete Ergebnis einer dieser Therapievorschläge sein wird. Man sollte den Arzt nicht als übergeordnet ansehen, sondern als gleichrangigen Partner in einem gemeinsamen Bestreben.

Gerade in der pharmazeutisch orientierten Medizin verwechselt der Arzt gerne die pharmazeutische Wissenschaft mit seiner eigenen. Eine Chemikalie mag *pharmazeutisch* wissenschaftlich getestet sein usw. – aber passt sie in eine Heilkunde? Kann man sie zur Gesundung einsetzen? Passt sie in einen heilkundlichen Plan, oder verwendet man sie nur, weil man nichts Besseres weiß?

Krebs – Hintergründe und Ursachen

Leider neigt ein Fallensteller gerne dazu, in Fallen zu tappen, die so konstruiert sind wie seine eigenen. So neigt auch der moderne (pharmazeutisch orientierte) Arzt dazu, sein Denken abzuschalten, wenn er hört, dass dies und jenes »wissenschaftlich getestet« sei usw. Es handelt sich jedoch nicht um die medizinische Wissenschaft, jedenfalls nicht um eine heilkundliche.

Nun gut, warum erzähle ich Ihnen das?
Ich habe zu oft beobachten müssen, wie Menschen zu Therapien getrieben wurden, die als »wissenschaftlich« bezeichnet werden. Sie haben sich davon beeindrucken lassen und sich deswegen gefügt. Die »Wissenschaft« bestand z. B. darin, dass man bei einer Krebserkrankung ausgedehnte Versuche gemacht hat, in welchen man etwa giftige Chemikalien in Menschen hineingeschüttet und eine Überlebensstatistik erstellt hat. Das geht heute als »Wissenschaft« durch. Das Ergebnis war, dass man bei denjenigen Patienten eine Lebensverlängerung von zwei Wochen errechnet hat, welche diese Tortur durchgemacht haben. Weil nicht viel Denken hinter dieser Art von »Wissenschaft« steckt, muss man es in hochgestochener Aufmachung als solche bezeichnen.

Ich denke, man muss hinter diese Fassade blicken: Meist sieht die Wahrheit so aus, dass man sich über sehr geringe Resultate freut, diese jedoch nicht mit den Wünschen der meisten Patienten übereinstimmen!

Nur wenn Sie das Resultat dieser Therapie haben möchten, dann gehen Sie hin und lassen sie sich verabreichen!

Routinemedizin kontra ärztliche Kunst ...

Wenn wir hier die normale Chemotherapie bei einem normalen Krebs betrachten, dann sieht das tatsächliche Resultat so aus, dass man viel Leiden auf sich nimmt, um möglicherweise einige Wochen Lebensverlängerung herauszuschinden.

Bezüglich Routinemedizin (kontra individuelle Heilkunst) möchte ich Ihnen ein praktisches Beispiel geben, wie eine weltweit übliche Vorgehensweise zwar »wissenschaftlich« ist, aber nicht notwendigerweise sinnvoll oder gar die beste für Sie als Patient.

In der Medizin gilt die groß angelegte Statistik als wegweisend. Man verwendet beispielsweise beim Lungenkrebs weltweit die beiden Chemotherapie-Substanzen Cisplatin und Etoposid, weil sie weltweit die etwas bessere Statistik gegenüber einer anderen Kombination hat.

So weit, so gut. Aber: Kaum jemand weiß, dass es die Möglichkeit gibt, zuerst (vor Verabreichung von Chemotherapie) eine so genannte Chemotherapie-Sensitivitäts-Testung zu machen, welche feststellen würde, auf welche Chemotherapie-Substanzen dieser Krebs ansprechen würde! Dies würde bedeuten, dass man nicht eine weltweite Statistik benützt und eine »für alle Menschen gültige Routine-Methode« daraus macht, sondern man würde im Falle einer Testung die geeignete Substanz herausfinden, nach dem Motto: »Wenn schon ein Gift, dann wenigstens eines, das bei mir anspricht!«

Dies würde sozusagen eine individuelle Medizin bedeuten. Dies würde bedeuten, dass man in den meisten Fällen

Krebs – Hintergründe und Ursachen

überhaupt nicht auf Cisplatin oder auf Etoposid zurückgreifen würde, sondern auf zwei völlig andere Substanzen – je nachdem, welche man als wirksam herausfindet.

Wahrscheinlich werden Sie sich jetzt wundern, dass ich das schreibe. Sie werden sich wundern, dass dies so ist. Sie werden sich fragen: »Warum wird das bei mir nicht gemacht?« oder: »Warum wurde das bei mir nicht gemacht?« Nun, ganz einfach: Die heutige »Wissenschaft« läuft so. Die Pharmaindustrie schlägt etwas vor, die Ärzte lesen das, halten sich an die »Wissenschaft« und übersehen, dass es auch eine andere Wissenschaft gäbe.

Seltsam, nicht wahr?

Es ist interessant, dass zu dem Zeitpunkt, da ich das schreibe (Frühjahr 2002) kaum ein Onkologe davon weiß. Ich habe mich reichlich umgehört. Onkologen lernen offensichtlich nur, welches Schema man weltweit quasi vorschreibt. Technisch gesehen kann man diesen Test sogar im AKH in Wien oder an jeder Universitätsklinik machen, aber er steht der Bevölkerung nicht zur Verfügung. Er gehört nicht zur Routinemedizin. Weil er nicht in allen Fällen gültig ist, wird er von der »Wissenschaft« abgelehnt. Wenn er uns aber auch nur in der Hälfte der Fälle hilft, das bessere Präparat zu finden, dann wäre er doch etwas wert, nicht wahr?

Aber Sie bekommen ihn nicht, denn in einer Routinemedizin ist für so viel Individualität kein Platz. Und heute, da das »Sozialsystem« sparen muss, wird man erst recht nicht vor jede Chemotherapie einen teuren Test vorschalten – das

Routinemedizin kontra ärztliche Kunst ...

nur nebenbei erwähnt. (Ich weiß es, denn ich habe vielfach versucht, bei meinen Patienten diese Testung bewilligen zu lassen.)

Sehen Sie, was ich meine? Es wird als »Wissenschaft« bezeichnet, eine in den meisten Fällen erfolglose Therapie zu machen, und es zählt nicht zur medizinischen Routine, eine Testung zu machen, welche die Ansprechrate von 30 auf 80 Prozent Wahrscheinlichkeit hinaufschrauben und die Überlebenschance des Patienten drastisch erhöhen würde!

Dies ist ein Beispiel von »wissenschaftlicher Routine-Medizin« kontra »individuelle Heilkunde«.

Hier noch ein weiteres Beispiel, bezüglich einer anderen Krankheit:

Ein und dieselbe Krankheit kann völlig unterschiedliche Ursachen haben. Beispielsweise kann »Polyarthritis« (eine gleichzeitige Entzündung von mehreren Gelenken) das eine Mal auf einer Quecksilbervergiftung beruhen, das andere Mal auf einem kranken Darm oder auf unterschwelligen Allergien oder auf versteckten Infektionen etc. Es ist daher falsch, für die Polyarthritis immer die gleiche Therapie zu verlangen. Die heutige Wissenschaft schreibt vor: »Nach dem neuesten Stand der medizinischen Wissenschaft behandelt man die Polyarthritis mit den Substanzen X und Y.« Wenn dies die Beschwerden nicht gut genug unterdrückt, greift man zur nächsten vorgegebenen »Lösung«.

So gesehen wird es klar, dass die heutige medizinische Wissenschaft nur eine Symptombehandlung sein kann,

Krebs – Hintergründe und Ursachen

weil man bei solch einem Vorgehen die Ursachen routinemäßig außer Acht lassen muss.

Auf einer individuellen (heilkundlichen) Basis würde ein Arzt dagegen bei jedem einzelnen Patienten Ursachenforschung betreiben, also z. B. den Darm sanieren oder das Gewebe entgiften oder Herde ausräumen.

Wenn Sie die beste Therapie für sich selbst oder für Ihren Schützling finden möchten, müssen Sie selbstständig werden und sich mit diesen Dingen auseinandersetzen, denn viele sinnvolle Therapien werden Ihnen nicht angeboten. Ich meine damit nicht, dass Sie auf dieser Ebene mitreden können sollen, Sie sollten nur wissen, was im Hintergrund so alles abläuft.

Sie werden noch merken, dass man auch die vielen anderen Möglichkeiten und Verfahren nicht kennt, auf die wir noch zu sprechen kommen werden. Man negiert diese Dinge, weil sie einem nicht in den pharmazeutisch orientierten Informationsschriften angeboten werden.

So kommt es, dass man sehr, sehr oft Chemotherapie nur deswegen bekommt, weil die »Wissenschaft« nichts anderes kennt.

Für Sie als Konsument ergibt sich daraus die Frage: Möchten Sie von einer Routinemedizin behandelt werden, welche als »wissenschaftlich« bezeichnet wird und wo man Lungenkrebs »nach Schema X« behandelt, oder möchten Sie, dass sich ein Arzt Ihrer ganz persönlichen Situation annimmt,

Routinemedizin kontra ärztliche Kunst ...

andere Verfahren in seine Überlegungen mit einbezieht, sich stets über Alternativen und Möglichkeiten informiert und – dieser Situation entsprechend – einen Therapieplan entwirft?

Diese Gegensätzlichkeit in der Medizin sollte nicht als »Schulmedizin« kontra »Naturheilkunde« bezeichnet werden, denn so ist es in Wahrheit nicht.

Sicherlich ist die Naturheilkunde eine sehr vernachlässigte Wissenschaft mit einer Fülle von Möglichkeiten; und ein Arzt, welcher sich »Wissenschaft« auf seine Fahnen schreibt, sollte nicht wegen Voreingenommenheit nichts von ihr wissen wollen.

Ein verantwortungsvoller »schulmedizinischer« Arzt wird sich fortbilden, so wie es auch ein »naturmedizinischer« tun muss. Es ist genauso falsch, wenn der Schulmediziner sagt: »Die Naturheilkunde ist ein unwissenschaftlicher Unsinn, deswegen brauche ich mich nicht darum zu kümmern«, wie es falsch ist, wenn der Naturmediziner sagt: »Chemische Medikamente sind Unsinn«.

Es ist stets das falsche Anwenden in der falschen Situation, was unsinnig ist. Das gilt für beide.

Das Beste ist, wenn man möglichst alle Behandlungsmöglichkeiten – aus jeder Art von Medizin – kennt und versteht, sodass man stets in der Lage ist, daraus das beste Programm für den jeweiligen Patienten zu zimmern.

Krebs – Hintergründe und Ursachen

Mehr Wissen – mehr Eigenverantwortung – mehr Zuversicht

Es ist quasi ein Gesetz, dass man bezüglich einer bestimmten Sache durch mehr und mehr Verstehen zu mehr und mehr Zuversicht gelangt.

Mehr und mehr Zuversicht wäre doch für einen Patienten sehr wichtig, nicht wahr?

Je mehr man über eine Sache weiß, desto besser. Je mehr man weiß, desto mehr kann man tun. Mehr Verstehen vertreibt also die Unsicherheit.

In Seuchenzeiten wurden Ärzte gar nicht angesteckt, obwohl doch gerade sie mitten im Krankheitsgeschehen steckten! Aber ihr Wissen darüber hat sie davor bewahrt, ängstlich zu sein. So sind sie oft inmitten von Krankheit gestanden und nicht krank geworden. Was ist also naheliegender, als nun auch als Patient mehr und mehr Wissen und Verstehen anzusammeln …?

Dazu gehört auch, dass man zu mehr und mehr Verantwortung gelangt. Mit »Verantwortung« ist gemeint, dass man in erhöhtem Ausmaß eigene Bereitschaft zeigt, die Dinge selbst in die Hand zu nehmen und auf diesem Gebiet selbst verursachend zu werden. Je mehr man weiß und von einer Sache versteht – desto mehr kann man auf diesem Gebiet aktiv werden und agieren, richtig?

»Mehr Wissen« und »mehr darüber Verstehen« ist also der Schlüssel zu mehr Zuversicht und mehr Eigenverantwortung – und eröffnet viel bessere Chancen, die Krankheit zu besiegen.

Und wunderbarerweise kann man häufig die Erfahrung machen, dass die Dinge in der Folge dazu neigen, sich quasi »von selber« zu ordnen, wenn man ein hohes Niveau an verantwortlichem Denken und Handeln erreicht hat.

Lassen Sie uns also daran arbeiten, indem wir mehr und mehr über den Krebs verstehen.

Die Entstehung einer Krankheit

Zuerst ein paar Bemerkungen zur Entwicklung von Krankheit allgemein.

Die meisten Menschen sind sich der Dinge nicht sehr bewusst, welche schließlich den Ausschlag geben, ob jemand einer vorzeitigen Krankheit erliegt oder nicht. Man lebt meist irgendwie dahin, sozusagen so wie es üblich ist oder wie Mutter oder Vater es vorgemacht haben – aber viele sehen keinen Zusammenhang zwischen ihrer Lebensführung und ihrem Gesundheitszustand.

Die meisten Menschen verbrauchen ihre angeborene Gesundheit ziemlich rasch und unbedacht, heute schlimmer als früher – mit Cola, Burger und Süßigkeiten statt gesunder Ernährung. Auch mit »Hausmannskost« lebt man nicht wirklich gesund. Die Menschen überdenken normalerweise

Krebs – Hintergründe und Ursachen

ihre Lebensweise so lange nicht, bis sie tief genug in Schwierigkeiten stecken.

Krebs wird in den meisten Schulen der Naturheilkunde als letzte Stufe einer Abwärtsentwicklung angesehen. Außerdem ist ja bekannt, dass er in Kulturen mit natürlichen Lebensbedingungen erst dann als Krankheit auftrat, als dort die »Zivilisation« und die »Zivilisationskost« Einzug gehalten hatten.

Wenn man sich die Vor- und Entwicklungsgeschichte von einzelnen Krebspatienten anhört, dann kann man in vielen Fällen deutlich erkennen, wie sich der Gesundheitszustand von Jahr zu Jahr verschlechtert hat, bevor die Krankheit aufgetreten ist.

Leicht erkennbar wird dies auch für Laien, wenn man hört, dass eine Person 60 Zigaretten täglich geraucht hat, bereits seit Jahren hustet und dass sich das schließlich zum Lungenkrebs entwickelt hat. Aber auch andere Krankheitsfaktoren gibt es, viele von ihnen unbekannt oder wenigstens nicht allgemein bekannt bzw. nicht als solche »anerkannt« – jedoch nicht weniger krank machend! Diese Krankheitsfaktoren wirken einzeln oder zusammen – und wenn dieser »Abwärtskraft« nicht gesundheitsfördernde Faktoren entgegensetzt werden, kommt es langsam oder schrittweise zur Krankheit und erst am Schluss – scheinbar plötzlich – zur Katastrophe.

Für einen erfahrenen Beobachter ist dieses Bergabgehen in vielen Fällen leicht zu entdecken. Man denkt sich dann oft: Wenn der Patient damals rechtzeitig statt chemischer Medikamente diese und jene Lebenskorrektur vorgenom-

Die Entstehung einer Krankheit

men und Vitamine eingenommen hätte, wäre das alles gar nicht so weit gekommen ...

Nun, im Nachhinein – wenn der Krebs bereits ausgebrochen ist – ist es müßig, darüber zu sprechen, weil man einen Patienten eher weiter ins Elend hineinstößt, wenn man ihm sagt, was er früher hätte anders machen sollen. Dennoch müssen wir diese Dinge ansprechen, wenn wir verstehen wollen, wie sich ein sinkender Gesundheitszustand entwickelt und wie Krankheit entsteht.

Auch jene Leser, die noch nicht krank sind und sich möglichst gesund erhalten wollen, können aus diesem Kapitel einiges darüber erfahren, was man heute an Vorsichtsmaßnahmen ergreifen kann sowie was davon wichtig ist und was nicht.

Der springende Punkt ist, dass der Gesundheitszustand nicht notwendigerweise offensichtlich erkennbar ist. Er ist sozusagen »versteckt«.

Wenn man diesen sich verschlechtern lässt, dann versagen als Erstes die Selbstheilungskräfte – aber das bemerkt man noch nicht unbedingt. Manche Menschen sind in dieser Phase wiederholt krank und erholen sich nur langsam, manche sind müde und bewältigen nicht mehr so leicht ihre täglichen Aufgaben. Sie leiden an Unpässlichkeiten wie Kopfschmerzen, Migräne und dergleichen. Es geht also merklich bergab. Manche merken nichts, sind also scheinbar gesund. Oft bekommen sie in dieser Phase schon längere Zeit vor Ausbruch der Krankheit kein richtiges Fieber

Krebs – Hintergründe und Ursachen

mehr – als einziges offenkundiges Zeichen eines verschlechterten Gesundheitszustandes.

Manche Menschen trinken in dieser Phase viel Kaffee, um (scheinbar) munter und aktiv sein zu können, oder nehmen Aspirin oder andere Medikamente, Schlafmittel oder Alkohol, um Unpässlichkeiten zu begegnen und sich selbst den Eindruck zu vermitteln, dass sie »gesund« seien.

In diesem Stadium lässt man sich vielleicht auch untersuchen, weil es einem »irgendwie nicht gut geht«, aber leider ist die heutige Medizin darauf nicht vorbereitet und kann im Normalfall nichts finden, denn sie wartet auf deutlich entwickelte Krankheiten.

Die Gesundheit kann jedoch in Wahrheit lange vor dem Ausbruch einer Krankheit verloren gegangen sein. Man befindet sich dann auf dem Gebiet der Halbgesundheit. Mehr darüber in meinem Buch »Naturheilkunde« oder »Heilung statt Pillen«. Dort findet man auch die Abhilfe dafür, nämlich als ersten Schritt eine »Basisregeneration« zu machen.

Welche Krankheit bei einer Person schließlich ausbricht und wie lange sie noch auf sich warten lässt, hängt von vielerlei anderen Faktoren und von den Genen ab – sie lässt sich auch nicht wirklich voraussagen. (Es gibt jedoch genetische Tests, mit welchen man einige Anhaltspunkte gewinnen und eine gezielte Vorbeugung machen kann – das nur nebenbei erwähnt, weil es noch sehr unbekannt ist.)

Grundsätzlich tritt eine chronische Krankheit also immer erst dann auf, wenn der Gesundheitszustand bereits zuvor

Die Entstehung einer Krankheit

nachgelassen hat. Wesentlich ist der Umstand, dass erst durch das Versagen der Selbstheilungskräfte – am Ende dieser Entwicklung – mehr oder weniger langsam die tatsächliche Krankheit auftritt.

Allgemein gesprochen hat man im Laufe des Lebens seinen »Kredit« an Gesundheit verbraucht, den man von Geburt an mitbekommen hat. Schon die Babynahrung ist meist eine künstliche, der Zuckerkonsum der Kinder ist der wesentliche Schritt in der Abwärtsentwicklung, später bekommt man wegen Unpässlichkeiten schädigende Chemikalien – und ähnlich geht es weiter.

Der Mensch kümmert sich meist nicht um ein Know-how, welches die Gesundheit aufrechterhalten würde, sondern wird erst alarmiert, wenn er krank geworden ist – dann befindet er sich aber bereits am Ende einer langen Abwärtsentwicklung. Würde er sich jedoch rechtzeitig darum kümmern, würde er seine Fehler ausmerzen und rechtzeitig Gegenmaßnahmen ergreifen – wie etwa die Ernährung zu korrigieren und Vitamine und Mineralien als Zusatzpräparate einzunehmen –, dann würde er Krankheit verhindern. Da der Organismus sehr regenerationsfähig ist, könnte er in den meisten Fällen seine Gesundheit und sein Wohlbefinden rechtzeitig wiederherstellen, auch wenn er zuvor länger Raubbau an seiner Gesundheit betrieben hätte.

Wenn wir das Gesagte jetzt im Zusammenhang mit Krebs sehen, dann wird klar, dass auch Krebs eine »normale« Krankheit ist, bei der man zumeist zuvor die Gesundheit

Krebs – Hintergründe und Ursachen

untergraben hat. Außerdem wird klar, dass es müßig ist, mit irgendeiner – noch zu findenden – goldenen Spritze den Krebs heilen zu wollen. Gegen vergeudete Gesundheit gibt es keine Spritze.

Genauso verhält es sich bei den anderen chronischen Krankheiten, wie z. B. Rheuma. Chronische Krankheiten können nur dadurch ausgeheilt werden, dass der Organismus zur Gesundheit zurückgeführt wird. Eine »Spritze« hat man auch in den letzten 50 Jahren nicht gefunden, selbst nicht unter Einsatz von Milliarden von Dollar, beispielsweise bei dem so genannten »Krieg gegen den Krebs« von Präsident Nixon. Grundsätzlich hat unsere gegenwärtige Medizin nur Präparate zur Hand, mit deren Hilfe der Patient die chronische Krankheit besser aushält, während sie sich weiter verschlechtert.

Des Weiteren wird klar, dass der Krebs eine Allgemeinerkrankung ist, dessen bloße *Erscheinung* die Geschwulst ist. Der *ganze* Körper leidet nämlich unter einer *chronischen* Krankheit, die zunächst meist langsam entsteht.

Nur akute Krankheiten, wie z. B. Angina, kann man mit einer Spritze heilen – einfach deswegen, weil die Selbstheilungskräfte noch intakt sind.

Wie schon ausgeführt, sind chronische Krankheiten überhaupt erst dadurch möglich geworden, weil *vorher* die Selbstheilungskräfte versagt haben. Also muss der erste Schritt darin liegen, das Reparatursystem im Körper wiederherzustellen.

Was ist Krankheit?

Eine echte Heilung kann nur durch viele Aktionen zur Wiederherstellung der Gesundheit – in einem Wechselspiel zwischen medizinischen Maßnahmen und Maßnahmen des Patienten – erreicht werden.

Nach diesen Betrachtungen sollte klar sein, dass eine weitere Vergiftung des bereits erkrankten Organismus – wie z. B. durch Chemotherapie – nicht zurück zur Gesundheit führen kann und daher prinzipiell nicht der richtige Weg bei der Behandlung der Krebserkrankung ist.

Was ist Krankheit?

Grundsätzlich ist davon auszugehen, dass der Organismus nichts ohne Grund tut. Eine Krankheit besteht immer aus einem schädlichen Einfluss (einerseits) und aus der Reaktion des Organismus (anderseits).

Meist erkennt man die Krankheit nur an der Reaktion des Organismus. Durchfall ist zum Beispiel die Reaktion des Organismus auf irgendeinen Störfaktor (wie zum Beispiel ein Gift). Wenn man also sagt: »Dieser Mensch ist krank« (weil er Durchfall hat), so erkennt man als Krankheit eigentlich nur die Reaktion des Organismus (Durchfall). Andere Beispiele: Fieber, Entzündung sind die Reaktionen des Organismus auf Viren oder Bakterien. Die Ablagerung von Giften (die zu Rheuma führen) ist eine Reaktion des Organismus in eine etwas andere Richtung (die Ablagerung erscheint dem Organismus in dieser Situation sozusagen als sinnvoll).

Krebs – Hintergründe und Ursachen

Man kann also sagen, dass man in der Regel die Reaktionen des Organismus als »Krankheit« bezeichnet.

Nun könnte man alles falsch verstehen und versuchen, diese Symptome zu bekämpfen. Man könnte denken: Der Durchfall muss weg. Und mit dem Durchfall bekämpft man den Reinigungsprozess des Körpers. Die Abwehrbestrebungen des Organismus würden behindert, geschädigt oder kaputtgemacht. Eine Medizin, die das tut, versteht nicht, um was es geht. Sie würde den Durchfall stoppen (und damit die Reaktion des Organismus), sie würde die Entzündung stoppen (und damit die Reaktionsfähigkeit des Organismus), und sie würde die Ablagerungen nicht ausleiten, sondern bloß Mittel verschreiben, welche das Leben trotz des Leidens gerade noch aushaltbar machen. So eine Medizin wäre keine Heilkunde, sondern eine Symptommedizin.

Sie gehen nicht fehl, wenn Sie nun messerscharf schließen, dass Medizin heute meist so betrieben wird und ihren Anteil daran hat, den Gesundheitszustand der Menschen weiter herabzusetzen.

Nehmen wir nun an, dass auch bei der Krebskrankheit derselbe Mechanismus abläuft. Der Krebs, die Geschwulst muss dann also ebenfalls die Reaktion des Organismus sein und somit wahrscheinlich sozusagen einen Heilversuch darstellen.

Dafür spricht auch, dass Krebs dort entsteht, wo viel regenerierendes Heilen notwendig ist. Beim Raucher wird die verletzte Schleimhaut der Bronchien stets erneuert werden

Die Wichtigkeit der Ernährung und der Stoffwechsel des Menschen

müssen, also werden Zellen stets unter dem Stress stehen, sich selbst immer wieder schnell vervielfältigen zu müssen. Es bedarf jedoch erst gewaltiger Umwandlungen im übrigen Körper, damit ein Heilprozess entgleist und sich Krebs entwickelt.

Wir werden uns so ein Modell näher ansehen, wie es sich in vielen Fällen abspielen dürfte.

Die Wichtigkeit der Ernährung und der Stoffwechsel des Menschen

Um unseren Organismus nicht schädlichen Einflüssen auszusetzen, auf die er mit Krankheit reagieren muss, müssen wir einiges über Ernährung wissen.

Sie ist wesentlich, wenn es um die Erhaltung der Gesundheit geht bzw. um zu zeigen, wie manche Menschen dadurch in die Krebserkrankung hineinschlittern.

Das Wort »Stoffwechsel« ist ein Sammelausdruck für all die komplizierten Umbauvorgänge im Organismus: Der eine (chemische) Stoff wird zu einem anderen umgearbeitet, die Stoffe »wechseln«.

Der Organismus ist in der Lage, die zugeführten Nahrungsmittel so zu bearbeiten und umzuarbeiten, dass sie für ihn bestmöglich geeignet sind. Im Speziellen geht es dabei auch um die Energiegewinnung, denn dazu ist der Stoffwechsel hauptsächlich da: um aus Nahrung Energie zu gewinnen.

Krebs – Hintergründe und Ursachen

Diese Zusammenhänge sind auch insofern wichtig, als die Krebszelle zu einer einfacheren Energiegewinnung neigt und die hier beschriebene »richtige« Art der Energiegewinnung« verlassen hat.

Seltsamerweise erkennen wir plötzlich, dass unser »Stoffwechsel« zur Energiegewinnung genau der umgekehrte »Stoffwechsel« der Pflanze ist. Sehen wir uns das einmal genauer an:

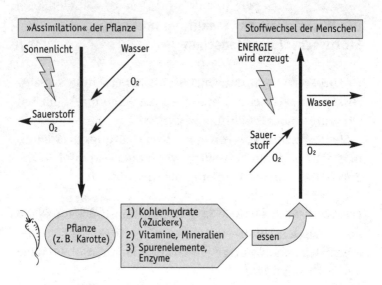

Durch Sonnenlicht, Wasser und Kohlenstoff (aus der Luft) baut sich die Pflanze auf. In unserem Fall ist es eine Karotte. Wenn der Mensch diese isst, läuft genau der umgekehrte Vorgang ab, wobei die Energie wieder frei wird. Diese wird von den Körperzellen zur Lösung ihrer Aufgaben benötigt.

Die Wichtigkeit der Ernährung und der Stoffwechsel des Menschen

Es ist – glaube ich – einleuchtend, dass dieser Kreislauf nur dann richtig funktioniert, wenn wir die gesamte Pflanze in frischer und natürlicher Form essen, so wie sie in der Natur vorkommt. Man müsste vielleicht dazusagen, dass wir die gesamte Pflanze in ihrer ursprünglichen Form essen müssten und nicht etwa eine genetisch veränderte oder eine auf schlechter, mineralarmer Düngung rasch hochgezüchtete – nur scheinbar wundervoll aussehende – Pflanze oder gar ein unnatürliches Produkt daraus wie etwa Weißmehl oder gar Zucker!

Je weniger wir diese energiereiche, wertvolle Nahrung zu uns nehmen, umso schlechter steht es dann um die Energiegewinnung unserer Zelle und somit um unsere Gesundheit.

Auch unser Verdauungssystem sollte in hervorragender Verfassung sein, um die »ideale« Nahrung bestmöglich zu verwerten und die Gesundheit in idealer Weise aufrechtzuerhalten.

Der springende Punkt ist der Kreislauf, welcher von Natur aus vorgesehen ist und der eingehalten werden muss, wenn wir gesund und energievoll existieren möchten – mit einer äußerst natürlichen Ernährung.

Was können wir nun dabei falsch machen?
Der erste Fehler ist natürlich bereits der, die Pflanze nachlässig und in unnatürlicher Weise gedeihen zu lassen oder zu bearbeiten, bevor wir diesen Lebensspender zu uns nehmen. Der schlimmere Schritt ist jedoch folgender:

Krebs – Hintergründe und Ursachen

Anstatt das natürliche Produkt zu essen, wird die echte Nahrung zerstört (industrielle Bearbeitung) und im schlimmsten Fall zu reinem Zucker verarbeitet, wobei alle Vitamine, Mineralien, Spurenelemente und Enzyme entfernt werden.

Die echte – von der Natur aus vorgesehene – Energiegewinnung kann umso schlechter ablaufen, je mehr die Nahrung bearbeitet (denaturiert) wird. Wenn man Zucker statt der richtigen Nahrung zu sich nimmt, kann die Energiegewinnung immer schlechter und schlechter ablaufen. Das betrifft sowohl den gesamten Organismus (man fühlt sich müde, abgeschlagen, erholt sich nicht mehr richtig) als auch jede einzelne Zelle und Zellgruppe, wie zum Beispiel die Abwehrzelle oder das Immunsystem (Infektanfälligkeit).

Am schlimmsten ist also eine industrielle Bearbeitung der Pflanze, bei welcher alle Vitamine, Mineralien, Spurenelemente und Enzyme radikal entfernt werden – wie es bei der Produktion von Zucker passiert. Das Zuführen von Industriezucker (Süßigkeiten, gezuckerte Getränke etc.) ist also das genaue Gegenteil einer gesunden, natürlichen Ernährung.

Wenn wir vom Gesundbleiben und somit auch von Krebsvorbeugung sprechen wollen, dann gehört eine möglichst naturbelassene Nahrung unbedingt dazu. Der Zucker ist sozusagen der Inbegriff des zerstörten Nahrungsmittels, weil alles außer dem Zucker entfernt wird. Aber auch die normalen Mehle sind derartig bearbeitet, dass ihre Nährstoffe zum Großteil entfernt wurden, sodass der oben beschriebe-

Die Wichtigkeit der Ernährung und der Stoffwechsel des Menschen

ne »Motor« in jeder einzelnen Zelle des gesamten Organismus nicht mehr optimal laufen kann.

Es ist für viele Menschen nachvollziehbar bzw. sie haben es am eigenen Leib gespürt, wie die Energie langsam den Körper verlässt, wenn man längere Zeit hauptsächlich von Süßigkeiten und gezuckerten Getränken lebt. In jungen Jahren kann man das einige Zeit machen, aber man wird fauler, träger und missmutiger, bis man die Energielosigkeit spürt. Die meisten Menschen kennen zwar das oben beschriebene Gefühl des Ausgelaugtseins, wissen aber weder, woher es kommt, noch, wie man es abstellen kann. Es ist der Vitaminmangel, der durch Zuckerkonsum bzw. »Zivilisationskost« entsteht und unbedingt behoben werden muss, wenn man gesund werden will.

Aus Erfahrung kann ich sagen, dass es für viele Menschen gar nicht leicht ist, den Zucker aus der Nahrung zu entfernen, denn sie sind zuckersüchtig geworden und müssen einen echten Entzug durchmachen. Dies schafft ein Problem sowohl auf geistiger als auch auf körperlicher Ebene – wenn auch nur ein kurzfristiges.

Zum Wiederherstellen der richtigen Energiegewinnung habe ich eine Behandlungsmethode entwickelt, die ich »Basisregeneration« nenne, welche hilft, den Entzug rasch zu meistern und nicht in der selbst konstruierten Energielosigkeit stecken zu bleiben (s. Kapitel »Als Kombination dreier Schritte – die Basisregeneration«, S. 260).

Krebs – Hintergründe und Ursachen

Menschen, die degenerierte, stark zuckerhaltige Nahrung zu sich nehmen, stecken in der Halbgesundheit oder in der Halbkrankheit fest und befinden sich auf dem Wege zur Krankheit. Ihren Energiemangel versuchen sie durch Zucker und Kaffee zu überspielen. Zucker hilft dazu höchstens zwei Stunden, dann braucht man die nächste »Energiespritze«. Man nimmt dann notgedrungen immer wieder Zucker zu sich, weil ja der »Motor« nicht funktioniert und daher zu wenig Energie aus der normalen Nahrung erzeugt werden kann. Die Zellen arbeiten nicht richtig und erzeugen nicht selber Energie, weil der Zucker weiterhin sowieso von »außen« zugeführt wird.

Warum ist das so verkehrt? Warum könnte man nicht einfach weiter Zucker zuführen? Was genau passiert im Körper und in den Zellen?

Die Verhältnisse sind dort nicht ganz so wie bei einem Benzinmotor. Wenn man bei einem Benzinmotor nicht den richtigen Treibstoff zuführt, dann würgt man ihn ab.

Die körperliche Zelle hat jedoch über die Jahrmillionen besser zu überleben gelernt.

Unsere Zellen haben einen sehr alten Ursprung, der sogar in die Zeit zurückreicht, als es noch keinen Sauerstoff gab. Jedenfalls haben unsere Zellen auch eine Überlebensfähigkeit ohne Zufuhr von Sauerstoff; sie können irgendwelche vorhandenen Zucker auf einfachere Art rasch zu Energie umwandeln, um wenigstens das notwendigste Überleben zu garantieren.

Die Wichtigkeit der Ernährung und der Stoffwechsel des Menschen

Die Energiegewinnung aus diesem »Reservestoffwechsel« ist jedoch geringer, die Schadstoffe, welche erst ausgeschieden werden müssen, sind groß – aber immerhin: Es gibt eben noch diese weitere Überlebensmöglichkeit. Dies nützt der Organismus, wenn Energiearmut vorherrscht, welche zum Beispiel bei körperlicher Überanstrengung oder aus den obigen Umständen einer schlechten Ernährung entsteht.

Aber Achtung: Diese einfache und »niedrigere« Art der Energiegewinnung ist zugleich der Stoffwechsel der Krebszelle! Die Krebszelle lebt vom Zucker.

Diese Erkenntnisse sind alt. Jemand hat sogar einen Nobelpreis dafür bekommen (Warburg, s. nächstes Kapitel), aber die normale Medizin hat diese Erkenntnisse nicht übernommen. Man gibt Krebspatienten weiterhin zuckerhaltige Krankenhauskost und sagt ihnen, dass es für sie egal sei, was sie essen.

Das ist natürlich falsch. Es ist nur dann egal, wenn man »ohnehin nichts gegen den Krebs tun kann«.

Leider verhält es sich so, dass Ärzte sich dieser Tatsachen nicht sehr bewusst sind, jedenfalls kaum aus diesen Erkenntnissen Konsequenzen ziehen.

So wie mit der Zeit der gesamte Organismus durch schlechte Ernährung an Energiemangel leidet, so ergeht es auch der einzelnen Zelle. Man hat herausgefunden, dass die gesunde Zelle eine elektrische Spannung von 70 Millivolt hat, während die Krebszelle mit ihrer minderwertigen Energiegewinnung nur eine Spannung von 15 Millivolt aufbauen kann.

Krebs – Hintergründe und Ursachen

Eine Krebszelle ist also so etwas wie eine »auf die Schnelle« erzeugte energiearme Zelle, welche dem Absterben so nahe ist, dass sie panikartig versucht, sich zu vervielfältigen, bevor sie ganz verhungert.

Es ist zu vermuten, dass eine Krebszelle an jenen Orten entsteht, die am schlechtesten mit Vitaminen, Energiebausteinen und Sauerstoff versorgt sind oder wo Gifte die Energiegewinnung stören – wo also Energiemangel vorherrscht.

In diesen Bereichen dauernden Energiemangels kann es schon passieren, dass Zellen vor lauter »Atemnot« auf den Reservestoffwechsel zurückgreifen, nämlich nur noch Zucker verbrennen. In diesen schlecht versorgten Körperbereichen bekommen sie also den Eindruck, nicht überleben zu können, was zusätzlich dazu führt, dass sie sich rasch vermehren, um wenigstens als Art zu überleben.

In der Tiermedizin ist es eine unumstößliche wissenschaftliche Tatsache, dass man Tiere exakt so ernähren sollte, wie sie es in freier Wildbahn gewohnt sind. Speziell in den Tierparks wird darauf geachtet, aber dort gibt es ja klare Interessen, dass die Tiere gesund sein sollten, denn sie stellen einen Wert dar.

Wieso hat sich in der Menschenmedizin genau das Gegenteil etabliert? Sollte das wirtschaftliche Interesse da gegenläufig sein? Sollte es interessanter sein, kranke Menschen möglichst lange – ergebnislos – behandeln zu können?

Wenn es tatsächlich so ist, dass »höherrangige« Interessen uns Menschen bei schlechter Gesundheit sehen möchten,

Die Wichtigkeit der Ernährung und der Stoffwechsel des Menschen

so wird klar, dass wir keine Verbündeten haben, die unsere Gesundheit erhalten oder verbessern wollen. Also bleibt es uns alleine überlassen, uns selbst um unsere Gesundheit zu kümmern. Wir sollten uns von Anfang an darum kümmern – jede Hausfrau, jede Mutter, jeder Mensch!

Fassen wir noch einmal zusammen und merken uns, dass a) die natürliche Nahrung einen Organismus gesund erhält, b) die unnatürliche Nahrung den Organismus langsam in Richtung Krankheit treibt, c) der Zucker der Inbegriff der unnatürlichen Nahrung ist, weil er am »gereinigtsten« von allen Nährstoffen ist, d) die unnatürliche Nahrung es den Zellen im Organismus immer schwerer macht, ein hohes Energieniveau aufrechtzuerhalten, e) dass Krebszellen gern in einer Gegend entstehen, die energiearm ist und f) dass Krebs vom Zucker lebt.

Man kann es auch noch knapper ausdrücken, nämlich dass natürliche Nahrung gesund erhält, während von der Natur nicht vorgesehene Nahrung Krankheit fördert.

Bei einer natürlichen Ernährung muss auch beachtet werden, dass heute in der Nahrung künstliche Überdosierungen erzeugt werden, wie etwa bei Natrium (Kochsalz) oder Jod (jodiertes Salz, auch in vielen Lebensmitteln) oder Fluor für die Zähne. Es wurde beispielsweise gefunden, dass Jod in der künstlichen Überdosierung krebsfördernd ist, weil es »die Nitrosaminbildung um mindestens das Sechsfache erhöht. Jod führt infolgedessen dazu, dass die Entstehung von Krebs – an jedem Organ – begünstigt und ein bereits bestehender Tumor in seinem Wachstum

Krebs – Hintergründe und Ursachen

gefördert wird. Es gibt bereits Krebsstationen, die ihren Patienten als Krebsdiät eine unjodierte Kost empfehlen.« (Zitat aus Dagmar Braunschweig-Pauli: »Die Jodlüge«, zum Stichwort »Krebs«.)

Der Stoffwechsel der kranken Zelle – der Krebszelle

Wir haben bereits besprochen, dass Krebs mit Vorliebe Zucker verbrennt. Dies schlägt sich in der Medizin in Untersuchungsmethoden nieder, welche Orte von hoher Zuckerverbrennung entdecken können (PET-Untersuchung), aber leider weder in einer gesunden Krankenhauskost noch einer Ernährungskorrektur zur Vorbeugung oder Behandlung von Krebs.

Dieses Wissen ist jedoch keineswegs neu. Der zweifache Nobelpreisträger Professor Otto Warburg hatte diese Dinge vor vielen Jahrzehnten entdeckt und der Wissenschaft zugänglich gemacht.

Um eine Erkrankung erfolgreich behandeln zu können, muss man zunächst Ursache und Ablauf kennen, um darauf die Gegenmaßnahmen aufzubauen. Die Entdeckungen von Warburg hätten dies ermöglicht, wenn man sie zur Grundlage von Therapien gemacht hätte.

Schauen wir uns einmal genauer die »Arbeitsweise« von Krebszellen an.

Unsere Zellen sind ja Fortentwicklungen von Urzellen,

Der Stoffwechsel der kranken Zelle – der Krebszelle

welche vor vielen, vielen Jahrmillionen begonnen haben, sich zu lebendigen Zellen zu entwickeln. Sie hatten eine sehr primitive Art der Energiegewinnung (die notwendig ist, um die Abläufe in der Zelle zu ermöglichen). Dieses erste Leben, das sich selbst aufrechterhielt, konnte in der damals noch sauerstofflosen Atmosphäre unseres Planeten nur einen primitiven Urstoffwechsel entwickeln, nämlich den der sauerstofflosen Gärung, der »anaeroben Glykolyse« (was so viel heißt wie »Zucker aufspalten ohne Sauerstoff«), die jedoch nur wenig Energie produzierte. Die wenige Energie reichte gerade aus, damit sich die Zelle erhalten, fressen und sich vermehren konnte. Dies ist – nach den Erkenntnissen von Warburg – der hauptsächliche Stoffwechsel der Krebszelle: Auch sie benötigt keinen Sauerstoff, um zu leben, und die wenige Energie, die sie benötigt, reicht gerade aus, damit sich die Zelle erhalten, fressen und teilen kann. Die Krebszelle tut ja nichts anderes.

Diese Energiegewinnung der Urzelle mit der »anaeroben Glykolyse« beträgt 28 Kalorien.

Später gab es dann den Nitratstoffwechsel, welcher bereits 422 Kalorien bereitzustellen imstande war.

Als dann viel später der Sauerstoff und die jetzige Atmosphäre auf der Erde entstanden waren, konnte sich die heutige Form der Energiegewinnung (mittels Sauerstoff) entwickeln. Dazu war die Entstehung der »Zytochrom-Oxidase« notwendig, nach ihrem Entdecker auch das »Warburg'sche Atemferment« genannt. Dieser neue Stoffwechsel lieferte 674 Kalorien und ermöglichte ein »Luxusleben«, womit mehr als das bloße Überleben bewerkstelligt werden

Krebs – Hintergründe und Ursachen

konnte – nämlich die Entwicklung von verschiedenartigen Zellen, die verschiedenartige Dinge tun konnten. Indem Zellen derart viele und unterschiedliche Dinge hervorbrachten, konnten sie sich zu einem geordneten Organismus zusammenschließen, also schließlich auch zu einem menschlichen.

Dieser hoch entwickelte Stoffwechsel mit einer hohen Energieproduktion ermöglichte also eine hoch entwickelte Zelle. Das hohe Energieniveau ermöglicht viele unterschiedliche Tätigkeiten, welche nicht mehr möglich wären, sollte dieser Stoffwechsel wieder versagen und in eine »alte«, niedrige Energiegewinnung zurückfallen.

Um also wieder die Brücke zum Krebs zu schlagen: Sollte es in bestimmten Körperbereichen zu einem chronischen Energiemangel kommen (Stress, schlechte Ernährung etc.), oder sollte es durch Gifte zu einer Schädigung der Zytochrom-Oxidase oder einem anderen der nun komplexeren Abläufe kommen, so wird die Zelle aus reinem Selbsterhaltungstrieb auf »billigere« Energiegewinnung zurückgreifen, um wenigstens irgendwie zu überleben.

So eine Zelle, die nur noch zum Fressen und Vermehren taugt und ihre eigentliche Aufgabe nicht mehr erfüllen kann, ist aber in einem funktionierenden Organismus nicht mehr zu einer geordneten Mitarbeit fähig. Es kommt zu einem eigenbrötlerischen Dahinvegetieren und stetigem Vermehren, welches dem Gesamtorganismus nicht mehr dienlich ist, sondern ganz im Gegenteil.

Der Stoffwechsel der kranken Zelle – der Krebszelle

Solche Zellen, die sich wegen Energiemangel aus dem Gesamtverband losgesagt haben, nennt man Krebszellen. Diese Zellen fressen und vermehren sich nun so rasant, dass sie das auf Kosten des Wirtsorganismus tun müssen. Sie arbeiten also nun gegen ihn und beuten ihn aus. Er bildet die Ressourcen für das Überleben der egoistisch gewordenen Krebszellen.

Und obwohl es die unterschiedlichsten »Krebsauslöser« gibt – radioaktive Strahlung, krebsauslösende Gifte, zu starke Sonnenbestrahlung, Sauerstoffmangel und vieles mehr –, ist der Ablauf immer derselbe: Die Zelle fällt auf eine billigere, einfachere (und schädliche) Energiegewinnung zurück und wird zu etwas, das wir nicht wollen: Krebs.

Um das zu verhindern, gibt es nur eins: so gesund wie möglich zu leben.

Heutzutage bedeutet das, dass wir die diversen negativen Dinge, die auf uns einwirken (vergiftete Umwelt usw.), umso mehr durch gesundheitsfördernde Maßnahmen ausgleichen müssen.

Es ist sehr interessant, dass die menschlichen Zellen bald nach der Zeugung im Mutterleib kurzzeitig all die wesentlichen Charakterzüge an den Tag legen wie Krebs!

Der Trophoblast (so nennt man jenes Zellhäufchen, das aus dem befruchteten Ei entsteht, wenn dieses sich in die Gebärmutterschleimhaut einnistet, um dort seiner Menschwerdung entgegenzureifen) ist ja in den ersten Tagen völlig ohne Sauerstoffzufuhr und hat in dieser Phase noch keine

Krebs – Hintergründe und Ursachen

Verbindung zur Plazenta, dem Mutterkuchen. Diese muss erst hergestellt werden. Dieser Trophoblast lebt also anfangs nach dem urzeitlichen Prinzip des Überlebens, der Gärung, wie die ersten Lebewesen im urzeitlichen Eiweißsumpf. Und es ist bemerkenswert, ja wohl sogar kennzeichnend, dass dieser Trophoblast dabei das gleiche Verhalten gegenüber dem ihn umgebenden mütterlichen, Sauerstoff atmenden Gebärmuttergewebe an den Tag legt wie eine bösartige Geschwulst: Er bricht infiltrierend und destruierend (zerstörend) in seine Umgebung ein, ganz genau so, wie es für Krebs charakteristisch ist! Er tut dies natürlich in seinem »kindlichen« Bestreben, um eine dringend benötigte Verbindung zur Mutter herzustellen, um in die Plazenta, den Mutterkuchen, einzuwachsen, damit die Ernährung mittels Sauerstoff möglich wird.

Vielleicht ist das »Bösartige« des Krebses (nämlich dass er wild ins umgebende Gewebe einwächst) nichts anderes als dieser natürliche Drang, wieder Kontakt zum übergeordneten Organismus zu finden und wieder Sauerstoff zu atmen, so wie es der Embryo im Frühstadium tut, indem er »infiltrierend« in die Plazenta einwächst.

Die Plazenta (Mutterkuchen) ist jedoch ihrerseits wiederum in der Lage, das »krebsartige« Verhalten des Ur-Embryos wieder auf die richtige Bahn zu bringen, nämlich ab sofort die sauerstoffabhängige Atmung einzuführen, sodass sich ein richtiger Organismus und nicht eine ungeordnete Krebsgeschwulst entwickelt. Auf diesen Erkenntnissen beruht die Behandlung nach dem russischen Arzt Dr. Govallo, welcher menschliche Plazenta injiziert, um dem Krebs die

Der Stoffwechsel der kranken Zelle – der Krebszelle

zweifellos in der Plazenta enthaltene Information zu geben, wieder »gutartig« zu werden – eine Behandlung übrigens, die in »zivilisierten« Ländern verboten wurde. (Tatsächlich ist offenbar die mütterliche Plazenta als einzige in der Natur vorkommende Instanz in der Lage, aus krebsartig wuchernden Zellen gesunde, Sauerstoff atmende Zellen zu machen!)

Zurück zum Prinzip der Sache: Der Umstand, dass die ersten Zellen unseres Körpers diese primitive Energiegewinnung benützen, bedeutet, dass sie auch später in diese primitive Form zurückfallen können.

Dieser Urstoffwechsel ist in unseren Zellen also als Erbe erhalten geblieben und kann eigentlich jederzeit wieder aktiviert werden. Auch das hat Warburg nachgewiesen.

Bei einer Lebensbedrohung, wenn die normale Energiegewinnung nicht mehr aufrechterhalten werden kann, steht eine Zelle also vor der Alternative: als Sauerstoff atmende Lebenseinheit abzusterben oder sich an den in ihr noch »im Hintergrund« vorhandenen Urstoffwechsel der Gärung zu erinnern, um mit seiner Hilfe zu überleben und als primitives Lebewesen weiter zu bestehen. Tut sie Letzteres, zeigt sie die charakteristischen Eigenschaften, welche sowohl dem Trophoblasten als auch der Krebszelle zu eigen sind.

Aber sie produziert auch ganz andere Stoffwechselprodukte als ihre normalen Nachbarzellen, also fremde Abbauprodukte, die sich am Stoffwechsel des übrigen Körpers nicht beteiligen können, wodurch sie als Gifte wirken. So hat die derart entstandene, überwiegend gärende, isolier-

Krebs – Hintergründe und Ursachen

te Zelle gar keine andere Möglichkeit, als die von ihr auf Abwegen produzierte Energie ausschließlich in ihr Wachstum und ihre Vermehrung umzusetzen – ohne Rücksicht auf ihre Umgebung und den Wirtsorganismus. Krebszelle und Krebswachstum sind damit entstanden.

Was bezeichnet man als Krebs?
Die Entstehung und Entwicklung von Tumoren

Im vorherigen Kapitel sind wir sehr nahe an das Wesen der Krebskrankheit herangekommen.

Aber was bezeichnet man nun alles als Krebs?

Im Volksmund versteht man unter Krebs alle bösartigen Erkrankungen, das heißt, man zählt auch Leukämie, Sarkome etc. dazu – was man im medizinischen Sinne nicht tut. Ich erwähne das nur deshalb, weil man in Gesprächen mit Ärzten auf diese kleine Nichtübereinstimmung stoßen könnte. »Bösartig« bedeutet, dass die entstandene Geschwulst in zerstörerischer Weise in Nachbargewebe einwächst.

Der Krebs im medizinischen Sinne heißt nur dann Krebs (Karzinom), wenn das kranke Gewebe aus Schleimhaut oder Haut entstanden ist. Der Tumor heißt in diesem Falle Karzinom und entsteht aus einer inneren (Schleimhaut) oder äußeren (Haut) Oberfläche des Körpers. Als Schleimhaut bezeichnet man die innere Auskleidung eines Organs – z. B. des Darmes oder der Drüsen –, die Schleim abgibt.

104

Was bezeichnet man als Krebs?

Die andere Kategorie von »Krebs« bezeichnet man als Sarkome. Das sind Tumore, welche aus Muskeln, Sehnen und Knochen hervorgehen. Sie sind bedeutend seltener.

Außerdem kennen wir »Krebs« aus den Blut bildenden und lymphatischen Organen, nämlich als Leukämien und (im Volksmund:) »Lymphdrüsenkrebs«.

Das ist im Grunde alles.

Karzinome, also die aus der Schleimhaut entstehenden Geschwülste, sind bei weitem die häufigsten bösartigen Neubildungen bei Erwachsenen. Die folgenden Skizzen zeigen die Entstehung und Entwicklung dieser Tumoren.

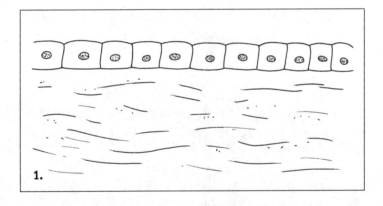

In der ersten Skizze sehen wir eine Schicht normaler Schleimhautzellen, die auf einem Grundgewebe oder Bindegewebe sitzen. Sie sehen auch im Mikroskop schön gleichmäßig aus, wobei speziell der Zellkern normal und rundlich geformt ist.

Krebs – Hintergründe und Ursachen

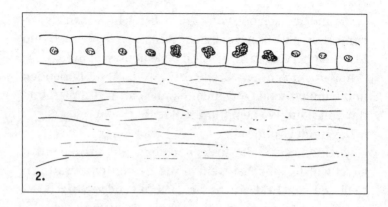

In der zweiten Skizze kann man schon erkennen, dass nicht alles gleichmäßig und einwandfrei aussieht. Die Entwicklung in Richtung Krebsgeschwulst beginnt.

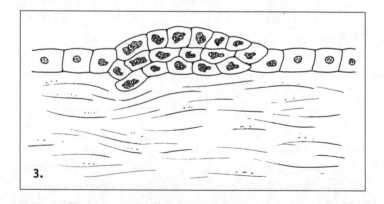

Die dritte Skizze zeigt bereits voll entwickelte Krebszellen, erkennbar an den verformten Zellkernen.

Was bezeichnet man als Krebs?

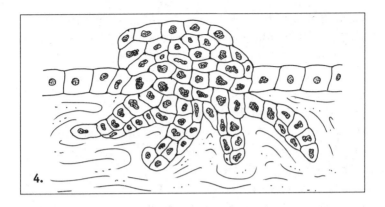

4.

In der vierten Skizze ist der Krebs so wie in der vorigen Abbildung dargestellt, aber zusätzlich wächst er in die Umgebung hinein, ohne sich durch Organgrenzen aufhalten zu lassen. Das ist typisch für die »Bösartigkeit«. Krebs wird genau deswegen »bösartig« genannt, weil er in die Umgebung hineinwächst und so Absiedelungen anderswo als am Entstehungsort bilden kann. Dieses ungezügelte Wachstum führt zudem zu Einbrüchen in Lymph- und Blutgefäße, wodurch die Zellen auch in abgelegene Bereiche und Organe transportiert werden können, um dort weitere Absiedelungen (Tochtergeschwülste oder »Metastasen«) zu machen! Dies sind also die Absiedelungen, die man als Fernmetastasen bezeichnet.

Das Verhalten dieser weit entfernten Tochtergeschwülste ist seltsamerweise ganz anders. Sie wachsen nur rundlich, verdrängen das Nachbargewebe zwar – aber wachsen nicht in dieses Gewebe hinein, wie es die »Muttergeschwulst« tut.

Krebs – Hintergründe und Ursachen

Deshalb können Metastasen (Tochtergeschwülste) selbst auch nicht in Blutgefäße einbrechen und nicht weitere Tochtergeschwülste verursachen.

Diese Tatsache ist sehr wichtig, denn dadurch wissen wir, dass nur der ursprüngliche Tumor – der so genannte »Primärtumor« – Tochtergeschwülste in der Ferne hervorbringen kann. Sollte dieser Primärtumor einmal mittels Operation *gänzlich* entfernt worden sein, dann werden keine neuen Fernmetastasen mehr gebildet.

Bekommt aber ein Patient zum Beispiel zwei Jahre nach Operation seines Darmkrebses Metastasen in der Leber, dann bedeutet das, dass diese Tochtergeschwülste bereits vor der Operation entstanden sind, weil sie nur vom Primärtumor herrühren können, der ja jetzt nicht mehr vorhanden ist. Dass man diese Metastasen zwischenzeitlich durch keine Untersuchung entdecken konnte, liegt nur daran, dass alle derzeitigen Untersuchungsmethoden ihre Grenzen haben. Denn erst wenn Tumoren (= Geschwülste) eine gewisse Größe haben, kann man sie in einer Computertomografie oder einer Magnetresonanztomografie erkennen. Das ist der Grund, warum man »Nachsorgeuntersuchungen« macht. Und das ist auch der Grund, warum man versucht, nach einer oberflächlich betrachtet »erfolgreichen« Operation mittels Chemotherapie diese nicht sichtbaren, aber möglicherweise doch vorhandenen Metastasen zu vernichten. Letztere Methode ist sehr zweifelhaft – wir werden noch darauf zu sprechen kommen (s. »Chemotherapie«, S. 185).

Ursachen der Krebskrankheit – Stichworte zum besseren Verständnis

Sicher warten Sie schon gespannt auf ausführliche Informationen und Ratschläge zur Therapie. Natürlich können Sie schon vorausblättern – ich würde Ihnen jedoch empfehlen, sich meine Gedanken zur »Krankheit, die dem Krebs zugrunde liegt« durch den Kopf gehen zu lassen und sich die Stichworte zu den Ursachen der Krebserkrankung genau anzuschauen, denn sie werden die Behandlungsmaßnahmen im Kapitel »Therapie« für Sie verständlicher machen und Ihnen auch Entscheidungshilfe bei der Auswahl bestimmter Therapien sein.

Wir hatten ja schon angesprochen, dass Krebs viele Ursachen haben kann. Es ist eine alte Regel in der Naturheilkunde, dass »ein und dieselbe« Krankheit ganz verschiedene Ursachen haben kann. So muss man natürlich auch an das Krebsproblem herangehen – zumindest solange es keine bahnbrechende Entdeckung gibt, welche das Krebsproblem ein für alle Mal löst. So überwiegt beim einen der genetische Faktor, bei anderen ist es eindeutig ein Problem des Hormonsystems, beim Dritten steht eine psychische Ursache im Vordergrund, beim Vierten ein krank machendes Milieu, zum Beispiel durch schlechte Ernährung usw. Außerdem wirken fast immer mehrere Ursachen zusammen.

Also stehen wir bei jeder Erkrankung und bei jedem Patienten vor vielen Möglichkeiten von Ursachen und vor

Krebs – Hintergründe und Ursachen

der Entscheidung, welche Krebstherapie speziell bei diesem Menschen geeignet ist.

Bevor man sich mit speziellen Ursachen und Therapien beschäftigt, möchte ich noch mal darauf hinweisen, dass die heutige Medizin keine echte Heilkunde betreibt. Viele Menschen lassen sich grausame Therapien verabreichen, weil sie glauben, dass sie dadurch gesund werden ... Sie lassen sich oft für eine Weile in dem Glauben Behandlungen verabreichen, dass diese sie heilen werden, obwohl sie gar nicht dazu gedacht sind. Man behandelt die Krebsgeschwulst, nicht den Krebs als Allgemeinerkrankung. Das führt zu »halben« Behandlungen, die den Krebs meist nicht heilen, sondern lediglich aushaltbar machen.

Diese Denkungsart führt zur »Unheilbarkeit« des Krebses. Man macht nur den ersten »notwendigen« Schritt und verabsäumt eine Rückführung zur Gesundheit. Wer erkannt hat, dass die Schulmedizin ihm nicht helfen wird, bzw. wer mit dem zu erwartenden Erfolg nicht zufrieden ist, sollte sich sehr schnell nach geeigneten Alternativen umsehen. Dabei ist es wesentlich, mit der Suche nicht zu warten, bis ganz offensichtlich ist, dass »nichts mehr geht«, sondern sich von Anfang an dafür zu interessieren, welche Möglichkeiten die einzelnen Therapien hergeben und welche Zielsetzungen die Ärzte damit verfolgen. Dieses Thema werden wir im nächsten Kapitel »Therapien« noch weiter vertiefen.

Es steht fest, dass Krebs mit unserer »Zivilisation« in andere Kulturen eingewandert und mitgebracht worden ist. Selbst die Eskimos hatten keinen Krebs, obwohl sie ja in

Ursachen der Krebskrankheit – Stichworte zum besseren Verständnis

ihren Gegenden mit Pflanzen und Vitaminen nicht gerade reich gesegnet sind. Es haben sich mit der Einführung der Zivilisation irgendwelche Verhältnisse geändert, auf die unser Organismus nicht vorbereitet war. Offensichtlich wurde ein wunder Punkt in unserem System getroffen, was der Organismus zwar lange Zeit, aber nicht unbegrenzt ausbalancieren kann. Die eigentliche Krebskrankheit dauert oft viele Jahre bis Jahrzehnte, bis der Tumor (die Krebsgeschwulst) auftritt. Hier besprechen wir die zugrunde liegende Krankheit, also das Sich-Entfernen von der Gesundheit – hin zum Krebs.

Bei der Entwicklung der Krebskrankheit in der Menschheitsgeschichte kommen offenbar verhängnisvollerweise zwei Dinge zusammen: eine »moderne Ernährung« und eine Schwäche im Regulationssystem des Organismus im Falle von Stress. Was das bedeutet, werden wir noch ausarbeiten. Um alles gut zu verstehen, müssen wir ein wenig weiter ausholen.

Eine chronische Krankheit

Eine chronische Krankheit ist eine Krankheit, die über eine Zeit hinweg andauert. Eine akute Krankheit ist dagegen eine Krankheit, bei welcher die Krankheitserscheinungen heftig sind, aber meistens rasch vorübergehen. Sie werden meist schwächer, wenn sie andauern, dafür sind sie jetzt »chronisch«.

Viele Krankheiten mit dem gleichen Namen können eine akute und eine chronische Form haben. Nehmen wir zum

Krebs – Hintergründe und Ursachen

Beispiel die »Bronchitis«, eine Entzündung der Atemwege. Die akute Bronchitis geht mit heftigen Krankheitserscheinungen einher: Fieber, Husten, Auswurf, Schmerzen, heftigem Krankheitsgefühl. Eine chronische Bronchitis jedoch schleppt sich dahin: Man hustet, hat höchstens ein bisschen Fieber (meist gar keines), kann arbeiten gehen, fühlt sich aber geschwächt und wird die Krankheit nicht wirklich los.

Bei der chronischen Krankheit ist das »Heilsystem« nicht mehr selber in der Lage, Gesundheit wiederherzustellen. Wenn eine Abwehr »akute« Erscheinungen (wie Fieber und Entzündung) hervorbringen kann, dann bedeutet das, dass sie gut funktioniert. Bei der chronischen Krankheit sind die Selbstheilungskräfte zu schwach, sodass die Symptome nur schwach und ungenügend zutage treten und sie die Krankheit nicht ausheilen können.

Eine Krankheit ist also deswegen chronisch geworden, weil die Selbstheilungskräfte zuvor beeinträchtigt worden, zu schwach geworden sind.

Es gilt daher, die Heilkräfte wieder instand zu setzen, damit der Organismus mit der Krankheit fertig wird. Das ist im Falle einer chronischen Bronchitis leicht, beim Krebs leider komplizierter.

Krebs ist mit Sicherheit eine chronische Krankheit – und das bedeutet, dass die Ordnung im Gesamtsystem außer Tritt gekommen ist. Erst wenn man es zulässt, dass sich alles so weit verschlechtert, dass der Tumor sozusagen bereits »beim Bauch herauswächst«, wird der Zustand »akut«.

Ursachen der Krebskrankheit – Stichworte zum besseren Verständnis

Immer nur diesen »akuten« Zustand zu behandeln, ist natürlich zu wenig – die Patienten sterben schließlich daran, wenn man sich auf diese »akuten« Maßnahmen alleine beschränkt (Schulmedizin = Akutmedizin). So kann es die Spritze gegen den Krebs auch nicht geben, weil es nur »eine Spritze« gegen eine akute Krankheit gibt.

Eine erfolgreiche Spritze gegen eine Krankheit gibt es nur dann, wenn das System des Organismus so weit in Ordnung ist, dass es die Gesundheit wiederherstellen kann. Die Spritze würde dann lediglich eine Hilfestellung geben, wie zum Beispiel bei Antibiotika: Diese vernichten 80 Prozent der Bakterien – aber *gesund machen* muss der Organismus sich dann trotzdem selber.

Die Tatsache, dass eine chronische Krankheit vorhanden ist, sagt uns also sofort, dass das Immunsystem oder das Reparatursystem nicht in Ordnung ist. Eine Heilung ist dann nur dadurch erreichbar, dass man dieses System wieder in Ordnung bringt.

Beachtet man das jedoch nicht (Schulmedizin) und behandelt den Krebs lediglich als akute, zufällig entstandene Krankheit, so hat man nur dann eine Chance, wenn der Tumor zu 100 Prozent eliminiert werden kann (hauptsächlich nur durch Operation erreichbar). Gelingt das nicht, hilft nur eine Regeneration des gesamten Organismus.

Würden diese grundsätzlichen Erkenntnisse beachtet werden, würde die Krebskrankheit ihren Schrecken verlieren.

Zweipolige Kräftegleichgewichte und Entgleisung des Wachstums

Der Organismus versucht stets, Schaden abzuwehren oder »das Leben zu retten«. Auch die Krebsgeschwulst ist vom naturmedizinischen Standpunkt aus gesehen sehr oft ein Reparaturversuch, der dann entgleist.

Um das besser verstehen zu können, sollten wir wissen, dass im Organismus fast alles durch zwei einander entgegengesetzte Kräfte im Gleichgewicht gehalten wird.

Nehmen wir ein Beispiel aus dem Hormonsystem: Der Blutzuckerspiegel sollte so um die 80–100 Milligramm (pro 100 Milliliter Blut) betragen. Dieser Spiegel wird durch zwei einander entgegengesetzte Kräfte im Gleichgewicht gehalten. Das Hormon Insulin sorgt dafür, dass der Blutzucker niedrig gehalten wird, indem es dafür sorgt, dass der Zucker aus dem Blut weg und in die Zelle hineinkommt (z. B. bei Entspannung und Essen), um dort für späteren Gebrauch gespeichert zu werden (in Form von Glykogen). Dem wirken andere Hormone (Adrenalin, Glukagon, Kortison etc.) entgegen, die das gespeicherte Glykogen aus der Zelle hervorholen oder auf andere Weise den Blutzucker erhöhen, sodass er zum Verbrauch (z. B. bei Stress) vorhanden ist.

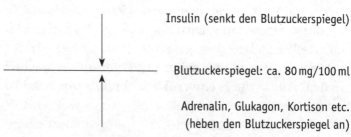

Ursachen der Krebskrankheit – Stichworte zum besseren Verständnis

Um den Blutzuckerspiegel also bei 80 zu halten, wirken die entgegengesetzten Hormone so lange aufeinander ein, bis er stimmt.

Der Organismus trachtet dabei immer danach, den jeweiligen Anforderungen zu entsprechen. Und der Vorteil dieses zweipoligen Systems liegt darin, dass stets ganz genau und stufenlos reguliert werden kann.

Dies war ein Beispiel aus dem Hormonsystem. Ein ähnliches Beispiel kennen wir aus dem vegetativen Nervensystem: Der so genannte »Sympathikus« steht dem »Parasympathikus« gegenüber. Auch dort muss es ein freies Fließen zwischen diesen beiden gegensätzlichen Einflüssen geben, damit stets die richtige, den Umständen entsprechende Einstellung vorhanden ist. Der Parasympathikus sorgt für Ernährung und Verdauung, der Sympathikus sorgt für die angemessene Einstellung bei Aktivität oder Stresssituationen.

Tiefer gehen wir nicht in die Thematik hinein, denn sonst wird es für den Normalverbraucher zu unübersichtlich ...

Erkrankung des Wachstums

Man kann davon ausgehen, dass Krebs eine Entgleisung, eine Erkrankung des Wachstums ist. Auch das »Wachstum« wird nämlich ähnlich reguliert wie beim Blutzuckerspiegel und vegetativen Nervensystem beschrieben. Nehmen wir hier das Beispiel eines Magengeschwürs, aus dem bekanntlich häufig Krebs entsteht. Bei einem Geschwür fehlt die abdeckende, schützende Schleimhaut. Was tut der Organis-

Krebs – Hintergründe und Ursachen

mus dagegen? Er wird alles in Bewegung setzen, dass diese Wunde geschlossen wird. Was auch immer diesem Heilversuch des Organismus entgegenwirkt – nämlich die Ursache für das Geschwür: Nervosität, übergroßer Stress, Kaffeetrinken, Bakterien etc. –, er wird stets dem entgegenwirken, indem er den Befehl gibt: »Zellen, vermehrt euch, so rasch ihr könnt!« Dieser Befehl regt Zellen bereits rasch nach ihrer eigenen Entstehung zur weiteren Zellteilung an. Dabei wird weniger Augenmerk darauf gerichtet, die neu entstandenen Zellen gut »auszubilden«, als sie rasch zur nächsten Teilung zu veranlassen, damit sie die Wunde schließen.

Dieser Befehl – schnelle Zellvermehrung – steht im Gegensatz zu dem Befehl: »Nicht rasch vermehren, sondern die vorhandenen Zellen gut ernähren und zu voller Blüte auswachsen lassen!« Auch hier handelt es sich um ein zweipoliges Kräftegleichgewicht, und je nach Situation überwiegt mehr der eine oder der andere Befehl. Jetzt, bei offener Wunde, überwiegt der Befehl zur Zellvermehrung bei weitem.

Wurde die Wunde geschlossen, ergeht der Befehl zur vollen Ausbildung der vorhandenen Zellen. Daraus resultieren dann die endgültige Heilung und die gesunde Magenschleimhaut.

Das ist keine irgendwo hergeholte Theorie, sondern täglich beobachtbar.

Jedes System kann gestört sein, so auch dieses. Ist dieses Wachstumssystem gestört und wird der Befehl zur raschen Zellvermehrung ununterbrochen weiter erteilt (etwa weil

Ursachen der Krebskrankheit – Stichworte zum besseren Verständnis

die Magensäure ständig die Heilung irritiert), oder ist der gegenteilige Befehl »Nicht rasch vermehren, sondern die vorhandenen Zellen gut ernähren und zu voller Blüte auswachsen lassen!« aus irgendeinem Grunde chronisch verkümmert (wie im zunehmenden Alter sowieso), dann ist Krebsgefahr gegeben. An einer Schwachstelle oder an einer Stelle, wo ständig schädliche Einflüsse vorherrschen, kann es dann zu einem endgültigen Überwiegen des »Zellteilungsbefehls« und dem unkontrollierten Wachsen einer Geschwulst kommen.

Bei der Entstehung und Behandlung von Krebs sind drei Systeme zu beachten: das Hormonsystem, das vegetative Nervensystem und das Immunsystem, wobei das Immunsystem nicht das wichtigste ist.

Im Organismus lassen sich diese Systeme natürlich nicht voneinander trennen; um die Sache jedoch genauer beschreiben zu können, müssen wir hier solch eine Trennung vornehmen.

Erschöpfung des Adrenalinsystems

Eine Schlüsselposition im Zusammenhang mit der Krebsentstehung dürfte das Adrenalin einnehmen. An dieser Stelle Dank und Hochachtung an Frau Dr. Fryda für ihre Entdeckungen und Ausführungen zu diesem Thema (s. a. ihr Buch »Adrenalinmangel als Ursache der Krebsentstehung«, ISBN 3-8846-3103-9).

Seltsamerweise gibt es kaum Beschreibungen in der medizinischen Literatur über Adrenalinmangel.

Das Adrenalin ist sozusagen ein Stresshormon, das ausge-

Krebs – Hintergründe und Ursachen

schüttet wird, wenn erhöhte Anforderungen an den Organismus gestellt werden – sei es durch Verletzung, Krankheit oder Anforderungen von außen wie körperliche Anstrengung, Kämpfen, Fliehen. Zu diesen Zeiten ist Krankheit nicht erwünscht, und daher hat dieses Hormon eine unglaubliche krankheitsabwehrende Kraft!

Adrenalin erhöht den Blutdruck, stellt die Durchblutung der wichtigsten Organe sicher, mobilisiert die Abwehr(!), löst Fieber aus (wenn nötig), macht wach und vital, macht sogar ruhig und besonnen (um für den »Kampf« gut vorbereitet zu sein), und es holt Energiereserven aus den Speichern. Jede einzelne dieser Eigenschaften ist elementar! Der Organismus wird bei einem Mangel an Adrenalin jeweils eine dieser Eigenschaften mittels anderer Hormone zu kompensieren versuchen – wobei leider den jeweils anderen dieser Adrenalin-Eigenschaften entgegengewirkt wird. Dies bringt den Organismus ins Ungleichgewicht, was schließlich zu einer Krebserkrankung führen kann.

Es sei noch erwähnt, dass das Adrenalin bestimmte Verhältnisse im Körper braucht, um seine Wirkung überhaupt zu entfalten. Es braucht einen exakten pH-Wert, Kortison und rechtsdrehende Milchsäure – auf all diese Dinge kommen wir noch in den folgenden Unterkapiteln zurück.

Ebenfalls soll gleich hier erwähnt werden, dass es (in der Therapie) keinen Sinn hat, Adrenalin zu injizieren, da das im Handel erhältliche Adrenalin sehr rasch verfällt.

Ich weiß nicht, ob es möglich ist, ein stabiles Adrenalin zu produzieren. Wenn es eine entscheidende Wirkung gegen Krebs hätte, würde es den gesamten »Krebs-Markt« auf

Ursachen der Krebskrankheit – Stichworte zum besseren Verständnis

den Kopf stellen. Aber es ist ohnehin meine Überzeugung, dass wir um eine echte Rückführung zur Gesundheit nicht herumkommen. Würde man Adrenalin von außen ersetzen, dann würde das körpereigene Adrenalinsystem noch schwächer werden, weil es sozusagen gar nicht mehr gebraucht wird.

Wir werden im Kapitel über »IPT« sehen, dass es neben anderen Therapien eine wesentlich bessere Lösung gibt, um Adrenalin wieder auf den Plan zu rufen: indem man nämlich durch den Einsatz von Insulin die Produktion des körpereigenen Adrenalin provoziert!

Halten wir noch einmal fest: Adrenalin steht in einem Wechselspiel zu anderen Hormonen, und dieses Hormonsystem kann wie alle zweipoligen Systeme aus dem Gleichgewicht geraten. Aber für jedes System gibt es im Organismus auch einen gewissen Ersatz. Versiegt das richtige Stresssystem mit dem sehr wertvollen Hormon Adrenalin, dann treten andere Systeme in dessen Fußstapfen. Das verwandte Noradrenalin tritt an dessen Stelle, kann eine ähnliche Spannung im Körper erzeugen, aber es fördert *nicht* die Durchblutung in Herz, Muskeln und lebenswichtigen Organen, sondern hemmt die Durchblutung allgemein. Es stimuliert *nicht* die Abwehr! Es mobilisiert *nicht* das gespeicherte Glykogen, sodass sich dieses nun in der Zelle vermehrt ansammelt!

Es ist zum Beispiel bekannt, dass Stress zu Herzinfarkt führt. Aber wie kann das geschehen, wenn Adrenalin doch die Herzdurchblutung verbessert? Es wird in der Akutmedizin ja sogar als lebensrettendes Medikament eingesetzt, um

Krebs – Hintergründe und Ursachen

die Herztätigkeit in Krisensituationen anzuregen! Das kann passieren, wenn Adrenalin bereits zuvor als »Antwort-Hormon« auf Stress versiegt ist und an dessen Stelle das Noradrenalin-System getreten ist, welches die Durchblutung der lebenswichtigen Organe nicht sicherstellt, sondern verringert!

Das Noradrenalin ist kein vollwertiger Ersatz des Adrenalinsystems, es verengt das Gefäßsystem, sodass es zu einer allgemeinen Durchblutungsstörung kommt und dadurch zu einer *Minderversorgung aller Organe.* Eine Minderversorgung der Organe mit Sauerstoff, die dabei auftretenden schweren Stoffwechselstörungen und der weitere Impuls für rasche hektische Energiegewinnung der Zelle stellt einen weiteren – nicht zu unterschätzenden – Schritt in Richtung Krebs dar.

Wir werden noch von Stress sprechen, aber hier schon mal vorab: Unser Stresssystem ist von Natur aus nicht auf Dauerstress ausgelegt. Im Gegensatz zu einem Adrenalinausstoß mit heftigem Herzklopfen in einer akuten Stresssituation (z. B. bei einem Beinahe-Autounfall) kommt z. B. beim stundenlangen angespannten Autofahren oder wenn man sich chronisch in einer unerfreulichen Situation befindet, das »Noradrenalin-Anspannungssystem« zum Tragen – man ist angespannt bis zum allgemeinen Schmerz, atmet flach, hat kühle, mangeldurchblutete Gliedmaßen.

Dazu ist zu bemerken, dass »Stress« und »Dauerstress« etwas sehr Subjektives sind. Man kann nicht einfach über jemanden sagen: »Was soll diese Person für einen Stress haben?« Man kann in niemanden hineinschauen. Und viel-

Ursachen der Krebskrankheit – Stichworte zum besseren Verständnis

leicht ist es der Dauerstress, »nichts zu tun zu haben«, der im Innern dieser Person nagt? Wer soll das wissen?

Aber auch kleine Dauerreize physischer Natur können diese Störung verursachen. Kleine nicht ausgeheilte Erkrankungen, ständiges Dahinkränkeln an Nebenhöhlen, im Bauchraum, Gallensteine, die einen fortlaufenden Reiz ausüben, Impfungen, die die Abwehr ständig irritiert halten, Pilzbefall im Darm, Verstopfung etc. Es lässt sich vieles aufzählen, was wohl nicht jedes für sich als Krebsursache herhalten kann, aber die meisten Menschen haben ja mehrere solcher »Halbkrankheiten«, die einen Dauerstress ausüben können.

Zu vergessen ist auch nicht, dass Adrenalin ein Hormon ist, welches das Immunsystem in einer Sofortreaktion mit Fieber und Entzündung ankurbelt. Wenn man nun dieses Bemühen stets mit Gegenmitteln torpediert, wird das Adrenalinsystem es immer weiter versuchen, aber die Abwehr ist durch die Medikamente lahmgelegt. Was anderes soll folgen, als ein ausgepowertes Adrenalinsystem und chronische Krankheiten anstelle der gesunden akuten?

Und zuletzt kommt als wahrscheinliche Ursache dazu, dass unsere Zivilisationskost all diese komplexen Regulationssysteme an verschiedenen Stellen schwächt, wie zum Beispiel durch das Übermaß an Kohlenhydraten, die zu Zucker verarbeitet und eingelagert werden (Glykogen-Ansammlung in der Zelle) oder auch den pH-Wert im Körper so verändern, dass die Hormone (speziell das Adrenalin) nicht mehr so wirken können, wie es vorgesehen ist.

Wenn es im Gewebe dann an Sauerstoff mangelt, bekom-

Krebs – Hintergründe und Ursachen

men Zellen »Angst«, nicht überleben zu können, geraten in Panik und versuchen »auf eigene Faust«, das eigene Überleben zu sichern. Sie verfallen in alte Muster, indem sie fressen und sich vermehren, anstatt ihre Funktion auszuüben, die ihnen innerhalb des Organismus zukäme. Das ist dann Krebs. Insgesamt handelt es sich fast immer um eine Summe von Ursachen, die den Organismus immer mehr ins Ungleichgewicht bringen und Krebs für ihn zu einem Ausweg, also zu einer »Lösung« wird.

Stress

Wenn wir über Stress reden, müssen wir das etwas genauer definieren. Denn allzu häufig müssen psychische Ursachen und das Zauberwort »Stress« als Erklärung für verschiedene Krankheitssymptome herhalten: »Das kommt vom Stress.« Der Patient versteht das z. B. so, dass er weniger arbeiten soll. Damit ist aber weder etwas erklärt noch geholfen.

Als Erstes muss man zwischen »positivem« und »negativem« Stress unterscheiden. Der »positive« Stress bedeutet, dass man im Leben immer zwischen Anspannung und Entspannung wechselt. Stets sind Schwierigkeiten zu überwinden – und danach kann man wieder entspannen. So soll es sein, und das ist auch gesund. Der Eskimo z. B. muss einmal mit Eisbären kämpfen, sich mit großer Anstrengung um Nahrung bemühen – und dazwischen hat er stunden- bis monatelang Ruhe und Entspannung.

»Negativer« Stress bedeutet, dass man in Situationen gerät, in denen die Anspannung nicht aufhört, denen man sich hilflos ausgeliefert fühlt, etwa weil man vom Chef fer-

Ursachen der Krebskrankheit – Stichworte zum besseren Verständnis

tiggemacht wird, Mitarbeiter oder Schwiegermütter gegen einen intrigieren, man nie genug Geld verdienen kann oder Ähnliches. So etwas muss man unbedingt rasch in Ordnung bringen, denn so eine Situation ist der Gesundheit sehr abträglich, weil es kein Wechselspiel mit Erholung mehr gibt. Durch die pausenlose Anspannung kommt es zu einer Erschöpfung des Adrenalinsystems.

Dass es auch »lokalen« Stress im Körper geben kann, z. B. eine ständige Reizung durch Gallensteine oder Nebenhöhlenentzündungen, die zu Dauerstress führt, wurde schon im vorherigen Kapitel angesprochen. Auch schlechte körperliche Verhältnisse führen also zu Anspannungen, die zu Daueranspannungen werden können, wenn sie nicht repariert werden.

Krebs dürfte also sehr wahrscheinlich – zumindest in vielen Fällen – mit einer Überbeanspruchung und anschließenden Ermüdung des Stresssystems zu tun haben.

Kortison

Kortison ist ein beliebtes Mittel in der Schulmedizin, weil es alle körperlichen Abwehrvorgänge außer Kraft setzt. Dann tritt scheinbare Gesundheit ein.

Wie wir bereits früher erwähnt haben, besteht eine Krankheit aus der Reaktion des Organismus. Versteht man das nicht, sondern sieht man die Krankheit bloß als eine »unerwünschte Erscheinung«, so ist natürlich die Reaktion verständlich, dass man Kortison gibt, denn dadurch verschwindet augenblicklich die »unerwünschte Erscheinung«.

Das ist nicht immer falsch, denn in der Akutmedizin

Krebs – Hintergründe und Ursachen

muss immer an erster Stelle das Leben gerettet werden. Führt der Heilversuch des Organismus zum Tode oder zu schweren Schäden, ist es nämlich besser, diesen Heilversuch zu unterdrücken. Zum Beispiel behandelt man einen Schub von Multipler Sklerose sehr berechtigt mit Kortison, denn es könnte zu unheilbaren Lähmungserscheinungen führen, würde man das nicht tun. Das ist die akutmedizinische Handhabung. Die chronische Krankheit »Multiple Sklerose« behandelt man dann (in der Ganzheitsmedizin) natürlich anders als mit Kortison.

Nicht lebensbedrohliche Erkrankungen behandelt man dann nur deswegen mit Kortison, weil man die Krankheit nicht versteht und nur die Erscheinung weghaben möchte, wie es bekanntlich bei Hautkrankheiten geschieht. Man lässt dabei außer Acht, dass die Krankheit die Reaktion des Organismus ist und es eigentlich notwendig wäre, die Ursachen zu behandeln.

Für uns ist noch wichtig zu wissen, dass die Ausschüttung des Kortisons ebenfalls eine Ersatzhandlung des Systems ist, welche auf das Versiegen des Adrenalins erfolgt. Mit anderen Worten: Versiegt das Stress-Beantwortungssystem »Adrenalin«, folgen das Ersatzsystem »Noradrenalin« und das Ersatzsystem »Kortison«. Dieses ist ebenfalls in der Lage, auf Stress zu reagieren, wie es durch den Ausfall des Adrenalins notwendig wird, aber es hat natürlich ebenfalls andere – unerwünschte – Wirkungen, welche wiederum krebsförderlich sind. Das Kortison kann zwar die Energiereserven (Glykogenspeicher in der Zelle) abbauen, was sehr wichtig ist, aber es tut nicht die anderen lebenswichtigen Dinge, zum Beispiel stimuliert es *nicht* die Abwehr, wie es das Adrenalin tun würde. Schlimmer noch, es *unterdrückt* das gesamte Immunsystem auf Dauer, was die Krebsentstehung begünstigt.

Insulin

Insulin ist das Hormon, welches den Blutzucker dadurch senkt, dass es ihn in die Zelle hineindrängt als Energiereserve, um Energie für später zu speichern.

Das Adrenalin ist hier der Gegenspieler von Insulin. Mit dem Versagen des Adrenalins überwiegt das Insulin, welches nur noch Zucker und Glykogen (übersetzt: »Zucker daraus erzeugbar«) in allen Zellen einlagert. Die überernährten Zellen können das »Zeug« nicht loswerden, weil das dafür nötige Adrenalin nicht da ist.

Hinzu kommt, dass unsere Zivilisationskost eher reich an leeren Kohlenhydraten ist und unsere Bewegung eher ungenügend. Dies alleine führt schon zu einer Ansammlung von Zucker in der Zelle – einer Art »Mästung«.

Der Blutzucker staut sich jetzt sogar zurück (leicht erhöhter Blutzucker), was jedoch ungünstigerweise eine *nochmals vermehrte* Insulinproduktion hervorruft. Ein erhöhter Blutzucker ist nämlich der Reiz zu weiterer, leider unnötiger Insulinproduktion. Je weniger das Insulin in der Lage ist, den Blutzucker in die (übervolle) Zelle hineinzuzwingen, *desto mehr wird es produziert!*

Sport und ausgiebige körperliche Betätigung würde diesem Missstand entgegenwirken. Sport würde u. a. einige der

Krebs – Hintergründe und Ursachen

überschüssigen Energiereserven verbrauchen, ein verbessertes Wechselspiel zwischen Anstrengung und Erholung ermöglichen und die Bildung der guten (rechtsdrehenden) Milchsäure durch das Verbrennen von Glykogen unterstützen, welche stark krebshemmend ist.

Es muss noch erwähnt werden, dass zahlreiche medizinische Autoren beschreiben, dass Insulin das Krebswachstum fördert und Mangel an Insulin es hemmt.

Außerdem gehört es bereits zum Standardwissen, dass Krebstumore enorm viel Zucker verbrennen, also diesen Stoff, den das Insulin in übergroßer Menge in die Zellen gepumpt hat. Hier kommen wir also zu dem Gedanken zurück, dass im Organismus nichts sinnlos ist und dass jede Krankheit auch als ein Heilversuch des Organismus anzusehen ist, in diesem Fall den überschüssigen Zucker zu verbrennen. Dies tut der Krebs. Man könnte also den Krebs als eine gewünschte »Zuckerverbrennungsmaschine« ansehen, die quasi notwendig geworden ist, um das Überangebot loszuwerden.

Dass dann später der Organismus die Geister nicht mehr loswerden kann, die er rief, weil sich die Zuckerverbrennungsmaschine verselbstständigt hat und jetzt ein eigenständiges Geschehen geworden ist – abgekoppelt von der Befehlsgewalt des Organismus –, steht auf einem anderen Blatt. Zu Beginn war es »sinnvoll«, jetzt ist es zu einem weiteren Problem geworden, für das der Körper keine Lösung mehr hat.

Ursachen der Krebskrankheit – Stichworte zum besseren Verständnis

In Bezug auf Zucker und Insulin ist anzumerken, dass sich diese Verhältnisse bald umkehren. Später werden wir bei der Behandlung mit IPT hören, dass man mit Insulin sogar Krebs bekämpfen kann. Dies muss man so verstehen, dass nur zu Anfang zu viel Zucker da ist. Aber danach hat die »Zuckerverbrennungsmaschine« Krebs bald den überschüssigen Zucker verbrannt, und die überschüssige Energie ist verbraucht. Der Krebs frisst jedoch munter weiter und alles andere auf. Zuerst also den Überschuss – wenn nichts mehr da ist, lebt er von der zugeführten Nahrung. Danach werden die Fettdepots abgebaut, weil der Krebs wächst und wächst und nun gar nicht mehr genug bekommen kann. Schließlich wirken die Patienten ausgezehrt, weil der Krebs wie ein Parasit den Körper auffrisst.

Man möge also beachten: Bei der bereits vorhandenen Krebskrankheit sind die Zellen nicht mehr überernährt, sondern durch den Krebs ausgelaugt und unterernährt. Jetzt muss man ein Verfahren entwickeln, welches die guten Zellen ernährt und die schlechten abtötet ...

Dazu kommen wir später.

Übrigens: Dieses übermäßige Verbrennen von Zucker durch den Tumor nützt die »Schulmedizin« leider nicht zu therapeutischen Zwecken, sondern lediglich dazu, indem sie ein neues, teures Diagnose-Verfahren entwickelt hat, die PET, Positronen-Emissions-Tomografie. Darin erkennt man stark Zucker verbrennende Zentren im Körper, von welchen man dann annehmen kann, dass sie Krebsmetastasen entsprechen.

Krebs – Hintergründe und Ursachen

Aber dieses Basiswissen – dass der Krebs vom Zucker lebt – führt nicht so weit, dem Kranken wenigstens bei seinen Krankenhausaufenthalten keine Glukoselösung zu verabreichen, ihm eine anständige (wenigstens zuckerfreie) Ernährung zu geben oder den Patienten spätestens jetzt darauf hinzuweisen, dass er keinen Zucker zu sich nehmen darf!

Die Schilddrüse

Man kann in diesem Rahmen nicht alles erörtern, was zu diesem Thema zu sagen wäre. Es sollte aber erwähnt werden, dass die Schilddrüse ebenfalls bei Stress zum Einsatz kommen kann. Manch eine Schilddüsenüberfunktion wird genau darauf zurückzuführen sein, dass das Adrenalinsystem längst versagt hat (oder wenigstens zu schwach ist) und die heftig angespornte Schilddrüse nun versucht, die entstandene Schieflage auszugleichen.

Leider hat das Schilddrüsenhormon die Nebenwirkung, die Zellteilung voranzutreiben, was leider ein weiterer »wertvoller« Beitrag zur Krebsentstehung ist.

Die Hypophyse

Auch die Hirnanhangsdrüse, die Hypophyse, die ja sowieso all die anderen Hormone reguliert, produziert zum Ausgleich des Adrenalinmangels ein Ersatzhormon (Somatotropin, ein Wachstumshormon), welches in der Lage ist, der vermehrten Insulinproduktion und so dem Glykogenstau in der Zelle entgegenzuwirken. Aber wie bei all diesen Ersatzhormonen hat auch dieses eine unglückselige Nebenwirkung: Es beschleunigt die Zellteilung, so wie das Hor-

Ursachen der Krebskrankheit – Stichworte zum besseren Verständnis

mon der Schilddrüse. Und das Krebsgeschehen ist ja gerade durch ständige Zellteilung gekennzeichnet.

Die Hypophyse nimmt eine zentrale Stellung im Hormonsystem ein.

Ihr übergeordnet ist das Stammhirn, speziell der »Hypothalamus«, wo die »Generalkontrolle« über Hormon- und vegetatives Nervensystem stattfindet. Beide Systeme reagieren auf »Stress«.

Viele Forscher haben diese Zusammenhänge entdeckt, und es ist erstaunlich, dass in der Medizin nicht Heilung über die Behandlung dieses Systems ins Blickfeld geraten ist (s. erfolgreiche Heilungen, Schliephake, Samuels im Kapitel »Therapien«).

Die Abwehr

Die einzige wirkliche Abwehr ist die der akuten Entzündung: Es kommt zu heftigen Erscheinungen mit Adrenalinausschüttung, Fieber, Herzklopfen, Gliederschmerzen, Schweißausbrüchen und vielem anderem mehr.

Da dies sehr unangenehm ist und die Medizin in dieser Beziehung keine Wissenschaft ist, werden diese Vorgänge bereits von Kindesalter an unterdrückt und die »schlagkräftige Armee« der Immunabwehr wird dadurch – und auch durch Impfungen – geschwächt, stattdessen das chronische Kranksein gefördert.

Durch Impfungen pflanzt man kleine chronische Krankheiten in den Organismus ein, an denen er sich sozusagen die Zähne ausbeißt.

Krebs – Hintergründe und Ursachen

Wenn es uns gelingt, einen Krebskranken durch Förderung seiner Abwehrkraft genügend weit zur Gesundheit zurückzuführen, beobachten wir, dass sich um die *Krebskügelchen* Entzündungen bilden oder dass der Knoten ein wenig zu schmerzen beginnt. Dies bedeutet, dass die ursprüngliche, effektive Abwehr zurückgekehrt ist.

Jedoch würde im fortgeschrittenen Stadium auch die beste Abwehr nicht genügen, um Krebsgeschwülste nachhaltig zu stören. Der Krebs verhält sich wie ein eigenständig gewordener Organismus, er will überleben und ist sogar lernfähig. Wenn er angegriffen wird, zieht er sich zunächst zurück und kehrt dann noch etwas bösartiger zurück – wie wir es z. B. nach Chemotherapien beobachten können.

Radioaktive Bestrahlung und Chemotherapie können zuvor die Krebsgeschwulst direkt verkleinern, schwächen aber den Organismus im Kampf gegen den Krebs. Man erreicht erst eine nachhaltige Beeinträchtigung der Krebsgeschwulst, wenn man *indirekt* – über den Umweg der Regulation der oben beschriebenen Systeme – die krebsfeindliche Ordnung wiederherstellt. Die Stärkung des Immunsystems, eine reine Abwehrstimulierung, reicht dazu nicht aus – wir benötigen eine Methode, die den Krebs schwächt und den Organismus stärkt (s. Kapitel »Therapien«).

Der pH-Wert oder das »Säure-Basen-Gleichgewicht«

Der pH-Wert bezeichnet die Menge an freier Säure in einer Flüssigkeit. Fast jeder kennt das Schlagwort, aber der Sachverhalt ist – auch vereinfacht – gar nicht so leicht verständlich darzustellen.

Ursachen der Krebskrankheit – Stichworte zum besseren Verständnis

Hauptsächlich durch schlechte Ernährung, nämlich durch leere Kohlenhydrate und Fleisch sowie Mangel an Gemüse und Mineralien, wird das »Säure-Basen-Gleichgewicht« gestört, das Gewebe sauer und das Blut alkalisch (basisch) – je kranker der Mensch ist, desto mehr.

Adrenalin braucht zum Beispiel einen sehr genauen, idealen Säure-Wert (pH-Wert), um seine Wirkung zu entfalten. Es ist anzunehmen, dass zunächst durchaus noch genug Adrenalin produziert wird, es aber nicht die notwendige Wirkung entfalten kann, weil das Blut um einen kleinen, aber fatalen Stellenwert zu alkalisch (basisch) geworden ist bzw. das Gewebe zu sauer. Die Adrenalinproduktion wird immer mehr gesteigert, bis sie später durch die Überanstrengung versagt.

Selbstverständlich benötigen auch andere Hormone und Substanzen ihren richtigen pH-Wert am Wirkungsort – in einem Organismus müssen einfach die richtigen, natürlichen Verhältnisse vorhanden sein, wenn er funktionieren soll. (Beim fortgeschrittenen Krebs sind diese Verhältnisse oft bereits sehr lange Zeit in Unordnung.)

Viele Menschen nehmen »Basenpulver«, um der »Übersäuerung« entgegenzuwirken, aber das macht wenig Sinn, denn nur das Gewebe ist zu sauer, das Blut hingegen zu basisch. Außerdem ist es die Magensäure, die als Erstes von einem Teil der Basen neutralisiert wird, was zu einem alkalischen Milieu im Dünndarm führt (mit weiteren negativen Folgen). Diese Basen sind auch nur in der Lage, überschüssige

Krebs – Hintergründe und Ursachen

Säuren *im Blut* abzufangen (was das Blut eher noch alkalischer macht), aber können nicht die Säuren aus dem Gewebe mobilisieren.

Andere Maßnahmen sind nötig, auf die wir noch zu sprechen kommen werden, vor allem braucht man viele Mineralien, um die Säuren aus dem Gewebe zu befördern, speziell Kalzium. Die abgelagerten Säuren können nämlich nicht als Säuren mobilisiert und ausgeschieden werden, sondern nur als Salze – und für die Verbindung zu Salzen benötigt man Mineralien. Gerade an ihnen mangelt es in unserer Zivilisationskost, daher müssen sie reichlich zugeführt werden.

Die Milchsäure

Ich halte es für ein großes Verdienst von einigen Forschern und nicht zuletzt von Frau Dr. Waltraut Fryda, die rechtsdrehende Milchsäure als Schlüssel zur Umkehr der vielen Missverhältnisse im Hormonsystem und gesamten Organismus erkannt zu haben.

»Rechtsdrehend« bedeutet, dass diese Substanz das Licht nach rechts dreht, wenn man es durchschickt. Es handelt sich dabei um eine physikalische Eigenschaft einer chemischen Substanz.

Die rechtsdrehende Milchsäure wird dazu verwendet, die linksdrehende Milchsäure, das Produkt abnormaler Zuckerverbrennung, zu »neutralisieren«. Das ist das in Mengen anfallende Abfallprodukt aus dem Krebsstoffwechsel!

Rechtsdrehende Milchsäure aktiviert das Adrenalinsystem und ist ein wichtiges Produkt im menschlichen Orga-

Ursachen der Krebskrankheit – Stichworte zum besseren Verständnis

nismus, ein Gegenmittel bei fast allen chronischen Krankheiten. Sie wird bei körperlicher Bewegung produziert und ist in natürlich vergorenen Gemüsesäften, in Sauerkraut und in nicht erhitzten Joghurts etc. vorhanden.

Da bei uns alles erhitzt (Pasteurisierung) und sonst künstlich bearbeitet wird, sind diese »normalen« Produkte mit Vorsicht zu genießen und als Heilmittel nicht mehr zu verwenden.

Es gibt Präparate, die diese Milchsäure enthalten (»Espritin«, »RMS« oder Anthozym-Petrasch der Firma Petrasch).

Ich habe schon darauf hingewiesen, dass fast jede »Zivilisationskrankheit« auf das Missverhältnis zwischen Überernährung (kalorienreich, vitaminarm) und zu wenig körperlicher Bewegung zurückzuführen ist, mit der Folge von übersäuertem Gewebe und zu alkalischem Blut.

Diese rechtsdrehende Milchsäure kann die linksdrehende »neutralisieren«, und sie kann vor allem das Blut ansäuern, ohne dass sie *abgepuffert* wird. Hier liegt der Schlüssel zur Umkehr all der beschriebenen misslichen Entwicklungen.

An dieser Stelle – wenn es um die Milchsäure und das Aushungern des Krebses geht – möchte ich auch noch einmal auf Herrn Breuss hinweisen, der in seinem Büchlein eine einfache und funktionierende Heilmethode beschreibt. Am Anfang des Buches habe ich in der 1. Fallbeschreibung von einer Patientin mit Brustkrebs erzählt, die sich mittels der Breuss-Kur selbst geheilt hat. Während der Breuss-Kur

Krebs – Hintergründe und Ursachen

nimmt man keine Nahrung zu sich, sodass bald die Notwendigkeit der »Zuckerverbrennungsmaschine« (Krebsgeschwulst) verschwindet und Insulin nicht mehr produziert und ausgeschüttet zu werden braucht, welches ja den Krebs ernährt und ein Gegenspieler des Adrenalins ist, außerdem werden milchsauer vergorene Säfte verwendet, welche das Adrenalinsystem wieder aktivieren sowie das Säure-Basen-Gleichgewicht wiederherstellen können (was für alle Körperfunktionen sowie für die Wirkung der Hormone notwendig ist). Da die Frau (in unserem Beispiel) während der ganzen Kur gearbeitet hat, hat sie auch durch die Muskeltätigkeit ihre eigene rechtsdrehende Milchsäure erzeugt. Sport und körperliche Bewegung sind also auch in dieser Hinsicht ein sehr wertvolles Heilmittel für Krebskranke!

Chemie, Physik, Biologie und die innere Kraft des Menschen

Im vorigen Kapitel wurde der Krebs hauptsächlich vom chemischen Blickwinkel aus betrachtet.

All die zuvor besprochenen Hormone sind chemische Substanzen (gehören zur Biochemie), und auch die Medikamente, mit welchen man heute körperliche Vorgänge zu beeinflussen versucht, sind vorrangig chemischer Natur.

Das wirklich Abträgliche bei dieser Sache ist, dass man in der Medizin noch nicht über diesen »chemischen Tellerrand« hinausblickt – und mit Chemie alleine ist bei der Krebsheilung meist nicht genug zu holen!

Chemie, Physik, Biologie und die innere Kraft des Menschen

Daher werden wir uns jetzt auch andere Dinge ansehen, zunächst Wissenswertes aus der Biologie, dann aus der Physik, welche die Chemie ergänzt. Ich hoffe, all das lässt Sie die Natur der Krebserkrankung besser verstehen.

Dazwischen kommen wir immer wieder auf die geistigen Dinge zu sprechen.

Unter »Geist« verstehen wir natürlich die von der Krebserkrankung betroffene Person selbst, die sich Sorgen macht und möglicherweise in Panik gerät. Es ist die Person mit all ihren Fähigkeiten, Gedanken und Handlungen, die in manchen Fällen durch ihr Denken oder Handeln ihren Krebs selbst hervorgerufen und mitverursacht hat – die Hintergründe hierzu wollen wir uns etwas genauer anschauen.

Biologie

Der Krebs als »innere Infektionskrankheit«

Heute ist es offenbar ausschlaggebend, ob eine Sache Profit bringen kann oder nicht. Wenn sie Profit bringen kann, wird sie aufgegriffen – wenn nicht, werden wir von diesen Erkenntnissen nie erfahren. Durch mein Buch möchte ich das ein wenig zurechtrücken, indem ich Dinge erwähne, die man sonst fast nirgendwo findet.

So ist es wenig bekannt, dass sich oft mithilfe der Dunkelfeld-Mikroskopie Krebsgeschehen anhand des Parasitenbefalls der roten Blutkörperchen feststellen lässt.

135

Krebs – Hintergründe und Ursachen

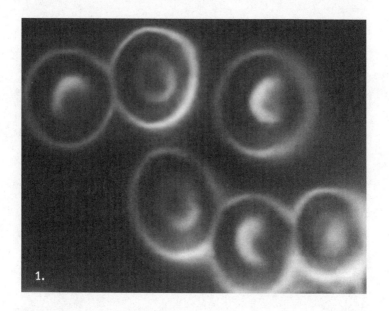

1. Auf dieser mikroskopischen Aufnahme (Dunkelfeld-Mikroskopie) ist zu sehen, wie das Blut eines annähernd Gesunden aussieht. Die roten Blutkörperchen haben im gesunden Zustand eine Delle in der Mitte, weil sie eine kräftig geformte Außenwand mit hoher Spannkraft haben, die die optimale Form der roten Blutkörperchen erhalten kann. In der Flüssigkeit dazwischen (im Blutserum also) schwimmen kleine Punkte umher, die hier nur schwer zu erkennen sind, weil sie im gesunden Blut relativ selten sind und winzig klein. Man beachte, dass die vielen größeren Kreise (die roten Blutkörperchen) sauber und rund sind, die besagte Delle in der Mitte haben und eher einzeln und nicht in Haufen anzutreffen sind. Die hellen Schatten entstehen dadurch,

Chemie, Physik, Biologie und die innere Kraft des Menschen

dass man bei dieser mikroskopischen Technik das Licht von anderswo einfallen lassen muss (daher der Name »Dunkelfeld-Mikroskopie«).

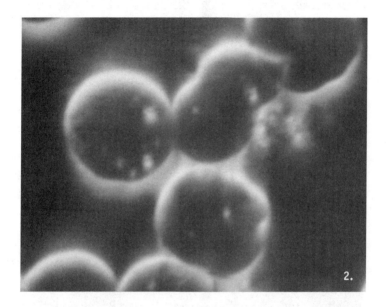

2. Auf dieser Aufnahme eines Krebspatienten im fortgeschrittenen Stadium können Sie gut erkennen, dass sich in den roten Blutkörperchen kleine Organismen tummeln. Diese bewegen sich im Lebendbild hin und her, was auf dem stehenden Bild nicht zu erkennen ist. Sie entsprechen den kleinen Lebewesen, welche im ersten Bild außerhalb der Zellen leben (und fast nicht zu sehen sind), die nun aber das rote Blutkörperchen als Wirt benützen, um sich wie Parasiten zu vermehren. Diese Mikroorganismen durchlaufen

Krebs – Hintergründe und Ursachen

beim Kranken verschiedene Stadien, indem sie zu kleinen »Ringen«, Stäbchen und aneinanderhängenden Punkten auswachsen. Wenn sie sich wie hier innerhalb der Zellen befinden, nennen wir das in der Dunkelfeld-Mikroskopie einen »Befall«. Wenn man so etwas sieht, ist es höchst verdächtig für ein aufkeimendes Krebsgeschehen. Man beachte auch, dass diese Zellen irgendwie aufgebläht erscheinen und die charakteristische Delle vermissen lassen. In der heutigen Medizin wird diesem Befall der roten Blutkörperchen durch die ursprünglich organismusfreundlichen Lebewesen und deren Wandlung zu gefährlichen Parasiten »keinerlei Bedeutung« beigemessen. Wenn man nicht nach Ursachen forscht und ohnehin nur Chemotherapie zu machen gedenkt, dann machen diese Erscheinungen keinen Unterschied.

Diese ursprünglich freundlichen Kleinstlebewesen können sich nur dann zum Parasiten entwickeln, wenn es das Milieu im Blut gestattet – es muss also zuvor eine Milieuänderung im Körper stattgefunden haben. Dies ist ein wichtiger Gesichtspunkt, weswegen ich im Kapitel »Therapien« auch der Behandlung des Milieus besondere Bedeutung beigemessen habe.

Die Krebskrankheit entwickelt sich meist langsam, erst am Ende tritt der Tumor auf. Sei es, dass diese Parasiten den Tumor tatsächlich allein verursachen oder nur Mitwirkende sind oder dass sie sich in dem langsam verändernden Milieu des kränker werdenden Organismus lediglich beginnen heimisch zu fühlen und zu anderen Formen entwickeln (also

Chemie, Physik, Biologie und die innere Kraft des Menschen

dann nicht direkt mit der Entstehung des Tumors zu tun haben) – es ist einleuchtend, dass die parasitenbefallenen roten Blutkörperchen nicht gut funktionieren und nicht mehr lange überleben können, weil sie von innen aufgefressen werden. Dann stirbt auch der Patient.

Diese Verhältnisse sind nicht immer so klar zu erkennen, wohl auch deswegen, weil die Krankheitsfälle und auch die Krebsursachen sehr unterschiedlich sind. Das obige Bild stammt von einem Patienten mit Bauchspeicheldrüsenkrebs.

Viele Forscher haben sich um die wissenschaftliche Erforschung dieser Abläufe verdient gemacht, hier die Liste der bekanntesten: R. Carmichael 1836, J. Koch 1899, F. Sanfelice 1902, O. und W. Schmidt 1903, Dogen 1904, N. Mori 1914–1952, G. Enderlein 1916–1952, Tissot 1926, L. Heidenhain 1930, W. v. Brehmer 1931–1950, Nebel 1933, F. Gerlach 1937–1952, DelBoro Rasi 1950, Diller 1950 und Rudolf Pekar in den letzten Jahrzehnten. Die lange Liste zeigt, dass es sich nicht um das Wissen einiger weniger »verschrobener« Forscher handelt.

Hervorzuheben sind Enderlein und v. Brehmer. Enderlein bewies, dass Mikroorganismen ineinander übergehen können, je nachdem, in welchem Milieu sie sich befinden. Von Brehmer hatte das Pech, in die Nazizeit geraten zu sein. Da seine ausgezeichneten Forschungsergebnisse über Mikroorganismen beim Krebs großen Anklang fanden, sollte er der NSDAP beitreten, damit sich Nazideutschland in sei-

Krebs – Hintergründe und Ursachen

nen Entdeckungen um die Krebsursache sonnen könnte. Aber v. Brehmer weigerte sich, sodass sich das Blatt wendete und er schließlich offiziell bekämpft, diffamiert und niedergemacht wurde. Es wurde all das nachhaltig lächerlich gemacht, was zuvor sensationell war, worauf sich schließlich die Negierung dieser Tatsachen in der medizinischen Lehre niederschlug und den Ärzten in Fleisch und Blut überging.

Dies ist ein weiteres Beispiel dafür, dass in der Medizin die »wissenschaftliche« Meinung gilt und nicht unbedingt die wissenschaftlichen Fakten.

Von Brehmer hatte auch Impfstoffe aus Bakterien erzeugt, mit welchen durchschlagende Erfolge gegen chronische Krankheiten erzielt wurden. Ich habe damit als Arzt selbst Erfahrungen machen können, sodass ich mich hier nicht aufs Hörensagen beschränken muss.

Interessant ist auch die folgende Entdeckung zahlreicher Ärzte und Forscher: Sie haben Mikroben entdeckt, die mit keinen Antibiotika auszumerzen sind. Wenn man etwas Krebsgewebe 48 Stunden völlig keimfrei in 37 Grad Wärme feucht hält, können massenhaft Bakterien daraus herausgedrückt werden. Es handelt sich um unzählige bakterienähnliche, bewegliche, lebendige Mikroorganismen. Das komplette Krebsgewebe scheint daraus zu bestehen (s. Pekar, Literaturverzeichnis).

Sie sehen: Es gibt Dinge im biologischen Bereich, die direkt mit dem Krebsgeschehen verbunden sind und sehr wahr-

Chemie, Physik, Biologie und die innere Kraft des Menschen

scheinlich mit der Krebsursache zu tun haben. In diesem Zusammenhang empfehle ich das Buch: »Krebs, die biologische und medizinische Tragödie« von Dr. Rudolf Pekar, s. Literaturverzeichnis.

Fragen Sie sich, warum sich die »offizielle« Medizin nicht darum kümmert? Ich kann nur Vermutungen äußern, aber die Antwort ist vermutlich wieder einmal, dass sich die »Wissenschaft« nicht um die Lösung des Krebsproblems bemüht, sondern nur um die Behandlung, wobei ein einmal eingeschlagener Weg grundsätzlich beibehalten wird.

Zellen, Organismus, Krebs
Wir haben schon davon gesprochen, dass der Organismus aus zahllosen Einzellern besteht, die sich aus Gründen größerer Effizienz zu Gruppen zusammengefügt haben, sodass es beispielsweise Leberzellen gibt, die ihre ganz speziellen Aufgaben verrichten. Das Ziel ist stets »besseres Überleben«, was in Verbänden einfach besser gelingt.

Sobald das gemeinsame Überleben (als Gesamtorganismus) gefährdet erscheint, ist die Möglichkeit gegeben, dass sich Zellverbände auch wieder auflösen, um wenigstens das eigene Überleben zu ermöglichen. Sie können sich sozusagen wieder zu ihrem früheren Verhalten »zurückentscheiden«. Jede stärkere und ständige Störung von außen kann dieses letztendliche »Umdenken« bewirken – aber es muss natürlich wirklich eine größere Störung sein!

141

Krebs – Hintergründe und Ursachen

Man steht als Patient diesem Selbstständigwerden von Zellgruppen (Krebs) aber nicht machtlos gegenüber. Wie wir in unseren vier Fallbeispielen am Anfang gesehen haben, ordnen sich diese Zellverbände unserem Denken unter und sind uns sozusagen »gehorsam«!

Es ist der Mensch, der denkt und lenkt. Wenn wir uns aus dem Gleichgewicht bringen lassen, dann kann auch in einem untergeordneten (biologischen) Bereich Ähnliches passieren und ein Chaos entstehen.

Stellt man die Ordnung bei sich selber und auf geistiger Ebene wieder völlig her, so kann dies durchaus auf der unteren Ebene ebenfalls passieren!

Daher ist es völlig falsch, in Panik darüber zu geraten. Panik bedeutet nur eine Verschlimmerung einer bereits vorhandenen Unordnung.

Zellen und Zellverbände folgen im Grunde Befehlen.

Erinnern Sie sich noch an den Patienten (Fall 4), der zunächst seinen Krebs wegbekommen und ihn dann später stets unter Kontrolle hatte? Als seine Mutter starb, begann der Tumormarker zu *wachsen,* als er darüber hinweg war, ging der Wert wieder auf 0,0 zurück. Auch bei anderen Gelegenheiten kamen die Werte prompt wieder in Ordnung, sobald er alles wieder unter Kontrolle hatte.

Mir sind viele Patienten bekannt, die ihren Krebs derartig beherrschen.

Trägt man jedoch andere Gedanken mit sich herum, vermittelt man den Zellen in seinem Einflussbereich beispiels-

Chemie, Physik, Biologie und die innere Kraft des Menschen

weise den Eindruck, dass der Organismus oder ein Teil davon nicht weiterleben kann, so bedeutet dies eine direkte Existenzbedrohung. Oft tritt der Krebs als Folge einer großen Schwierigkeit zutage, die sich auf dem Gebiet der Fortpflanzung ergeben hat. Besonders beim Brustkrebs wird das offensichtlich. Also große Probleme, schwere (drohende) Verluste mit Kindern, dem Partner, den Eltern oder sexuelle Probleme.

Die Krebszelle tut dann nichts anderes, als dem ganz natürlichen Überlebensbefehl mittels starker Vermehrung zu gehorchen. Nichts anderes als: »Vermehren – komme, was da wolle!« ist der Krebs.

Wie soll man dies nun behandeln? Gewaltsam oder friedvoll?

Je mehr man diese Population (das kleine »Volk« von Krebszellen) gewaltsam behandelt, umso verzweifelter wird sie zu überleben versuchen. Nur wenn man sie mit einem Handstreich (z. B. Totaloperation) eliminieren kann, wird man durch »Gewalt« erfolgreich sein. Schon daher sollte sowohl der Patient als auch der Therapeut dem Krebs gegenüber einen gewissen »freundlichen« Standpunkt einnehmen und keinen feindseligen (kämpferischen).

Auf physikalischer Ebene passiert das Gleiche. Die Zellmembran (eine Art »Haut«) wird durch Energie aufrechterhalten, welche aus dem unterschiedlichen elektrischen Potenzial von Natrium und Kalium resultiert. Und die Zellen gehen langsam zugrunde, wenn die elektrische Spannung

Krebs – Hintergründe und Ursachen

der Membran nachlässt. Sie beträgt in gesunden Zellen ca. 70 Millivolt, und wenn diese Spannung auf etwa 20 Millivolt sinkt, dann ist das Überleben der Zelle schwer bedroht! Die Energiearmut der Zelle setzt das schon bekannte Überlebensprogramm mit rasanter Zellvermehrung in Gang.

Was nun gebraucht wird, das ist Energie, welche das elektrische Potenzial der Zellmembranen wieder steigert. Und das gelingt mit physikalischen (elektrischen) Geräten, wenn der Tumor nicht zu groß ist (s. Kapitel »Therapien«).

Physik

Elektromagnetische Schwingungen

Wenn wir die Augen öffnen, geraten Lichtstrahlen in unsere Augen, die unser Organismus auswerten kann: Wir sehen. Wir nehmen mittels empfangener Schwingungen wahr, was sich vor unseren Augen abspielt.

Dabei handelt es sich um elektromagnetische Wellen von unterschiedlicher Wellenlänge. Zu diesen Wellen gehören aber auch die Radiowellen, die Wärmestrahlen (Infrarot), die ultravioletten Strahlen, die Röntgenstrahlen sowie eine große Bandbreite ganz kurzer Wellen, die wir den aus dem Weltall kommenden kosmischen Strahlen zurechnen.

Es gibt also Schwingungen, die wir nicht sehen können. Angesichts der Bandbreite dieser Schwingungen wird man erstaunt bemerken, dass diejenigen Lichtstrahlen, die wir wahrnehmen können, nur einen ganz kleinen Teil darstellen.

Zum Glück hat irgendjemand vor längerer Zeit die Radiowellen entdeckt und sie zu nutzen gelernt, sodass wir

Chemie, Physik, Biologie und die innere Kraft des Menschen

nun auf indirekte Weise auch diese Wellen empfangen und für jeden wahrnehmbar machen können, indem wir sie in Schallwellen »umwandeln«. Auch die Röntgenstrahlen kann man auf indirekte Weise auf einer fotografischen Platte erkennen (Röntgenbilder). Komplizierter wollen wir es an dieser Stelle nicht machen. Es sei jedoch erwähnt, dass die Bandbreite der Wellen 30 000 000 mm (30 Millionen Millimeter) bis 0,0000000002 mm beträgt und dass unsere direkte Wahrnehmung nur den winzigen Bereich von 0,0008 bis 0, 0004 mm umfasst (unser Sehen)!

So gesehen sind wir also fast blind!

Wir wissen auch, dass es Hundepfeifen gibt, die wir Menschen nicht hören können, weil wir diese Art Schallwellen nicht empfangen können. (Schallwellen sind Schwingungen der Luft und nicht elektromagnetische Schwingungen, also von anderer Qualität.) Ebenso gibt es Ultraschallgeräte, die wir nicht hören können, weil die Schwingungszahl viel höher ist als das, wofür unsere Ohren ausgestattet sind.

Dadurch, dass wir den riesigen, uns verborgenen Bereich nicht sehen können, glauben wir, er sei nicht da – und daher lassen wir ihn allzu gerne außer Acht.

Aber das sollten wir nicht tun, denn sowohl in Bezug auf Diagnose als auch Therapie können wir aus diesen Bereichen große Gewinne ziehen!

Denn wenn etwas passiert, das wir nicht verstehen und daher auch *nicht* lösen können, wie zum Beispiel Krebserkrankungen, dann liegt die Vermutung nahe, dass sich die Ursachen genau in jenen Bereichen bewegen, die wir nicht offensichtlich sehen können. Die Lösung muss also im »unsichtbaren Bereich« liegen oder eben in einem Bereich, an den wir noch nicht gedacht haben.

Welche Wirkungen haben Schwingungen?
Wer »hört« sie, wer kann die elektromagnetischen Schwingungen empfangen?

Sind sie eigenständige Phänomene? Oder sind die Schwingungen Teil eines Ganzen, wobei den anderen Teil die festen, flüssigen und gasförmigen Formen der Materie darstellen?

Resonanz

Empfänger einer Schwingung ist etwas, das in der Lage ist, ebenso zu schwingen wie der Sender. Dann schwingen zwei Dinge in einem Abstand voneinander, aber im Einklang.

Wenn man mit einem tiefen Ton in eine Badewanne ruft und wenn man diesen Ton eine Weile nach oben oder nach unten verändert, dann wird man eine Tonlage »erwischen«, wo der Schall plötzlich deutlich lauter wird: Es gibt »Echo«. Das ist Resonanz. Man hat somit diejenige Schwingung gefunden, die die Badewanne »empfangen« kann, nämlich aufgrund ihrer Größe. Das bezieht sich auf Schallwellen. Ebenso können Sängerinnen mit einem hohen Ton ein Glas zerspringen lassen, wenn es genau jener Ton ist, der dem Größenmaß des Glases entspricht. Die Tatsache, dass die ausgesandten Schwingungen auf etwas treffen, auf das sie eine Wirkung ausüben können (wobei sich die Schwingung zu hoher Energie aufschaukelt), nennt man Resonanz.

Chemie, Physik, Biologie und die innere Kraft des Menschen

Ganz ähnlich wie mit den Schallwellen verhält es sich mit den elektromagnetischen Schwingungen, zum Beispiel wenn wir Radio hören: Der Sender und der Empfänger werden auf die gleiche Wellenlänge eingestellt, und ab diesem Augenblick schwingen die beiden gleich: Was der eine aussendet, kann der andere empfangen.

Im Sommer 2001 kam eine Nachricht im Fernsehen, dass Wale aus »unerfindlichen Gründen« an einer Stelle gestrandet und verendet sind, wo sie wirklich nicht hingehörten. Bei dieser Nachricht wurde mitgemeldet, dass wahrscheinlich die US-Marine schuld daran sei, weil sie mit elektromagnetischen Schwingungen unter Wasser experimentiert hatte.

Es ist längst wissenschaftlich bewiesen worden, dass Tiere mittels dieser Wellen kommunizieren und ihre Richtung finden (Brieftauben, Wandervögel, Lemminge, Lachse ...). Die Orientierungsfähigkeit der Wale wurde also durch die von der US-Marine ausgesandten Schwingungen gestört, ja sogar ausgeschaltet.

Tierische Zellen haben also die Fähigkeit, elektromagnetische Schwingungen auszusenden und zu empfangen, sogar über weite Distanzen. Warum also sollen nicht auch menschliche Zellen unter irgendeinem Einfluss von Schwingungen oder in Zusammenhang mit Schwingungen in ihrer ungeheuren Bandbreite stehen? Nur weil wir sie nicht sehen oder hören können – oder weil wir uns nie die Frage gestellt haben?

Krebs – Hintergründe und Ursachen

Die Zelle als Schwingkreis

In der Physik, genauer in der Lehre der Elektronik, gibt es den Begriff des Schwingkreises. Dies ist die elektronische Konstruktion, die notwendig ist, um Schwingungen auszusenden (wie etwa ein Radiosender) oder Schwingungen zu empfangen (wie ein Radiogerät). Und genau dies gibt es in der Zelle ebenfalls. Einfach ausgedrückt, vibriert das kleine Ding in einer gewissen Schwingung, und das kleine Ding, die Zelle daneben – wenn es die gleiche Konstruktion hat – schwingt im Gleichklang. So schwingen etwa die Zellen einer menschlichen Leber in ihrem entsprechenden Gleichklang vor sich hin und bilden auch auf diese Weise eine Einheit!

Schauen Sie sich einmal die folgenden Versuche an, die man mit Brieftauben gemacht hat: Zwischen ihrem Ausgangsort und ihrem Heimatort war eine Radiostation, welche zu Beginn des Versuches nicht im Betrieb war. Der Versuch lief so ab: Die Taube stieg auf, beschrieb ihre Kreise, um sich mittels Flügelschlag und steigender Höhe ihre Schwingungsempfänger aufzuladen (die elektrische Ladung nimmt mit jedem Zentimeter Höhe um ein Volt zu, hat also in 1000 Meter Höhe eine Spannung zur Erdoberfläche von 100 000 Volt!), ortete die Richtung und begab sich auf den Weg. Als sie in die Nähe der Radiostation kam, wurde diese absichtlich (wegen dieses Versuchs) eingeschaltet – und die Taube verlor sofort völlig ihre Orientierung! Sie flatterte orientierungslos umher und setzte sich nieder. Das weist darauf hin, dass sie sich mittels elektromagnetischer (radioartiger) Wellen orientiert. Solche Untersuchungen wurden oft ge-

Chemie, Physik, Biologie und die innere Kraft des Menschen

macht und sind seit ca. 1920 bekannt (aber nicht wirklich bekannt und beachtet).

Wir Menschen haben solch ein Ortungssystem nicht, denn wir haben es offenbar in unserer Entwicklung nicht nötig gehabt. Also wurde die Fähigkeit der Zellen zur Resonanz durch elektromagnetische Schwingungen nicht *als Ortungssystem* ausgebildet. Aber wenn biologische Zellen grundsätzlich diese Fähigkeit (mittels elektromagnetischer Wellen miteinander zu kommunizieren) besitzen, so ist anzunehmen, dass diese Fähigkeit vorhanden ist, und sogar, dass unsere Körperzellen diese Fähigkeit, als Sender und Empfänger zu dienen, in anderer Weise ausnützen.

Zellen kommunizieren per Schwingungen miteinander

Es gibt zahlreiche wissenschaftliche Untersuchungen, die beweisen, dass pflanzliche, tierische und menschliche Zellen miteinander durch lichtähnliche Schwingungen kommunizieren (Popp).

Wir dürfen uns sozusagen vorstellen, dass gleichartige Leberzellen im Gleichklang (Resonanz) vor sich hin schwingen. Die eine gesunde Zelle vermittelt den Nachbarzellen dabei mittels Schwingungen ihre Gesundheit, und mittels »Empfänger-Schwingkreis« steckt sie sie sozusagen an, ebenfalls gesund zu sein.

Zellen der Bauchspeicheldrüse werden vielleicht etwas anders schwingen als Leberzellen, es ist aber anzunehmen, dass sie – da sie zum gleichen Organismus gehören – wiederum in einer gewissen Schwingungsharmonie zu den Zellen

Krebs – Hintergründe und Ursachen

anderer Organe stehen. Zellen von verschiedenen Organismen sind etwas unterschiedlich konstruiert, schwingen also vermutlich auch etwas unterschiedlich. Unterschiedliche Zellen unterscheiden sich also nicht nur chemisch und biologisch ein wenig voneinander, sondern auch physikalisch. Diese Dinge gehören einfach *zusammen!* Mehr noch: Es ist nicht sinnvoll, sie voneinander getrennt zu betrachten, weil diese Qualitäten eine Einheit bilden und nur deswegen von uns (willkürlich) als getrennt betrachtet werden, weil wir sie mit unterschiedlichen Messmethoden messen.

Was noch wichtiger ist: Man kann durch Schwingungen auf die Gesundheit der Zellen Einfluss nehmen, also mittels einer Methode, die zur Physik gehört. Letzteres ist natürlich der Grund, warum ich darüber schreibe.

Leider ist es unerhört schwierig, diese Schwingungen von unglaublich hoher Schwingungszahl (Frequenz) und geringer Intensität isoliert zu empfangen und sie im Wirrwarr all dieser Mini-Schwingungen mittels hochempfindlicher Geräte nachzuweisen, weil sie so »leise« sind. Bisher ist dies nur bei ganz wenigen Schwingungen gelungen. Je höher die Schwingungszahl, umso geringere Energie ist nämlich nötig, um die Schwingung am Schwingen zu halten, und umso schwieriger ist es natürlich, sie zu empfangen. Man bräuchte äußerst feine Geräte für die winzige Körperzelle – und da hört man nur »Rauschen«, wenn man es mit etwas Ähnlichem wie mit einem Radioempfänger versuchen würde. Man kann diese Dinge also nur indirekt nachweisen, aber auch das ist vielfach bei lebenden Zellen gelungen. Ich kann

150

Chemie, Physik, Biologie und die innere Kraft des Menschen

hier von Forschungen berichten, die gemacht wurden, aber »die niemand kennt und um die sich niemand kümmert«. Sie sind zum Teil irgendwo in Büchern dokumentiert, die längst vergriffen sind und sich nur noch mühsam in einigen Bibliotheken aufstöbern lassen.

Chemie kontra Physik?

Die Medizin – das werden Sie bereits bemerkt haben – hat sich ziemlich weit der Chemie ergeben. Dabei gehören Chemie und Physik untrennbar zusammen. Das gilt auch für die Zellen, die wir hier genauer betrachten: Wir haben einen Zellkern in der Zelle, eine »Doppelhelix« (die spiralförmige Konstruktion unserer individuellen Gene, die im Zellkern enthalten sind), isolierende Substanzen und leitfähige Substanzen, elektrische Ladungen und einen Kondensator. Und damit haben wir alle physikalischen Bausteine für einen offenen Schwingkreis, mit einer Zelle ein schwingungsfähiges Etwas, das senden kann wie ein Radiosender und empfangen kann wie ein Radio. Dieses schwingungsfähige Etwas ist ganz ähnlich konstruiert wie das benachbarte schwingungsfähige Etwas, weil die Gene gleich sind. Die Zelle hat eine chemische, physikalische und biologische Struktur und wird mit an Sicherheit grenzender Wahrscheinlichkeit schwingen bzw. schwingungsfähig sein.

Wenn wir ein Stück Materie vor uns haben, dann besteht diese aus Chemie plus Physik.

Bei lebendigen Dingen, also einer lebenden Zelle oder einem lebendigen Organismus, erweisen sich die chemischen

Krebs – Hintergründe und Ursachen

und physikalischen Strukturen als deutlich aktiver (lebendiger). Das zeigt sich daran, dass chemische Substanzen ineinander umgewandelt werden und dass dort »ein und dieselbe« chemische Substanz unterschiedliche physikalische Qualität hat und somit »anders« ist. Die Lehre über die lebendigen Dinge wird gemeinhin »Biologie« genannt.

Alles Lebendige schwingt, aber auch die so genannte »tote Materie« schwingt bzw. hat physikalische Qualitäten: Zum Beispiel gibt es von einer chemischen Substanz eine »linksdrehende« und eine »rechtsdrehende« Version. »Rechtsdrehende Milchsäure« bedeutet, dass diese Säure (die chemisch gesehen identisch mit der »linksdrehenden« Milchsäure ist) das Licht nach rechts dreht, die »linksdrehende« Milchsäure nach links. Trotzdem ist das Wissen noch nicht Allgemeingut, dass alle Substanzen chemische und physikalische Eigenschaften besitzen und dass sie sich daher vielleicht auch biologisch unterscheiden – vor allem wird dieses Wissen zurzeit kaum therapeutisch ausgenutzt.

Dass das mal anders war, ersieht man aus älteren Schriften, die von beeindruckenden Erfolgen bei Behandlungen aller Arten von Krankheiten einschließlich Krebs berichten – und dennoch sind sie in der Versenkung verschwunden. Es sind echte wissenschaftliche Berichte und wissenschaftliche Erklärungen – man konnte bloß nichts patentieren und somit kein Geld damit verdienen.

Für Ärzte und Patienten ist es jedoch wichtig zu wissen, dass es Erfolg versprechende Heilmethoden gibt, auch wenn sie weitgehend unbekannt sind.

Chemie, Physik, Biologie und die innere Kraft des Menschen

Kosmische Strahlen und Krebs

Der Mensch auf dem Planeten Erde ist vielfältigen Einflüssen ausgesetzt. So auch der kosmischen Strahlung, einer Strahlung aus dem All, die alle möglichen Wellenlängen mit einbezieht, so auch unglaublich kleine, also Wellen von sehr, sehr hoher Schwingungszahl. Irgendwo in diesem riesigen Spektrum gibt es Schwingungen, die dem Schwingkreis unserer menschlichen Zellen entsprechen, mit diesen also in Resonanz treten. Es gibt auch Anhaltspunkte dafür, dass Erdstrahlen etwas mit der Krebsentstehung zu tun haben.

Es kann angenommen werden, dass die kosmischen Strahlen das Leben der Zellen fördern, so eine Art einigende Kraft auf Zellverbände ausüben, welche dieselbe Schwingung (Frequenz) haben. Und da die kosmischen Wellen alle möglichen Arten von Schwingungen beinhalten, können sie wahrscheinlich eine sehr hohe Anzahl von Zellverbänden mit Schwingungen unterstützen!

Dass dies mit Krebs zu tun hat, zeigten in den Zwanzigerjahren des letzten Jahrhunderts Lakhovsky und andere Forscher in Frankreich:

Physikern war klar, dass Schwingungen mit sehr hoher Schwingungszahl (Frequenz) äußerst wenig Energie benötigen und dennoch unglaubliche Durchschlagskraft haben. Man weiß, dass diese Wellen (kosmische Strahlung) bis zu Hunderte von Metern in die Tiefe gehen, ja vielleicht sogar die Erde durchströmen. Es war auch anzunehmen, dass sich die Strahlung – wenn sie etwas mit Krebs zu tun hat – je

Krebs – Hintergründe und Ursachen

nach Bodenbeschaffenheit an der Oberfläche der Erde unterschiedlich verhalten würde. Daher haben die Forscher die Böden untersucht und dabei festgestellt, bei welcher Bodenbeschaffenheit vermehrt Krebs auftrat. Es kam heraus, dass auf Böden mit guter Leitfähigkeit (wie z. B. Lehm) zwei- bis dreimal so häufig Krebs auftrat wie auf Böden mit guter Isolation (wie z. B. Kies und Schotter). Physikern ist klar, was wir uns erst mühsam erarbeiten müssen: Kosmische Strahlung mit hoher Frequenz hat hohe Durchdringkraft, wird aber dennoch von leitfähiger Materie abgelenkt und reflektiert. Es entstehen Störungen (Fachausdruck: Interferenzen, Reflexionen), also ein Durcheinander von Schwingungen, die die Schwingungsharmonie zerstören. Wenn die Strahlung ungehindert durchgeht wie z. B. bei Schotter und Kies, treten keinerlei Störungen für die Organismen auf. (Man denke hier an die alte »Mär«, dass Krebs etwas mit Wasseradern oder anderen Strahlungen (Erdstrahlen) und dergleichen zu tun hat. Sie hat einen längst entdeckten wissenschaftlichen Hintergrund. Ähnlich ist es auch mit den kosmischen Strahlungen). Diese Untersuchungen waren umfangreich und ausgedehnt und gingen über Jahre. Die Böden wurden minuziös untersucht und in geografische Karten eingetragen. Ganz Paris und diverse andere Städte wurden untersucht. Das Resultat war eindeutig: zwei- bis dreimal so viel Krebs auf den einen Böden wie auf den anderen!

Bloß passte nicht *alles* zusammen. Man sah, dass es einige wenige Bezirke gab, wo zwar ein krebsfeindlicher Boden vorhanden war, aber die Krebshäufigkeit dennoch der des günstigen Bodens entsprach (also niedrig war) ...

Chemie, Physik, Biologie und die innere Kraft des Menschen

Aber die Physiker waren findige Leute und fanden bald des Rätsels Lösung: In einigen »schlechten« Gegenden (mit Böden, wo eigentlich Krebs zu erwarten gewesen wäre) bezogen die Einwohner ihr Trinkwasser aus *demselben* Boden. Dieser Umstand (dass sie das bodenständige Wasser getrunken haben) hat die negative Wirkung des Bodens wieder aufgehoben! Dort, wo es hingegen Wasserleitungen von auswärts gab, fand sich die erwartete hohe Krebshäufigkeit.

Mit anderen Worten: Die zu erwartende hohe Krebshäufigkeit wurde durch das »homöopathisch« von Schwingungen behaftete Wasser aus demselben (krebsfördernden) Boden wieder aufgehoben!

In den Gegenden, wo die Böden ohnehin »günstig« waren, war es unerheblich, woher das Wasser kam – in Bezug auf die Krebsstatistik.

Ich finde das aus diversen Gründen hochinteressant.

Aus den Untersuchungen geht hervor, dass die kosmische Strahlung eine gute Sache ist, welche die körperlichen Zellen unterstützt, ihre richtige Schwingung aufrechtzuerhalten. Dies geschieht durch Resonanz, weil die kosmische Strahlung die gleiche Wellenlänge beinhaltet wie die Zellen des Organismus.

Kommt es aber in diesem Bereich zu Interferenzen und Reflexionen (also Störungen auf der Ebene von Strahlung), dann führt das entweder aktiv zu einer Veränderung der Schwingung, oder die Zellen haben es schwerer, ihre Schwingungsharmonie aufrechtzuerhalten.

Zweitens ist die Sache in Bezug auf die Mineralien im

Krebs – Hintergründe und Ursachen

Grundwasser interessant, die offenbar in der Lage waren, die Schädigung durch die Strahlung wieder auszugleichen. Das erinnert sofort an die Homöopathie, an die Schüssler-Salze und ähnliche Dinge. Homöopathische Mittel sind ja *physikalische Bearbeitungen* von chemischen Substanzen. Durch die Verreibungen und Verschüttelungen entstehen die unterschiedlichsten Schwingungsmuster, welche natürlich von der chemischen Substanz bestimmt werden, die benützt wird – aber zweifellos geschieht hier der Übergang von Chemie zur Schwingung (Physik). Diese diversen Bearbeitungen der homöopathischen Mittel erhalten jede eine andere Schwingungsqualität und können mit den kosmischen Wellen bzw. mit den unerwünschten Veränderungen im Organismus, welche durch Schwingungsfehler entstanden sind, in Resonanz gehen.

Die Homöopathie ist also die einzige existierende medizinische Methode, auf elektromagnetischer Ebene die Schwingungen im Körper zu regulieren – mit Ausnahme anderer Methoden, bei denen man nicht wusste, dass man es tat.

Interessant ist in diesem Zusammenhang auch das Phänomen, dass, wenn man dem Körper ein nötiges Mineral oder Spurenelement (zum Beispiel Eisen) zuführen wollte, er dieses aber nicht annahm. Es hatte nicht die passende Schwingung! Der Organismus nahm es aber auf, sobald er die einigermaßen richtige homöopathische Bearbeitung erhielt oder wenn man statt des mineralischen Eisens zum Beispiel ein pflanzliches Eisen verabreichte! Der Chemiker würde sagen: »Eisen ist Eisen«, aber für den Organismus ist es

Chemie, Physik, Biologie und die innere Kraft des Menschen

erst dann das richtige Eisen, wenn auch die physikalische Schwingung passt.

Der Mensch oder das Lebewesen lebt in einer Art Harmonie mit der Umgebung – die Schwingungen müssen zusammenpassen – oder eben nicht. Das Ziel einer echten Therapie muss es daher sein, die Harmonie der Schwingungen im Organismus und sogar seiner Umgebung wiederherzustellen.

Dabei können alle Arten von Störungen eine Disharmonie verursachen – vom Vitamin- und Mineralienmangel über Wärmeüberschuss oder -mangel, kalte Füße, schlechte Ernährung, Chemikalien im Körper, ständige Disharmonie mit dem Ehepartner, …

Das klingt zunächst wahrscheinlich verwirrend, aber bitte glauben Sie nicht, dass die Heilmethoden auch so kompliziert sein müssen! Schließlich gibt es die wunderbare »Selbstheilungskraft«. Diese muss zunächst wiederaufgebaut und während der gesamten Therapie aufrechterhalten werden.

Da dieses Wiederherstellen bei schwereren Krankheiten oft ein langer Weg ist, brauchen wir neue Lösungen. Diese bekommen wir unter anderem durch die Schwingungen, welche die Heilkräfte wiedererwecken helfen, was mit chemischen (herkömmlichen) Mitteln und Methoden alleine erwiesenermaßen nur sehr selten gelingt. Im Kapitel »Therapien« werde ich auf physikalische und technische Geräte eingehen, welche Schwingungen erzeugen, um Dissonanzen auszugleichen, und damit erfolgreich bei der Krebsbehandlung eingesetzt werden. Leider sind viele (einstmals)

Krebs – Hintergründe und Ursachen

erfolgreiche Geräte entweder nicht bekannt oder nicht zugelassen.

In diesem Kapitel sollte allerdings auch nicht unerwähnt bleiben, dass das Durcheinander der Schwingungen von den zahlreichen modernen technischen Geräten einen schweren gesundheitsschädigenden Faktor darstellt.

Emotionen, innere Kraft und der Einfluss der Stimmung auf die Gesundheit

Emotionen sind zweifellos ebenfalls Schwingungen, und man kann sich vorstellen, dass die unterschiedlichen Emotionen unterschiedlichen Schwingungsmustern entsprechen.

Jedenfalls bewegen wir uns jetzt durchaus wieder in einem Bereich, den man empfinden und wahrnehmen kann, weil die Person selbst (also z. B. Sie) der Sender bzw. der Empfänger von Emotionen ist. Man merkt die unharmonischen »bösen« Schwingungen eines zornigen oder bösen Menschen, und man merkt den positiven Einfluss von »angenehmen« Menschen.

Man merkt die nervösen ängstlichen Schwingungen einer Person, die Angst hat, und man merkt die starke Ausstrahlung eines Menschen, der tatkräftig und selbstsicher ist. Und man merkt auch die Schwingungen eines Menschen, der lediglich vorgibt, wohlgesonnen zu sein. Manchmal lässt man sich täuschen, manchmal können sich Menschen sehr gut verstellen, aber man kann sich auch darin üben, all diese emotionalen Schwingungen richtig wahrzunehmen.

Chemie, Physik, Biologie und die innere Kraft des Menschen

Es ist mir wichtig darauf hinzuweisen, dass die Person selbst diese Schwingungen hervorbringt. Sie »sendet« gute oder schlechte Schwingungen aus, die andere Personen als ebensolche empfangen und empfinden können.

In Bezug auf das Empfangen von solchen Schwingungen ist festzuhalten, dass die empfangende Person durchaus ebenfalls etwas verursacht, sie hat nämlich auf »Empfang« geschaltet, um die freundliche oder unfreundliche Schwingung zu empfangen. Sie kann aber auch beschließen, von dieser Person keine Schwingungen entgegenzunehmen – was bisweilen eine notwendige Selbstverteidigung wäre.

Dieses Senden und Empfangen von Schwingungen kann auch ganz ohne gesprochene Worte vor sich gehen, aber meistens ist es – da es unsere übliche Art zu kommunizieren ist – mit gesprochenen Worten verbunden.

Es gibt Menschen, welche sozusagen »chronisch« schlechter Stimmung sind und dies auch dauernd aussenden. Man wird dazu neigen, diese Personen und ihre nahe Umgebung zu meiden. Anderseits gibt es Menschen, die »chronisch« fröhlich oder positiv sind, und man neigt dazu, die Nähe dieser Leute zu suchen, damit man von dieser Schwingung profitieren kann.

Manchmal kann man allein dadurch erkennen, ob die Schwingungen positiv oder negativ sind, indem man sich zu Menschen hingezogen oder von ihnen abgestoßen fühlt.

Hier stehen wir einer echten *Quelle* von Schwingungen gegenüber. Ein Mensch ist der Erzeuger davon, er erzeugt Schwingungen – ganz automatisch. Man kann z.B. eine

Krebs – Hintergründe und Ursachen

Angst-Schwingung erzeugen, und ein Hund wird wie ein Jäger hinter einem herrennen. Ich habe bei meinem Kater, der ca. drei Meter von mir entfernt mit geschlossenen Augen dasaß, ein Experiment gemacht: Ich habe meine Aufmerksamkeit auf ihn gerichtet und ihm eine wohltuende liebevolle Stimmung gesandt. Ich wunderte mich selbst, dass er tatsächlich sofort zu schnurren begann, ohne seine Stellung zu verändern oder die Augen aufzumachen. Dann beendete ich meine »Aussendung«, und das Schnurren ebbte langsam ab.

Tun Sie das mit Ihren Mitmenschen! Verbreiten Sie eine angenehme Atmosphäre und die Zahl der Krankheiten um Sie herum wird sehr wahrscheinlich abnehmen. Möglicherweise fallen Ihnen dabei Menschen auf, die bei freundlichen Schwingungen »abschalten« und wahrscheinlich selbst nur unfreundliche Schwingungen und Kommunikationen aussenden.

Man sollte überhaupt seine Umgebung nach Quellen positiver bzw. abträglicher Schwingungen und Beeinflussungen absuchen – man wird auf erstaunliche Ergebnisse kommen, sei es, was »befreundete« Personen betrifft oder den Fernseher und Nachrichtensendungen – oder wie sehr Zeitungen in der Lage sind, Negatives auszuströmen, sodass man mit diesen negativen Schwingungen beim Lesen der schlechten Nachrichten in Resonanz geht und sich schlechter fühlt!

Man wird bemerken, dass man sich im Einflussbereich von vielen störenden Schwingungen befindet, zu denen man beschlossen hat, in Kontakt (»auf Empfang«) zu treten! Das kann – leider im wahrsten Sinne des Wortes – tödlich sein.

Manche Menschen sollten in dieser Beziehung ihre Umgebung »säubern«, was sich mit Sicherheit auf längere Sicht gesehen auf ihre seelische und körperliche Gesundheit positiv auswirken wird. Manch ein Krebspatient wird im Nachhinein solche Störungen orten können, die er in seiner unmittelbaren Umgebung – oftmals zu lange – geduldet hat!

Die »ordnende Kraft«

Wenn man die Auswirkungen der emotionalen Schwingungen auf den eigenen Gesundheitszustand genauer verstehen will, müssen wir uns mit einer nicht allgemein beachteten Tatsache beschäftigen, die ich hier »die ordnende Kraft« nennen möchte.

Jeder ist befähigt, die Dinge in seinem Wirkungsbereich zu beeinflussen – positiv oder negativ.

Was ist damit gemeint?

Die meisten Menschen glauben nicht recht, dass sie selbst bestimmen können, was in ihrem Bereich, ihrer Umgebung geschieht. Sie haben sich daran gewöhnt, sich danach zu richten, was von außen passiert. Sie lassen sich beeinflussen und trauen es sich nicht zu, selbst (positiven) Einfluss auf die Umgebung auszuüben. Etwas leichter tun sie sich bei dem Gedanken, dass sie wenigstens *mit*bestimmen können, was in ihrem Bereich geschieht.

Man hat jedoch die Fähigkeit, einen positiven Einfluss auf

Krebs – Hintergründe und Ursachen

sich und seine Umgebung auszuüben, der Gesundheit oder Krankheit maßgeblich beeinflusst.

Die ordnende Kraft einer Person kann man sich am Beispiel eines guten Chefs veranschaulichen: Er muss bedeutende Fähigkeiten besitzen, um auf alle seine Mitarbeiter so ordnend einzuwirken, dass der Betrieb blüht, gedeiht und stets nach vorne orientiert ist.

Wenn er ein guter Chef in einer großen Firma ist, muss er sehr genau wissen, was in seinem Wirkungsbereich vor sich geht – und die ganze Firma ist sein Wirkungsbereich.

Bedeutungsvoll scheint mir auch, dass sein Einfluss nicht davon abhängig ist, dass er dauernd anwesend ist – seine Gegenwart ist direkt spürbar, auch wenn er nicht auftaucht. Jeder Mitarbeiter weiß, dass er gut geführt und angeleitet wird, sodass er ganz automatisch das Richtige tut.

Man kann einsehen, dass in einem so gut geführten Betrieb kein Platz für »schwere Krankheit« ist. Wenn man das auf die Verhältnisse im menschlichen Organismus überträgt: Wenn so gute Führung ausgeübt wird, fühlt sich jede Zelle wohl und kommt gar nicht auf die Idee, gegen den Gesamtorganismus zu arbeiten und »krebsig zu entarten«.

Seine »ordnende Kraft« übt man also in einem Bereich aus, den man beschlossen hat zu beeinflussen. Man kann die Dinge dort in erwünschter Weise leiten und lenken.

Wenn wir eine Krebserkrankung hinterfragen, dann finden wir häufig eine Person, die gewisse Bereiche ihres Lebens »unter Kontrolle«, aber über andere Bereiche ihre Herrschaft

Chemie, Physik, Biologie und die innere Kraft des Menschen

verloren hat. Gewisse Bereiche beeinflusst sie gar nicht, andere sehr schlecht oder nur mit Abscheu oder mit irgendwelchen negativen Gedanken und Taten. Dies ist dann ein negativer Einfluss, der auf diese Bereiche einwirkt.

Es können auch starke Störung und Chaos von außen in Teile des Lebens hineingetragen werden – und die »ordnende Kraft« der Person reicht nicht mehr aus, um die Dinge in Ordnung zu halten oder diese wiederherzustellen.

Wenn z. B. der Ehemann einer Patientin fremdgeht und sie nichts Wirksames dagegen unternimmt, hat sie diesen Bereich nicht mehr unter Kontrolle. Ihre leitende Kraft hat nicht ausgereicht, um die Dinge in Ordnung zu halten oder sie wieder in Ordnung zu bringen.

In diesem Bereich lebt sie sozusagen nicht mehr ihr Leben. Sie hat ihren ordnenden Einfluss verloren, wo sie ihn aber haben sollte.

Seltsamerweise sehen wir sehr häufig infolge einer solchen Situation eine Krankheit oder gar eine Krebserkrankung auftreten. Speziell der Brustkrebs der Frau scheint mit Scheidungen oder großen Schwierigkeiten auf diesem Gebiet (Ehe, Partner, Sexualität, Kinder) in Zusammenhang zu stehen.

Da wir die Fähigkeit haben, einen ordnenden Einfluss auf unseren Bereich auszuüben, ist leider auch das Umgekehrte der Fall: Üben wir *nicht* den ordnenden Einfluss aus, werden Unordnung und Chaos auftreten, also Bedingungen, die das Weiterleben nicht mehr gewährleisten.

Krebs – Hintergründe und Ursachen

Wenn jemand seinen »leitenden Einfluss« über einen wesentlichen Lebensbereich verliert, dann wird sich dieser Lebensbereich verselbstständigen, und es wird sich dort *irgendetwas* abspielen, was aber mit Sicherheit nicht mehr zum Lebenskonzept desjenigen Menschen passt: Etwas ist völlig »außer Kontrolle geraten«.

Das Wesen des Krebses ist es, dass er eine Neubildung ist, ein Zellverband, der sich außerhalb des übrigen Organismus gestellt hat, außerhalb der ordnenden Kraft. Er verhält sich unkontrolliert und unkontrollierbar.

Bei vielen Krebserkrankungen hat man den Eindruck: Sie sind die körperliche Manifestation eines Lebensbereiches des Erkrankten, über den er seinen »ordnenden Einfluss« verloren hat.

Wenn man das auch nicht immer sagen kann, wenn das auch nicht immer der einzige Blickpunkt ist, wenn auch andere Krebsursachen vorhanden sein können – es hat doch einigen Wahrheitsgehalt und ist sehr oft zu beobachten.

Ich meine, dass wir mit dieser Betrachtungsweise der Ursache der Krebserkrankung am nächsten kommen: Das Unglück beginnt im Denken.

Diese Zusammenhänge sind in Bezug auf eine Therapie durchaus interessant, aber mehr vielleicht noch unter dem Aspekt der Vorbeugung: Man sollte stets sein Leben in allen wesentlichen Lebensbereichen gut unter Kontrolle haben und stets in die richtige Richtung lenken. Man sollte Pläne haben, die man mit Energie verfolgt, und man sollte sich besser aus Bereichen zurückziehen, wo man nicht ge-

Chemie, Physik, Biologie und die innere Kraft des Menschen

nügend positiven Einfluss ausüben kann bzw. wo ein negativer Einfluss überwiegt.

Aber man sollte natürlich seine Lebensbereiche nicht aus Angst vor Krankheit in Ordnung bringen, sondern weil das Leben nur so gut funktioniert.

Erinnern Sie sich an die vier Fallbeschreibungen zu Beginn dieses Buches? Offenbar haben diese Menschen entscheidende Veränderungen in ihrem Leben vollzogen, sodass eine neue Ordnung eingekehrt ist und sie gesunden konnten.

Es ist vielleicht von Interesse anzumerken, dass der Organismus im Grunde zunächst einmal gar nicht anders kann, als gesund zu sein. Erst negative Einflüsse irgendwelcher Art bringen dieses ursprüngliche, geordnete Gesamtkonzept durcheinander. Eine Person, die also keinen negativen Einfluss ausübt oder duldet, bleibt – nach dieser Regel – einfach gesund.

Aber die negativen Einflüsse reichen natürlich von Ernährung über Gifte, Strahlung etc. bis hin zu den Lebensumständen, den Emotionen (= Schwingungen) und den geistigen Einflüssen.

Wenn man beispielsweise von dem einen oder anderen bösen Menschen um sich in negativer Weise beeinflusst wird, der einen peinigt und Spaß dran hat, andere in die Enge zu treiben oder zu quälen, dann *ist* auch dadurch das Überleben bedroht. Diese Wirkung haben auch ständige »harmlose« Sticheleien, Intrigen, ständige abwertende Be-

Krebs – Hintergründe und Ursachen

merkungen, Nichtanerkennung der Leistung. Lässt man diese Situation längere Zeit andauern, kann dies ebenso zu Krankheit führen.

Es gibt auch Menschen, die in einem durchschnittlichen Dahinleben nicht ihre Erfüllung sehen, die besonders aktiv, erfinderisch, kreativ sind ... Dies ist sehr »gefährlich«, denn dann wird man zur Zielscheibe. Die Geschichte ist voll von jenen großen Menschen, Erfindern, Entdeckern, Künstlern, die nur zur Zielscheibe wurden, weil sie etwas Positives bewirken wollten. Wieso? Weil es Menschen gibt, Neider und miese Typen, die keine Skrupel haben, Schaden zu verursachen. Sehen Sie die Leute, die im Internet Viren entwickeln und damit ihre Intelligenz nur dazu gebrauchen, anderen zu schaden. »Schaden« ist für manche Menschen das offene oder versteckte Ziel ihrer Handlungen. Zum Glück sind sie eher selten, aber wenn man so jemandem (der sich möglicherweise gut verstellen kann) begegnet, sollte man sehr vorsichtig sein. Das Überleben wird direkt bedroht, man fühlt sich kleiner, verwirrt und verzweifelt. Man kann es auch mit Behörden zu tun bekommen, die keine persönlichen Folgen ihres Handelns sehen. Dann bekommt z. B. ein genialer Mensch, der zum Nutzen der Menschheit etwas Positives entwickelt, eine Anklage, weil er angeblich gegen irgendwelche Paragrafen verstoßen hat.

Es muss nicht ausgesprochen böser Wille dahinterstehen, aber die Folgen sind immer die gleichen.

Ich will damit nicht sagen, dass dann andere am Krebs ei-

Chemie, Physik, Biologie und die innere Kraft des Menschen

ner Person schuld sind. Das ist nicht so. Man ist schon selber der Erschaffer, nämlich je nachdem, ob und wie schnell man einen Unterdrückungsversuch abwehrt – oder eben nicht. Im Leben muss man sehr stabil sein. Man muss sehr wachsam sein und wissen, was es alles an Negativem gibt. Man muss sein Leben in Ordnung bringen. Oft muss man Verbindungen einfach abbrechen, wenn das geht – manchmal vielleicht sogar auswandern ...

Nur wenn man am Leben mehr Freude als Leid hat, wird man gewinnen, d.h. in unserem Zusammenhang auch überleben.

Denn die Überlebensbedrohung, welche von außen an uns herangetragen wird, wird von unserem Bewusstsein in den Organismus weitergeleitet und dort ebenfalls als Bedrohung verstanden. Die Reaktion der Zellen auf Lebensbedrohung kann dann ihre panikartige Vermehrung sein, um am Leben zu bleiben – also Krebs.

Lassen wir uns die wesentlichen Aussagen zusammenfassen: Der Krebs ist eine natürliche Entwicklung im Organismus – und diese Entwicklung ist auch wieder umkehrbar.

Wichtig ist die – selbst vorgenommene – Neuordnung im Leben des erkrankten Menschen und dass er die Verantwortung für seine Heilung übernimmt.

Krebs kann wie jede andere Krankheit völlig unterschiedliche Ursachen haben, und daher kann die Antwort auf eine Krebserkrankung nie jedes Mal dieselbe sein.

Krebs – Hintergründe und Ursachen

Verfallen Sie bei einer Krebsdiagnose nicht in Hektik, Angst oder gar Panik. Machen Sie sich – in Ruhe – schlau. Die Formel lautet: *Mehr wissen, mehr verstehen,* sich *selber* auskennen.

Wenn wir auch in den vergangenen Kapiteln viel über verschiedene Krebsursachen, über chemische, physikalische und biologische Verhältnisse gesprochen haben, so möchte ich zum Abschluss dieses Kapitels noch einmal die einfachste und wirkungsvollste Methode in den Vordergrund rücken, derer sich ein Patient bedienen kann:

Ich habe wiederholt Patientinnen und Patienten kennen gelernt, die mittels ihrer persönlichen Sicherheit und Zuversicht ihren Krebs vollkommen unter Kontrolle halten.

Sie wissen, was sie tun, sie wählen selber ihre eigenen Behandlungen – mit Bedacht, Sinn und Verstand!

Sie strahlen Kompetenz aus, sodass ich als Behandler voller Bewunderung in den Hintergrund trete, denn sie wissen mehr als ich – zumindest was ihren eigenen Krebs und ihre persönliche Erkrankung betrifft. Sie können mir genau ihre eigene Betrachtungsweise erklären, wie und warum ihre Therapie funktioniert.

Sobald der Patient seine Verwirrung abgelegt hat und zum Meister auf seinem eigenen Gebiet geworden ist, muss der Arzt schweigen oder sich gar in Ehrfurcht verbeugen.

Man sollte sich bewusst sein, dass dies das Ziel und das Ende einer echten medizinischen Behandlung und Beratung sein muss.

Therapien

Was erhält mich gesund und was macht mich gesund? Wichtige Grundbedingungen

Bevor wir zu den unterschiedlichen Therapien kommen, möchte ich Ihnen noch einmal in Kurzform die zuvor besprochenen Grundzüge einer gesunden Lebensweise ans Herz legen, die als Krebsvorsorge zu betrachten sind, aber selbstverständlich auch während und nach einer Krebsbehandlung ihre Gültigkeit nicht verlieren.

1. Ernähre dich gesund, das bedeutet: Iss, was draußen wächst, und nicht etwas, was künstlich zubereitet wurde, denaturiert ist. Lass dich nicht vom Angebot anderer irritieren, weil das »Angebot anderer« fast immer zuerst den anderen dient – zu welchem Zweck auch immer. Lass die Finger von Zucker und unnötigen Giften. Lass die Finger von Drogen – und wenn es schwache sind wie Zucker und Kaffee, Zigaretten und Alkohol, dann genieße sie nur hin und wieder, wenn es dir gut geht.

2. Betreibe täglich Sport oder verschaffe dir sonst irgendwie ausreichend Bewegung, damit das Energieniveau im Organismus hoch und die Stimmung gut bleibt.

3. Nahrungsergänzung: Die meisten Menschen brauchen zu der heute erhältlichen Nahrung zusätzliche Vitamine

Therapien

in Form von Präparaten. Dies ist notwendig, weil unsere Nahrung arm an Vitaminen ist und oft sogar zusätzlich davon befreit wurde, was die meisten Menschen nicht wissen. Jede Bearbeitung entfernt die Nahrung Schritt für Schritt von ihrer natürlichen Form, sodass sie jedes Mal deutlich an Wert verliert. In manchen Ländern ist es den Menschen verboten, diese verloren gegangenen Dinge wieder in genügender Menge zuzusetzen (so auch bei uns), offenbar weil es jemandem dient, eine kranke Bevölkerung zu haben. Daher muss man sich Zusatzprodukte in ausreichender Menge beschaffen, welche Vitamine, Mineralien und Spurenelemente beinhalten. Wir leben in einer Zeit der chemischen Verseuchung, sodass man auch dieses Ungleichgewicht durch einen Zusatz von Vitaminen als Nahrungsergänzung ausgleichen muss.

4. Wichtig: Die Stimmung und die Emotionen sollten überwiegend positiv sein. Dazu dienen Ratschläge wie: Führe ein Leben, in welchem du glücklich bist; grundsätzlich erreicht man dies, indem man beharrlich seine eigenen Ziele verfolgt und schrittweise erreicht. Sei möglichst guter Dinge, halte stets die Zuneigung zu anderen aufrecht, und brich die Verbindungen zu Leuten ab, die dir schaden wollen. Verhalte dich anderen Menschen gegenüber anständig – so wie du von anderen behandelt werden möchtest.

Vorbemerkungen zum Thema Therapien

Bisher haben wir vieles besprochen, was die Ursachen und Hintergründe von Krebs betrifft. Sie haben dabei sicherlich

Therapien

einiges Wichtige gelernt, nun aber kommt endlich das Thema Therapie.

In diesem Kapitel werden nicht einfach nur alle Verfahren aufgezählt, es geht darum, mehr zu verstehen, damit Sie den größtmöglichen Nutzen daraus ziehen können. Aus diesem Grunde habe ich die Verfahren thematisiert zusammengefasst und einige einfach weggelassen.

Aus den einzelnen Therapieformen wird ein erfahrener Therapeut dann seine Krebstherapie zusammenstellen und der Patient aufgrund dieser Information besser verstehen, was für ihn geeignet ist und darüber (mit)bestimmen. Eine erfolgreiche Krebsbehandlung muss ohnehin individuell geplant werden.

Wir haben gesehen, dass es die unterschiedlichsten Ursachen für Krebs gibt – auch eine Kombination von Ursachen. Daher sollten bei jedem Patienten mehrere Therapien – und am besten genau die für ihn passenden – zur Anwendung kommen. Da es schwer ist, von vornherein zu wissen, was bei jedem Patienten notwendig ist, wird man nicht umhin können, »zur Sicherheit« viele Verfahren zu kombinieren.

Wir werden natürlich in unserem Streifzug durch die Therapieverfahren vornehmlich solche Verfahren vorstellen, die ich persönlich kenne, als erfolgreich erlebt habe und daher als wesentlich erachte.

Therapien

Es ist gar nicht genug zu betonen, dass man in einer echten Heilkunde akute und chronische Zustände mit ganz unterschiedlichen Verfahren behandeln muss! Deswegen habe ich die akutmedizinischen Verfahren deutlich von denjenigen (»heilenden«) Verfahren getrennt, die schließlich als einzige in der Lage sind, echte Gesundung hervorzubringen! Wenn man gesund werden will, muss man a) den Tumor eindämmen und dann sobald wie möglich b) heilende Methoden zur Anwendung bringen.

Da der Krebs meist erst in einem etwas fortgeschritteneren Stadium entdeckt wird oder die Patienten erst in einem solchen Stadium zu einem ganzheitlich orientierten Arzt kommen, handelt es sich schon um eine chronische Krankheit, die bereits bedrohliche Ausmaße angenommen hat. Dieses bedrohliche Stadium ist sozusagen ein »akutes«, dem zuerst mit akutmedizinischen Maßnahmen begegnet werden muss! Dabei darf man nie aus den Augen verlieren, dass die Erkrankung an sich weiterhin eine chronische bleibt und man daher diese akutmedizinischen (meist »schulmedizinischen«) Maßnahmen mit den ganzheitlichen und naturheilkundlichen kombinieren muss, wenn man auf längere Sicht erfolgreich sein will.

Bei der Kombination solcher Verfahren ist darauf zu achten, dass die beiden unterschiedlichen Dinge einander möglichst wenig in die Quere kommen.

Natürlich wäre es wichtig – besonders bei der Behandlung einer chronischen Krankheit – die Ursachen der Krankheit zu kennen.

Therapien

Da man aber selten über die Ursachen einer Krebserkrankung Bescheid weiß, muss man bei der Behandlung der chronischen Faktoren sicherheitshalber viele Verfahren nebeneinander zur Anwendung bringen. Das tut man, um halbwegs sicherzugehen, dass man diejenigen Ursachen in die Therapie einbezieht, welche bei diesem Patienten eine tragende Rolle spielen. Es ist ja in der gesamten Medizin so, dass »ein und dieselbe Krankheit« ganz unterschiedliche Ursachen bei den verschiedenen Patienten haben kann. Das bedeutet, dass beim einen Patienten »Krebs« von einer anderen Ursache »angetrieben« wird als bei einem anderen. Wir haben im Kapitel über den Stoffwechsel der Krebszelle gehört, was alles passieren kann, um den verhängnisvollen Prozess auszulösen. Auch die vielfältigen biologischen und psychischen Möglichkeiten haben wir kennen gelernt, die auch in Kombination auftreten können. Daher bleibt einem gar nichts anderes übrig, als die Behandlungsmöglichkeiten breit zu streuen.

Wie schon öfters erwähnt, muss auf dem Hintergrund all der zur Verfügung stehenden Verfahren möglichst gleich von Anfang an ein Plan verfasst und sorgfältig ausgeführt werden, der im Idealfall zur Heilung führt.

Leider kann ich Ihnen über die Therapien nicht alle Informationen anbieten, die ich für wichtig halte, denn es liegen eindeutige Anzeichen vor, dass einige Personen ganz genau wissen, welche Behandlungsarten erfolgreich sein können und daher verboten werden sollten. Diese »Feinde« haben sogar das Meiste bereits erledigt: Aus irgendeinem seltsamen

Therapien

Grund waren in den letzten Jahrzehnten behördliche Aufla-
gen herausgekommen, die solche Behandlungen verbieten
oder unmöglich machten, die sich in der Vergangenheit als
Erfolg versprechend herausgestellt hatten. Österreich war als
Markt wohl nicht interessant genug, aber in Deutschland
sind viele Erfolg versprechende Behandlungen ausdrücklich
untersagt worden. Dort genügt es, ein Medikament als »verdächtig« einzustufen und man darf es nicht mehr herstellen
oder verwenden. Es wird dann gar nicht weiter untersucht,
sondern bleibt für immer »verdächtig« ...!

Auch die Firmen, die zur Krebstherapie geeignete Geräte
und Maschinen produziert hatten, bekamen offenbar die
Auflage, in der Gerätebeschreibung darauf hinzuweisen,
dass man mit diesen Geräten »Krebs nicht behandeln« darf.
Außerdem ist eine Selbstregelung bei neuen Maschinen vorgeschrieben, welche es von vornherein unmöglich macht,
die notwendige Dosis zu verabreichen, die von den Ent-
wicklern der Geräte als für die Krebstherapie geeignet angesehen wird.

So war z. B. eine Firma geschlossen worden und eine andere, welche das Patent für die Erzeugung des wirksamen
Heilmittels erstanden hatte, darf es nur in einer homöopathischen Variante herstellen, die nicht funktioniert.

Ich stieß auf zahlreiche ähnliche Vorgänge, die den Verdacht nahelegen, dass das Ganze Methode hat. Die Behörden mögen es bekanntermaßen ruhig und überschaubar.
Sie »informieren« sich bei »Experten« oder entsprechenden
Institutionen und vertreten dann die Meinung, dass alles

Therapien

andere verboten werden sollte, was diese nicht ausdrücklich »erlaubt« haben – und gehen auf dieser Basis dann gegen anders denkende Ärzte und gegen Verfahren vor, die Sie als Patient dringend bräuchten.

Wenn ich Ihnen hier also Therapiebeschreibungen gebe, die nicht den Standardtherapien entsprechen, ist das für mich nicht ganz ungefährlich. Bitte verzeihen Sie daher, wenn ich nicht alles genau beschreibe und auch nicht alle Therapien anführe.

Ich bin in der glücklichen Lage, einige Verfahren zu kennen, die tatsächlich Hoffnung auf Heilung bieten oder (in vielen Fällen zumindest) gute Resultate bei der Verbesserung des Gesundheitszustandes zeigen, aber ich will gleich zu Anfang dieses Kapitels betonen, dass auch ich kein Allheilmittel kenne und dass alle hier beschriebenen Verfahren, auch in verschiedenen Kombinationen, ihre Grenzen haben.

Meiner Meinung nach wird es auch nie ein Allheilmittel geben, weil eine Krankheit stets kompliziert konstruiert ist und meist eine Mehrzahl unterschiedlicher Ursachen (bei jeder Person andere) dahintersteckt.

Bei vielen Patienten kann man den Krebs nur noch für einige Zeit in Schach halten, weil er zu weit fortgeschritten ist – zum Beispiel, weil der Patient bereits zu viele Behandlungen bekommen hat, die seine Heilfähigkeit untergraben haben, oder weil eine Ursache hinter der Krebserkrankung steckt, die wir nicht beherrschen können.

Therapien

Wir haben schon angesprochen, dass fast alle Aufmerksamkeit auf die wenigen »schulmedizinischen« Verfahren gerichtet wird, während andere – völlig zu Unrecht – in Vergessenheit geraten sind.

Man muss sich klarmachen, dass der Markt sehr groß ist und man – wie beim Einkaufen von Nahrungsmitteln – nicht unbedingt nach dem greifen muss, was einem vor die Nase gehalten wird. Und es gibt tatsächlich eine Fülle von funktionierenden Verfahren – besonders auf dem naturheilkundlichen Sektor. All diese Verfahren sind aber von unterschiedlichem Wert und unterschiedlicher Stoßrichtung. Daher werde ich in diesem Kapitel folgende Einteilung vornehmen: Zunächst werden die »akuten« Verfahren abgehandelt, dann die naturheilkundlichen, mit welchen eher mittel- und längerfristig gearbeitet werden sollte.

Dabei werden die naturheilkundlichen Verfahren nach ihrem jeweiligen Konzept bzw. ihrer speziellen Wirkweise geordnet.

Wir wissen jetzt einiges Notwendige über Krebs – was ihn verursacht und wie er entsteht.

Ein Patient fragt sich jedoch immer: »Was soll ich tun?« »Welche Therapie soll ich machen?« Das ist wohl der Hauptgrund, warum Sie dieses Buch lesen.

Die meisten Leser – wenn sie Krebspatienten sind – stehen als Erstes vor der Wahl, ob sie sich einer der nun zunächst folgenden »schulmedizinischen« Behandlungsmethoden unterziehen sollen. Daher sollten sie zunächst einmal wissen, was diese sind und was sie können.

Therapien

Ein ärztliches Gespräch soll und kann dieses Buch nicht ersetzen. Aber es ist gut, in ein ärztliches Gespräch bereits mit einigem Grundwissen hineinzugehen. Wir alle wissen, dass Ärzte oft keine Zeit haben und dass eine gewisse Schwierigkeit darin besteht, Ärzte zu verstehen.

Hier können Sie sich zunächst über die derzeit üblichsten Behandlungsmöglichkeiten informieren. Es dreht sich dabei fast immer um Operation, Bestrahlung mit radioaktiven Strahlen und Chemotherapie – also die Hauptsäulen der so genannten »schulmedizinischen« Therapie.

Wir haben bereits ausführlich dargestellt, dass die Schulmedizin durchaus große Erfolge bei der Behandlung von akuten Krankheiten aufzuweisen hat und dass sie ausgezeichnete diagnostische Verfahren besitzt. Auf diesen beiden Gebieten entwickelt sie sich weiter, aber sie ist äußerst rückschrittlich in Bezug auf Heilung chronischer Erkrankungen, wie es die Krebserkrankung ist.

Die Krebsgeschwulst ist lediglich das äußere Zeichen für lang andauernde Missstände im Organismus. Wenn sie jedoch bedrohliche Zustände verursacht, kann diese Situation zu Recht (!) unter »Akutmedizin« eingeordnet werden, bei der zu Anfang akute Maßnahmen, also »schulmedizinische« angebracht sind. So gesehen ist der Tumor meist als Anzeichen eines akut gewordenen Stadiums einer an sich chronischen Krankheit zu verstehen.

Therapien

Wenn man sowohl die Schulmedizin als auch die Grundlagen der Naturheilkunde versteht, so wird einem klar, dass die Schulmedizin dazu geeignet ist, akutmedizinische Zustände zu behandeln, während das Heilen des chronisch außer Tritt geratenen Organismus nur mittels naturmedizinischer Maßnahmen vollbracht werden kann.

Allgemein kann außerdem gesagt werden, dass die »schulmedizinischen« Verfahren krankheitsbekämpfend sind, während die »naturmedizinischen« Methoden gesundheitsfördernd sind.

Die Stärke der »schulmedizinischen« Verfahren ist es daher, beim Krebs die Geschwulst zu bekämpfen, während die »naturmedizinischen« Verfahren vor allem den allgemeinen Gesundheitszustand verbessern. Manchmal so sehr, dass der nun so stark gesundete Organismus derartig krebsfeindlich geworden ist, dass kein neuer Krebs mehr entsteht oder dass ein vorhandener Krebs nicht weiterwächst oder sogar weggeht. Die schulmedizinischen Verfahren wiederum belasten meist den Gesamtorganismus, ohne dass man sich weiter um diese Schäden kümmert.

Manchmal wäre es logisch, diese beiden Verfahren zu kombinieren, was heute leider zu selten geschieht. Anderseits muss man bedenken, dass diese beiden Therapierichtungen einander auch manchmal widersprechen. So schädigt die Chemotherapie einen bereits kranken Organismus noch mehr, sodass er für eine echte Heilung meist nicht mehr zugänglich wird. Aus diesem Grunde wende ich mich in diesem Buch immer wieder gegen die übliche Art der Chemo-

178

Akutmedizinische Verfahren

therapie-Behandlung. Sie sollte nach meiner Meinung nur dann gemacht werden, wenn sie eine echte Heilungschance bietet (wie bei Hodenkrebs, Morbus Hodgkin oder einigen Erkrankungen im Kindesalter) oder wenn es darum geht, große Tumore in ihrer Tumormasse zu dezimieren, um sie für andere, geeignetere Verfahren zugänglich zu machen! Letzteres aber nur, wenn eine hohe Wahrscheinlichkeit vorhanden ist, dass die anzuwendende Chemotherapie auch wirklich ansprechen wird (zum Beispiel durch vorherige Chemotherapie-Sensitivitäts-Testung, s. S. 195).

Leider werden zur »normalen« Chemotherapie oft hohe Dosen von Kortison verabreicht, was eine weitere Blockade der Heilfähigkeit zur Folge hat.

Wenn es also das Ziel eines Patienten ist, den Krebs längerfristig zu besiegen oder in Schach zu halten, sollte er sich möglichst gleich zu Anfang sehr genau informieren, bevor er seine Chancen durch die vorschnelle Verwendung einer Chemotherapie vergeudet.

Akutmedizinische Verfahren

Operation

Wir haben bereits darauf hingewiesen, dass Krebs ein Geschehen im gesamten Organismus ist und nicht nur eine zufällig entstandene Geschwulst an diesem oder jenem Organ. So gesehen wäre es also keine echte Heilbehandlung, nur das Symptom herauszuschneiden und die Gesamtkrankheit im Körper zu belassen, zu der man offensichtlich neigt. Mit-

179

Therapien

tel- und langfristig sollte man sein »krebsfreundliches« Milieu durch geeignete Maßnahmen in ein »krebsfeindliches« zurückverwandeln.

Dennoch ist in den meisten Fällen eine Operation mit Recht die erste Wahl, wenn man den Krebs loswerden will. Sie ist eine Akutmaßnahme. Meistens ist sie an dieser Stelle richtig, wenn auch eine kurze Vorbehandlung oft noch besser wäre.

Wenn die Chance auf völlige Entfernung der gesamten Geschwulst gut ist, sollte man also unbedingt die Operation als erste Wahl ansehen und akzeptieren. Man sollte den Chirurgen ermutigen, die »goldene Regel der Chirurgie« einzuhalten, nämlich die Geschwulst »weit im Gesunden« herauszuschneiden.

Ist das unsicher oder stehen die Chancen dafür schlecht, sollte man gleich zu Anfang alle weiteren Möglichkeiten kennen lernen.

Man spricht von einer Heilung, wenn mittels Operation die Krebsgeschwulst komplett entfernt werden konnte. Es ist vordergründig akzeptabel, es so auszudrücken – lassen wir es also einstweilen dabei: Wenn der Tumor zur Gänze chirurgisch entfernt werden konnte (und sich das nach Jahren tatsächlich als zutreffend erweist, weil nichts mehr nachgewachsen ist), dann kann man also von Heilung sprechen.

Wie soll man aber zu einem Zeitpunkt wissen, dass der gesamte Krebs entfernt wurde, wenn der Nachweis dafür erst nach Jahren erbracht werden kann?

Akutmedizinische Verfahren

Die Antwort ist: Ein Chirurg kann nach der Operation ganz gut abschätzen, wie die Wahrscheinlichkeit einer kompletten Entfernung ist. Beispielsweise ist es beim Brustkrebs wertvoll zu wissen, wie groß der Tumor war und ob er bereits Lymphknoten befallen hatte. Wenn dies nicht der Fall ist, dann hat man sehr gute Chancen, wenn der Chirurg »weit im Gesunden« entfernt, was das grundlegende Einmaleins der Tumor-Chirurgie ist. Fragen Sie also den Chirurgen und lassen Sie sich »unverbindlich« eine Prozentzahl geben. »Mit wie viel Prozent Chancen wird kein Krebs mehr nachkommen?«, würde eine derartige Frage lauten.

Sollte der Chirurg kein gesprächiger Mensch sein, hilft sein »Rat«. Sagt er: »Lassen Sie sich sicherheitshalber eine Chemotherapie machen!«, dann wissen Sie, dass er mit weiterem Krebs rechnet. (Zählen Sie aber nicht darauf, dass die Chemo einen eventuell vorhandenen Krebs auch wirklich beseitigen würde. Das ist leider ganz und gar nicht anzunehmen …)

Meiner Meinung nach sollte man diesen Rat sowieso nicht sofort befolgen, sondern sich zuerst einmal klar werden, was dies bedeutet, und sich sodann sehr gut und umfassend über die eigene Lage sowie über die Alternativen informieren. Man sollte wissen, dass einem da wichtige Informationen nicht »nachgeschmissen« werden, sondern dass man sie sehr aktiv selber suchen muss.

Erst wenn man sich umfassend informiert hat, die Auswirkungen, die wahrscheinlichen Chancen dieser Behandlung und auch die Alternativen kennt, sollte man sich eigenständig entscheiden.

Therapien

Operationen können also mit dem Ziel gemacht werden, den Tumor zur Gänze zu entfernen, wie oben schon angesprochen.

Sie können jedoch auch zum Zwecke der »Tumorreduktion« gemacht werden – sodass danach viel weniger Krebsgewebe vorhanden ist. Das macht Sinn, wenn man ohnehin nicht alles entfernen kann – sei es, dass der Tumor zu ungünstig liegt oder schon zu groß ist. Dies ist ein brauchbares Vorgehen, weil weitere Verfahren es dann viel leichter haben, den übrig gebliebenen Krebs zu behandeln.

Um es noch einmal zu sagen: Grundsätzlich ist der Möglichkeit einer *Operation weit im Gesunden* die angemessene Aufmerksamkeit zu schenken. »Weit im Gesunden« bedeutet, dass man den Krebs weiträumig entfernen muss, indem man sicherheitshalber auch reichlich gesundes Gewebe mit entfernt.

Dies bedeutet, dass man als Patient mit dem Operateur vorher besprechen muss, ob es möglich ist, das gesamte Krebsgewebe in einem Handstreich »weit im Gesunden« zu entfernen, ohne es zu verletzen. Das ist sehr wichtig.

Faustregel zur Orientierung

Was man mit einer ersten Operation nicht entfernen kann, das bereitet in der Regel danach die »unheilbaren« Schwierigkeiten.

Wenn man nicht gleich bei der Operation, mit einem Schlag, *alles* entfernen kann, dann ist man in Schwierigkeiten.

Akutmedizinische Verfahren

Es steht zu befürchten, dass durch eine »knappe« Operation, welche diese alte chirurgische Regel verletzt, Metastasen gesetzt werden oder dem »Wiederkommen« von Krebs Tür und Tor geöffnet wird.

Oft muss der Operateur den Krebs vor einer Operation »anschneiden«, also verletzen. Dies geschieht offenbar aus rechtlichen Gründen, weil man ja als Operateur nicht einfach irgendetwas wegschneiden darf, sondern man muss zuvor sicher sein, dass es auch wirklich Krebsgewebe ist und herausgeschnitten gehört. Daher wird vor der eigentlichen Operation in den Krebs hineingeschnitten, einige Zeit gewartet und dann erst (im Falle, dass die mikroskopische Untersuchung die Krebsdiagnose bestätigt) die Geschwulst entfernt.

Man sollte generell davon absehen, vorher in den Krebs hineinzuschneiden und ihn erst eine Weile später herauszuschneiden. Durch die Verletzung einer Krebsgeschwulst erhöht sich die Gefahr der Verteilung und Verbreitung von Krebszellen.

Ein Grund, mit dieser goldenen Regel der Chirurgie (»weit im Gesunden« zu entfernen) Kompromisse zu machen, ist ein kosmetischer, hauptsächlich nämlich beim Brustkrebs der Frau.

Dort operiert man neuerdings häufig absichtlich »zu knapp«, sodass man in den Krebs hineinschneidet (um die Brust zu erhalten), was man dann aber mittels Bestrahlung wiedergutzumachen versucht. Dies ist ein gangbarer Weg, birgt aber viel Risiko in sich, sodass ich der Meinung bin,

Therapien

dass man – so wie man es früher gemacht hat – auch dort die »goldene Regel der Chirurgie« beachten sollte, den Krebs »weit im Gesunden« zu entfernen. Letztlich ist es wohl auch der Frau lieber, wenn sie zwar »verunstaltet«, aber krebsfrei überlebt – als mit schönerer Brust zu sterben ...

(Es ist mir klar, dass ich hier in recht offener Weise Dinge anspreche, über die der Patient oder die Patientin häufig nicht nachzudenken wagt. Sie können jedoch nur die richtigen Entscheidungen treffen, wenn Sie den Dingen ins Auge sehen.)

Manchmal tritt auch der Fall auf, dass nach vorangegangenen Krebsbehandlungen, wie z.B. auch Operationen, plötzlich ein kleiner Tumor nach dem anderen sichtbar wird. Chirurgen tendieren dazu, alles Sichtbare, das nicht da hingehört, der Reihe nach wegzuoperieren. Das ist irgendwann nicht mehr sinnvoll, denn eine Operation ist ein Eingriff in den Organismus, der seine Spuren im allgemeinen Gesundheitszustand und im Immunsystem hinterlässt. Da der Chirurg ohnehin in dieser Situation nicht mehr alles Krebsige wird entfernen können (weil er nie »weit im Gesunden« operieren kann), so empfiehlt sich spätestens jetzt eine Allgemeintherapie. Das ist logisch und die Schulmediziner denken auch so: Sie versuchen es daher mit Chemotherapie, die allerdings im Normalfall nicht mehr in der Lage ist, Heilung herbeizuführen – meist kann sie nicht einmal ein paar Wochen längere Überlebenszeit herausschinden. Wir werden später sehen, was es für Alternativen gibt.

Akutmedizinische Verfahren

Chemotherapie

Bei der Chemotherapie werden chemische Substanzen verabreicht, die für Körperzellen giftig sind – mit dem Zweck, Krebszellen abzutöten. Die meisten dieser Substanzen zerstören die Zellen in dem Augenblick, in dem sie sich zur Vermehrung teilen. In der Chemotherapie nutzt man den Umstand aus, dass Krebszellen sich besonders häufig teilen, da sie alle anderen Funktionen »niedergelegt« haben und nur noch fressen und sich vermehren. In dieser Phase der Teilung ist die Krebszelle am empfindlichsten. Immer befindet sich ein gewisser Prozentsatz der Krebszellen in der Teilungsphase und wird daher zu diesem Zeitpunkt geschädigt oder getötet.

Natürlich gibt es auch andere Zellen im Körper, die sich relativ rasch vermehren; auch diese reagieren daher leider genauso empfindlich auf Chemotherapie und gehen durch die Behandlung zugrunde. Dies betrifft besonders alle Schleimhäute des Verdauungstraktes, die Zellen, welche die Haare zum Wachsen bringen, oder insbesondere auch die Zellen der Blutbildung. Dies ist auch der Grund für die Nebenwirkungen der Chemotherapie: Verdauungsstörungen, Durchfälle, Haarausfall und Schädigung des Blutbildes und des Immunsystems.

Natürlich werden auch Zellen geschädigt, die sich nicht in Teilung befinden, weil die Substanzen ja eben giftig sind.

Diese Behandlungsart ist eigentlich nicht die Antwort der Medizin auf Krebs, sondern die der Pharmaindustrie.

Diese Herangehensweise (Chemikalien zu verabreichen)

Therapien

widerspricht auch einem heilkundlichen Denken, denn niemand kann annehmen, dass ein Organismus durch das Verabreichen von schweren Giften gesünder wird. Das Denken entspricht »Zerstören von etwas, das nicht hierhergehört« und ist vergleichbar mit Krieg. Eine Chemotherapie beseitigt Krebs nie wirklich (außer manchmal beim Hodenkrebs oder Krankheiten im Kindesalter). Alles zusammengenommen, gelingt wirkliche Ausmerzung der Krebszellen durch die Chemotherapie nach offiziellen Statistiken in ca. vier Prozent aller Fälle. Dies ist zu wenig, um den fast unablässigen Gebrauch davon zu rechtfertigen.

Weil man sich seit 50 Jahren auf diese »kriegerische« Art der Krebsbehandlung fixiert hat, mangelt es in der offiziellen Medizin an besseren Lösungen. Daher bleibt einem heutzutage fast nichts anderes übrig, als auch diese Methode in Betracht zu ziehen, einfach, weil man verabsäumt hat, etwas Besseres (etwas Heilkundliches) zu entwickeln.

Eine Chemotherapie ist manchmal als akute Maßnahme notwendig – aber dann müssen gleich danach all jene komplizierten Dinge getan werden, um die Gesundheit wiederherzustellen.

Bei der Anwendung der Chemotherapie, so wie sie die Pharmaindustrie vorschreibt, gibt es drei große Probleme:
1. Man weiß nicht, welches Mittel man anwenden soll. Krebs spricht überhaupt nur zu einer geringen Wahrscheinlichkeit auf eine chemotherapeutische Substanz an (die Chance ist größer, dass er nicht anspricht).

Akutmedizinische Verfahren

2. Der Krebs hat in der Regel nach Verabreichung von ca. vier bis sechs Behandlungen »gelernt« und lässt sich nicht mehr von dieser Substanz vergiften. Er wird »resistent« dagegen.
3. Die Substanzen wirken nicht nur auf die »bösen« Zellen giftig, sondern auch auf die guten.

Nun – da diese Substanzen nun einmal den Markt beherrschen – liegt es an der Medizin, damit etwas Sinnvolles anzufangen und sie in einen Gesamtplan einzubauen. Gleich anschließend an die Chemotherapie müssten andere Verfahren zur Wiederherstellung der Gesundheit angewandt werden. Aber leider geschieht das nicht, sondern man verabreicht eine Chemotherapie als einzige Maßnahme.

Noch ein weiterer Blickpunkt ist zu bedenken: Schulmedizinische Verfahren sind fast immer »bekämpfend« und nicht »fördernd«. Genau genommen sollte immer ein Gleichgewicht zwischen diesen beiden Stoßrichtungen in der Medizin bestehen, wenn man einen Therapieplan zusammenstellt.

Es müssen den *Krebs bekämpfenden* Maßnahmen stets zum Ausgleich *gesundheitsfördernde* zur Seite gestellt werden. Letztere bietet meist der naturheilkundige Ganzheitsmediziner an.

Die Chemotherapie kann auch anders eingesetzt werden als von der Pharmaindustrie »vorgeschrieben« wird, wo oft auf eine Chemotherapie die nächste folgt. Selbst nach ei-

Therapien

ner nicht wirksamen Chemotherapie lautet die Forderung: mehr Chemotherapie verabreichen. Dies führt zu Vergiftungen, zu schlechtem Allgemeinbefinden und zu all den Nebenwirkungen, die man ja hinlänglich kennt.

Bitte noch einmal: Ich sage diese Dinge nicht, um jemanden oder eine Therapie zu verunglimpfen, sondern weil es den Tatsachen entspricht.

Man sollte aus dem bisher Gesagten vor allem lernen, dass Chemotherapie manchmal brauchbar ist und dass man unbedingt vor Beginn einer solchen Behandlung einen Gesamt-Heilplan haben muss!

Es gibt nach meiner Erfahrung in der Mehrzahl der Fälle wesentlich bessere oder schonendere Verfahren, die fast gar nicht bekannt sind! Dennoch ist es so, dass einem automatisch Chemotherapie angeboten oder verordnet wird – und sonst nichts.

Da die Chemotherapie fast nie in der Lage ist, Krebs gänzlich zu beseitigen, überwiegen die Nachteile bald die Vorteile dieser Behandlungsart, wenn man sie über eine »Notbehandlung« hinaus anwendet.

Zumeist sieht der Ablauf folgendermaßen aus: Man verabreicht eine Substanz bzw. eine Kombination von Substanzen und beobachtet, ob der Krebs daraufhin zurückgedrängt wird. Man kann damit rechnen, dass in ca. 30 bis 40 Prozent der Fälle anfangs gut auf die Chemotherapie angesprochen wird – in 60 bis 70 Prozent der Fälle jedoch gar nicht; der

Akutmedizinische Verfahren

Patient erleidet in diesem Fall praktisch nur die negativen Nebenwirkungen. Das sind keine guten Statistiken!

Spricht die erste Chemo nicht an, versucht man eine neue Substanz oder eine neue Kombination – wenn es der Zustand des Patienten überhaupt noch erlaubt, dass man weitere Gifte verabreicht.

Aber auch wenn man zu den »glücklichen« 30 bis 40 Prozent zählt, wird der Krebs nach einigen Behandlungen »immun«, weil er als Organismus lernt, mit diesen giftigen Substanzen umzugehen. Genau deswegen hat eine Chemotherapie im Allgemeinen so einen begrenzten Effekt. Das sollte man wissen. Sie führt fast nie zur Ausheilung und man darf sich als Patient nicht diesem Irrglauben hingeben.

Die Chemotherapie kann in dieser Form nur alle drei bis vier Wochen angewendet werden, weil neben den Krebszellen auch die gesunden Zellen darunter leiden. (Wir nennen es »Chemotherapie nach dem Gießkannenprinzip«, weil man sie wahllos dem gesamten Organismus verabreicht.) Meist muss das Blutbild streng kontrolliert werden, weil das Blut bildende System (weiße und rote Blutkörperchen) durch die Gifte ebenfalls stark belastet wird. Ist die Schädigung zu stark, wird die Behandlung unterbrochen, bis sich das Blutbild erholt hat und man die nächste Therapie verantworten kann. Manchmal ist der Schaden so groß, dass man gar nicht weitermachen kann.

Gleich hier sei erwähnt, dass in vielen Fällen die »IPT« die bessere und schonendere Variante der Chemotherapie darstellt (s. S. 196).

Therapien

Um sich über die Wirkung der Chemotherapie genauer zu informieren, empfehle ich das Buch: »Chemotherapie fortgeschrittener Karzinome« von Ulrich Abel, Universität Heidelberg. Es ist ein von der »Schulmedizin« verpöntes Buch, weil dieser Mann ohne Auftrag in einer groß angelegten Studie alle bisherigen Versuche und Studien über die Erfolge der Chemotherapie untersucht hat. Jedenfalls kommt er bei mehr oder weniger allen üblichen Krebsarten (Karzinome) zu Schlussfolgerungen wie:

»Ein direkter Beweis für eine günstige Wirkung der Chemotherapie auf die Lebenserwartung der Patientinnen existiert nicht« (Brustkrebs) und: »Es gibt auch keine indirekte Evidenz für lebensverlängernde Wirkung der Chemotherapie.«

Zwei Statistiken sollen diese Ergebnisse veranschaulichen:

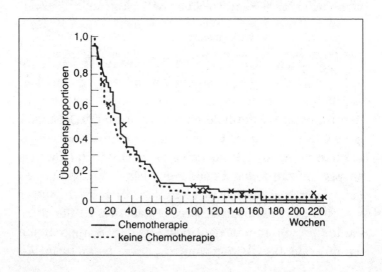

Akutmedizinische Verfahren

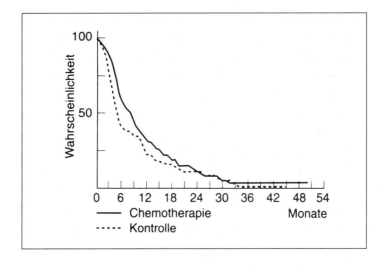

Zwei Abbildungen von Abel aus »Chemotherapie fortgeschrittener Karzinome«. Sie zeigen je zwei Überlebenskurven – von Patienten, die Chemotherapie bekommen haben, und solchen, die keine bekommen haben. Man kann leicht erkennen, dass es egal ist, ob man Chemotherapie bekommt oder nicht – was die Lebensdauer der Patienten betrifft.

Was ist also das »normalerweise zu erwartende Resultat« einer Chemotherapie? Statistisch gesehen verlängert diese Behandlungsart die Überlebenszeit eines Erkrankten im großen Durchschnitt nicht oder nur wenig. Wenn auch anfangs die Krebsgeschwulst schrumpfen sollte, so wird dieser anfängliche Erfolg dadurch wieder aufgehoben, dass auch das Immunsystem und die Heilkräfte des Organismus unterminiert und geschädigt wurden. Sobald der Krebs auf die

Therapien

Chemotherapie nicht mehr reagiert, resistent geworden ist, hat man manchmal sogar den Eindruck, dass er nun noch schneller wächst, sozusagen seine »Versäumnisse« nachholt. Manchmal aber geschieht dies nicht und der Erkrankte profitiert tatsächlich für einige Zeit von dieser Behandlungsart.

Noch einmal: Bezüglich einer Chemotherapie rate ich jedem Patienten, dass er sich als Allererstes umfassend informiert, bevor er sich auf eine Behandlung einlässt. Es gibt mehrere Varianten der Chemotherapie, die der üblichen hochdosierten in vielen Fällen vorzuziehen sind (s. S. 194).

Es genügt nicht, mehrere Ärzte zu fragen, denn sie können alle einseitig informiert worden sein. Auch die Mehrheit hat nicht immer Recht. Man muss selber zu denken und sich selbst zu vertrauen beginnen. Dies ist sehr schwer. Es bedarf eines großen Vertrauens in die eigene Urteilskraft und für viele Krebspatienten ist genau das ihr Schwachpunkt!

Es ist jedoch meine Meinung, dass genau dies zum heutigen Überlebenskampf besonders bei Krebs gehört.

Seltsamerweise mache ich in der Regel die Erfahrung, dass Ärzte dem Patienten mit Vehemenz eine Chemotherapie einzureden versuchen, obwohl dies eigentlich ungesetzlich ist und sie wissen, dass diese Behandlungsart den Patienten meist nicht retten, nicht einmal sein Leben wirklich verlängern wird. Dieser Druck macht es für den Patienten nur noch schwerer, sich selber in Ruhe Informationen einzuholen und sich selber zu entscheiden.

Nach einer kanadischen Studie würden sich aber 80 Pro-

Akutmedizinische Verfahren

zent der Onkologen (Fachärzte für Chemotherapie) im eigenen Krankheitsfall *keine* Chemotherapie verabreichen lassen. Was soll man davon halten?!

Ein planvolles Vorgehen bei einer Krebserkrankung wird weiter dadurch erschwert, dass die Krankenkassen meist nichts anderes als eine Chemotherapie bezahlen, leider auch dann nicht, wenn sich andere Verfahren im Nachhinein als wirkungsvoll erwiesen haben.

Woher kommt das?

Diese Vorrangstellung der Chemotherapie hat sich die Pharmaindustrie erarbeitet und dabei offenbar jede Konkurrenz aus dem Feld geschlagen, speziell solche, deren Mittel wirken würden. Sonst hätte leicht bemerkt werden können, dass andere Verfahren bessere oder zumindest gleich gute Resultate erzielen, aber mit wesentlich weniger Nebenwirkungen. Solche Studien wären sehr unangenehm. So jedoch ist die Chemotherapie konkurrenzlos geworden und quasi verpflichtend vorgeschrieben.

Dem Patienten selbst ist natürlich nichts vorgeschrieben. Er kann und soll wählen, nachdem er sich informiert hat. Es bleibt ihm gar nichts anderes übrig, als diese widrigen Umstände als eine Herausforderung anzusehen und an der Größe und an Hindernissen zu wachsen ...

Bitte informieren Sie sich auch in den anderen Büchern über die Chemotherapie, welche am Ende dieses Buches angegeben sind.

Therapien

Im folgenden Kapitel kommen wir nun dazu, wie wir eine Chemotherapie verbessern können.

Verbesserungen der Chemotherapie – wenig bekannte Varianten

Die heutige Medizin basiert als Wissenschaft auf Statistiken. In Bezug auf unser Thema heißt das: Wenn weltweit 40 Prozent der Patienten mit Dickdarmkrebs auf die Chemotherapie A ansprechen, dann wird man deswegen auch bei Ihnen zuerst dieses Mittel ausprobieren. Dies tut man also einfach deswegen, weil es eine höhere Ansprechrate als andere Substanzen hat. Mit anderen Worten: Wenn Sie Dickdarmkrebs haben, probiert man als Erstes »Chemotherapie A« an Ihnen aus. Spricht diese nicht an, dann probiert man »Chemotherapie B« (mit 30 Prozent Ansprechrate), usw.

Nun gibt es aber eine bessere Methode, um herauszufinden, welche Chemotherapie bei einem Patienten ansprechen wird, als schädigende Substanzen an kranken Leuten auszuprobieren: Man hat genetische Tests entwickelt, die aber zur Wissenschaft der Biologie oder Biochemie und nicht zur Medizin gehören. Die Medizin ist ein riesiger und träger Apparat und wird sich vielleicht in 20 Jahren auf die Chemotherapie-Sensitivitäts-Testung einstellen, die sonderbarerweise zu den »alternativen Verfahren« gehört.

Jedenfalls gehört sie zu den besseren Alternativen, die Sie sich anschauen sollten, wenn Sie eine Behandlung mit Chemotherapie ins Auge fassen.

Akutmedizinische Verfahren

Chemotherapie-Sensitivitäts- und Resistenz-Testung

Durch Einsenden einer Krebsgewebeprobe oder durch einfache Blutabnahme kann bestimmt werden, welche Chemotherapie in Ihrem Falle wahrscheinlich ansprechen wird. Es kann auch bestimmt werden, welche für Sie giftig ist, weil Sie sie schlecht ausscheiden können usw.

Bei der bisherigen Methode ist die Chance recht groß (nämlich meist über 60 Prozent), dass an Ihnen zuerst eine Chemotherapie angewandt wird, auf die Sie gar nicht ansprechen. Sie würde also mehr schaden als nützen. Zudem ist die Chance groß, dass Ihr Blutbild nach den ersten Versuchen bereits so schlecht ist, dass Sie gar keine Chemotherapie mehr bekommen können.

Die Wahrscheinlichkeit, dass Sie gleich von Anfang an das richtige Mittel bekommen, wäre dagegen mit der »Chemotherapie-Sensitivitäts- und Resistenz-Testung« mehr als doppelt so hoch! Wenn mit dieser Methode auch nur mit 85 %iger Wahrscheinlichkeit das richtige Mittel angegeben wird, so macht dies doch einen großen Unterschied aus, richtig?

Testet man also vorher aus, dann würde man Ihnen mit großer Wahrscheinlichkeit eine Chemotherapie verabreichen, die Ihren Krebs tatsächlich schädigt.

Sie sollten keinesfalls auf diesen Test verzichten, nur weil man Ihnen nichts davon erzählt oder weil die Krankenkasse ihn nicht bezahlt. Der Unterschied für Sie als Patient kann sehr bedeutend sein.

Therapien

Verwendet man nun weitere Verbesserungen, werden die Aussichten weiter erhöht:

IPT – Insulin-Potenzierte Therapie

Eine weitere Verbesserung der Chemotherapie ist das Verfahren mit dem Namen »IPT«. Nicht immer, aber in den meisten Fällen, die mir unterkommen, ist dieses Verfahren der normalen »schulmedizinischen« Chemotherapie vorzuziehen, insbesondere zusammen mit der zuvor beschriebenen Testung.

Ich muss hier eine Sache klarstellen: Man kann kein Patentrezept geben, welches Verfahren nun das beste für Sie ist. Dies kann nur von Fall zu Fall entschieden werden, nachdem der Arzt und/oder Sie die Sachlage genau studiert haben. In meiner Praxis werde ich keinen Patienten mit einem Verfahren behandeln, wenn es andere, für ihn geeignetere gibt.

Wenn ich der Meinung bin, dass eine hoch dosierte, »übliche« Chemotherapie die beste Variante für den Patienten ist, so werde ich dies empfehlen. Sollte ich mir nicht sicher sein, dann frage ich befreundete Onkologen (Chemotherapie-Spezialisten).

Leider leiden viele Patienten – ohne es zu wissen – gerade darunter, dass sie »zufällig« diesen oder jenen Spezialisten aufgesucht haben. Nicht weil er schlecht ist, sondern weil er *seine* Verfahren an ihnen anwendet, die für sie nicht notwendigerweise das Beste sind.

Akutmedizinische Verfahren

Zurück zur »IPT«:

Ganz zu Anfang meiner »alternativmedizinischen Laufbahn« hatte ich mich auf Zusatztherapien beschränkt, bis mir das schließlich nicht gut genug für meine Patienten erschien. Sie profitierten zwar sehr durch meine Behandlungen, weil es ihnen besser ging, aber sie starben dann unter den schulmedizinischen Behandlungen (meistens Chemotherapie) dennoch in der vorherzusehenden Zeit, sodass ich das sehr frustrierend fand. Die Hauptbehandlung und damit auch die Verantwortung lag zwar in Händen anderer, aber schließlich war dieser Zustand so unbefriedigend für mich geworden, dass ich mich auf die Suche gemacht und begonnen habe, all die alten »vergessenen« Therapiemethoden auszugraben, die den Körper in eine Verfassung bringen konnten, Krebswachstum zu stoppen oder sogar rückgängig zu machen und weiteres Krebswachstum zu verhindern. Ich entdeckte erstaunliche Dinge, die »niemand kannte«.

Aber ich sah mich in der Praxis auch mit dem besonderen Umstand konfrontiert, dass die Menschen mich meist nicht zu einem Zeitpunkt aufsuchten, wo sich der Krebs unbehandelt und im Anfangsstadium befand (wo solche »natürlichen« Methoden genügend Zeit haben, ihre Wirkung zu entfalten), sondern erst nach mehreren erfolglosen Behandlungen. Dies waren fortgeschrittenere Fälle und solche, wo der Krebs wiedergekommen war und daher erneut rasche Hilfe notwendig geworden war. Ich brauchte also eine Therapie, mit welcher man im Akutfall und im fortgeschrittenen Stadium immer noch effektiv helfen kann. Ich fand sie schließlich in »IPT«.

Therapien

Ich bin jedes Mal verblüfft, wie es geschehen kann, dass es auf dieser Welt Methoden gibt, die so gut sind und die dennoch fast niemand kennt. Obwohl mir die Hintergründe dazu längst klar sind – es kommt eben auf das Marketing an und nicht darauf, wie gut ein Heilverfahren ist, damit wir (Ärzte/Patienten) davon erfahren.

Jetzt zur Geschichte der »IPT«: Ungefähr 1920 wurde das Insulin entdeckt und zur Behandlung der Zuckerkrankheit eingesetzt. Der mexikanische Militärarzt Dr. Donato Perez Garcia hörte davon und hoffte, dass ihm dieses Mittel helfen würde, seinen eigenen schlechten Ernährungszustand zu verbessern. Denn obwohl er genügend aß, war er dünn und unterernährt.

Er behandelte sich selber damit und wurde tatsächlich gesund.

Als Nächstes setzte er Insulin in seiner Eigenschaft als Militärarzt ein. Das Hauptproblem der Soldaten war damals die Syphilis. Während man heute diese Krankheit mit Antibiotika beherrschen kann, musste man damals mit weniger guten Mitteln arbeiten, nämlich mit Salvarsan, einer giftigen Quecksilberverbindung. Mit dem Gift konnte man zwar die feindlichen Bakterien treffen, vergiftete aber auch die gesunden Zellen des Körpers. In einem fortgeschrittenen Zustand von Syphilis finden sich in verschiedenen Körperteilen befallene Bezirke, sodass man mit einer normalen Salvarsan-Vergiftung an diese Orte gar nicht mehr herankam – zumal sich die Syphilis-Bakterien innerhalb der Zellen des Körpers befanden. Wenn man nicht *alle* Bakterien

Akutmedizinische Verfahren

vernichten konnte, so würden sich diese wieder erholen und vermehren und die Krankheit würde weiter bestehen. So war es auch, und die meisten betroffenen Personen waren deshalb unheilbar krank.

(Fällt Ihnen hier auch eine gewisse Ähnlichkeit mit der Krebstherapie auf? So wie damals mit dem giftigen Salvarsan versucht man heute, mit der giftigen Chemotherapie »Feinde« zu treffen, wobei man leider auch die »Freunde« trifft. So wie damals kann man auch heute nicht so hoch dosieren, dass alle Krebszellen sterben, weil sonst der ganze Organismus zerstört wäre.)

Wie löste dieser Mann also das Problem?
Kurz gesagt – er verwendete Insulin. Dr. Garcia hatte diese Substanz eingehend studiert und an sich selber ausprobiert, sodass er verstand, wie man es für andere Krankheiten als für die Zuckerkrankheit einsetzen konnte: Er verwendete es, um die Zellen zu öffnen, sodass man das Salvarsan viel geringer dosieren konnte, es aber dennoch endlich überall dorthin brachte, wo es benötigt wurde. Dr. Garcia konnte damit zahllose »unheilbare« Fälle ausheilen und schrieb Bücher und wissenschaftliche Arbeiten darüber. Wahrscheinlich wurde ihm und seiner Methode deshalb nicht genügend Aufmerksamkeit geschenkt, weil es nicht lange dauerte, bis die Antibiotika auf den Markt kamen und man der Syphilis auf andere Art Herr werden konnte.

Dr. Garcia behandelte in weiterer Folge viele andere Krankheiten mit diesem Verfahren, so auch seit 1940 den

Therapien

Krebs. Er entwickelte eine intelligente Methode, deren Statistik sich sehen lassen kann (s. Ende dieses Kapitels).

Um das Verfahren zu verstehen, müssen wir die Wirkungsweise des Insulin näher kennen lernen und Einsicht gewinnen, wie das alles in der Krebstherapie Verwendung finden kann: Was also tut das Insulin?

Wenn wir etwas essen, so gelangen Nährstoffe in das Blut und die Körperflüssigkeiten. Die Leber sorgt dann dafür, dass schließlich die Nährstoffe in optimaler Form zur Verfügung stehen, um die Zellen des Organismus zu versorgen.

Aber wie gelangen die Nährstoffe aus dem Blut in die Zelle *hinein?* Durch das Insulin, das den Transport *in die Zelle hinein* ermöglicht.

Wenn der Mensch isst, schüttet die Bauchspeicheldrüse dieses Insulin aus, welches auf dem Blutwege zu allen Zellen gelangt. Dort setzt es sich an der Oberfläche der Zellen fest und öffnet diese für den Nährstoffaustausch.

In der Chemotherapie wird ausgenützt, dass die Krebszellen sich sehr häufig teilen. Chemotherapeutische Substanzen treffen speziell die Zellen, die in Vermehrung begriffen sind, nämlich während sie sich in der Phase der Teilung befinden, in der sie sehr empfindlich sind.

Aber ein weiterer wichtiger Punkt wird nicht ausgenützt, was man jedoch unbedingt sollte: Wir wissen, dass die Krebszellen gefräßig sind. Sie fressen dem Organismus zu-

Akutmedizinische Verfahren

nächst die leichten Nährstoffe weg (Zucker), und wenn das getan ist, fressen sie die Fettdepots auf (die Krebspatienten nehmen bekanntlich ab, werden dünner, kraftloser und eingefallener), und schließlich wird sogar die Muskelmasse weniger, weil die Krebszellen auch diese zu ihrer Nahrung verwerten. Wieso sind sie überhaupt dazu in der Lage?!

Sie können deswegen »vorrangig« fressen (also vor den übrigen Körperzellen), weil sie wesentlich mehr »Insulinrezeptoren« an ihrer Oberfläche ausgebildet haben! Dies sind sozusagen »Andockstellen« oder »Annahmestellen« für Insulin. Sie haben (dies wurde bei Brustkrebszellen gemessen) ca. sechsmal so viele Insulin-Andockstellen wie die normale Zelle. Dies ermöglicht es ihnen, sechsmal gefräßiger zu sein und »vorrangig« Nahrung zu bekommen. Die Nährstoffe gelangen also hauptsächlich zur Krebszelle, weil diese wesentlich mehr Insulin-»Rezeptoren« hat. Wenn ein Krebspatient also Nahrung zu sich nimmt, so wird diese durch das Insulin hauptsächlich (also ca. sechsmal mehr) zur Krebszelle hingeleitet.

Wie können wir also auch diesen Punkt bei der Behandlung ausnützen? Dies geschieht bei der »IPT« folgendermaßen:

Der Patient kommt nüchtern zur Behandlung. Das bedeutet, dass keine Nährstoffe im Blut vorhanden sind. Sodann wird ihm Insulin verabreicht. Es wird gewartet, bis bestimmte Symptome auftreten und der Blutzucker einen ganz bestimmten niedrigen Wert hat. Das Insulin lagert sich inzwischen an den Insulinrezeptoren an, wesentlich mehr an den Krebszellen als an den gesunden Zellen.

Therapien

Was passiert nun bei den Zellen, bei welchen sich Insulin anlagert? – Sie glauben natürlich, es sei Essenszeit. Sie werden sehr hungrig. Der Patient verspürt Hunger, aber die Krebszellen sind sechsmal so hungrig und bereit, alles und jedes kritiklos zu verschlingen, was »dahergeschwommen« kommt! Sie sperren sozusagen ihr Maul sperrangelweit auf.

In diesem Zustand des kritiklosen Öffnens wird den Krebszellen nun eine Chemotherapie verabreicht. Diese wird dabei nur gering dosiert, wesentlich geringer als bei »normaler« Chemotherapie.

Es kommt dabei nicht zu den gefürchteten Nebenwirkungen, 1. wird nur sehr wenig gespritzt und 2. weil das Wenige (wegen der Insulinwirkung) hauptsächlich zu den Krebszellen gelangt.

Dies ist eine äußerst intelligente Lösung, wie man den Nutzen der Chemotherapie erhöhen und zugleich den Schaden minimieren kann.

Dabei kommt es als »Nebenwirkung« noch zu weiteren positiven Effekten für den betroffenen Patienten: Da das Insulin ein »ernährendes« Hormon ist, wirkt es dem Krankheitsgeschehen entgegen, nämlich dem körperlichen Verfall, welcher charakteristisch für die Krebskrankheit ist. Die Patienten, welche sich in fortgeschrittenerem Stadium befinden, bekommen wieder Farbe, hören auf abzunehmen, bekommen wieder Appetit und fühlen sich allgemein besser ernährt!

Zudem provoziert das Insulin einen »Adrenalinstoß« während der Behandlung, der dazu beiträgt, das aus der Balance geratene Hormonsystem zu harmonisieren.

Akutmedizinische Verfahren

Die Vorteile dieser Methode sind also folgende:

a) Es wird deutlich weniger Gift verabreicht als bei normaler Chemotherapie,

b) das wenige Gift wird hauptsächlich zur Krebszelle geleitet (mehr Insulin-Rezeptoren),

c) keine oder fast keine Nebenwirkungen durch Chemotherapie,

d) besonders drastische Schädigungen, welche manchmal durch die Verabreichung hoher Dosen Chemotherapie auftreten können, gibt es nicht,

e) die Wirkung der gesamten Behandlung ist in vielen Fällen deutlich besser als bei »normaler« Chemotherapie (s. Erfolgsstatistiken),

f) den Patienten geht es sofort besser,

g) die Krebskrankheit wird als Ganzes gestoppt bzw. rückgängig gemacht (wegen der aufbauenden, ernährenden Wirkung des Insulin),

h) da die Zelle sozusagen kritiklos zum Einnehmen der Chemo gebracht wird, findet erst viel später eine Gewöhnung statt (etwa nach acht bis zwölf Mal, anstatt nach vier bis sechs Mal),

i) es wirken auch Chemo-Substanzen, die bei normaler Chemotherapie nicht wirken (weil sie der Krebszelle nicht bloß »angeboten« werden, sondern sozusagen »aufgezwungen«),

j) das Verfahren ist nicht an eine Chemotherapie gebunden. Es können auch andere, weniger giftige Substanzen angewendet werden, die aus dem Naturheilsektor stammen.

Therapien

Die Nachteile dieser Methode sind:

a) Die Krankenkassen in den meisten Ländern bezahlen nichts oder nur wenig, weil es sich um keine übliche Methode handelt,

b) die Sitzung ist arbeitsintensiv. Sie dauert etwa zwei Stunden, man braucht währenddessen einen Arzt und eine ausgebildete Hilfskraft, außerdem zusätzliche Vorbereitungszeit. Sie ist somit nicht zur Massenversorgung geeignet (die Schulmedizin wird diese Methode allein aus organisatorischen Gründen nie übernehmen können),

c) sie ist aus den obigen Gründen relativ teuer (allerdings viel billiger als die übliche Chemotherapie mit Krankenhausaufenthalten, aber der Patient muss im Normalfall selber dafür aufkommen),

d) zurzeit sind nur wenige Ärzte dafür ausgebildet, sodass man diese Behandlung nicht überall bekommen kann,

e) da dieses Verfahren in Krankenhäusern nicht angewendet wird, können Patienten nur ambulant behandelt werden.

Innerhalb eines umfassenden Therapieplans kann man bei den meisten Patienten IPT als den ersten Schritt betrachten, der einfach dann notwendig ist, wenn der Krebs schon zu weit fortgeschritten ist, als dass auf natürliche Weise Heilung herbeigeführt werden kann. Es wäre also eine mögliche »Akutbehandlung« bei der an sich chronischen Krebserkrankung.

All die »chronischen« Verfahren können im Anschluss an

Akutmedizinische Verfahren

IPT zur Anwendung kommen, wenn sozusagen erst einmal die unmittelbare Gefahr beseitigt wurde.

Was man sich von IPT erwarten kann:
Die folgende Erfolgsstatistik wurde von den IPT-Ärzten in den letzten 50 Jahren erarbeitet (übersetzt, nach Dr. Garcia):

1. Bei Patienten, bei welchen kürzlich Krebs diagnostiziert wurde, deren Tumor kleiner als vier Zentimeter im Durchmesser ist und bei denen noch keine Operation, Bestrahlung oder Chemotherapie durchgeführt wurde, kann man zu 95 % mit einer Vollremission rechnen, wenn die Behandlung ordnungsgemäß und durch einen erfahrenen IPT-Arzt durchgeführt wird. (»Vollremission« ist der schulmedizinische Ausdruck dafür, dass keine Krebserkrankung feststellbar ist. Man spricht beim Krebs nicht von Heilung, weil diese über längere Zeit nicht sicher nachgewiesen werden kann.)

2. Bei Patienten, bei welchen kürzlich Krebs diagnostiziert wurde, deren Tumor größer als vier Zentimeter im Durchmesser ist und bei denen noch keine Operation, Bestrahlung oder Chemotherapie durchgeführt wurde, kann man zu 80 % mit einer Vollremission rechnen, wenn die Behandlung ordnungsgemäß und durch einen erfahrenen IPT-Arzt durchgeführt wird.

3. a) Bei Patienten mit Rezidiv (Tumor wieder aufgetreten), die zuvor operiert wurden, Bestrahlung oder Chemotherapie erhalten haben, ist die Chance auf eine Vollremission 25%, wenn die Behandlung ordnungsgemäß

Therapien

und durch einen erfahrenen IPT-Arzt durchgeführt wird.

b) Bei Patienten mit Rezidiv (Tumor wieder aufgetreten), die zuvor operiert wurden, Bestrahlung oder Chemotherapie erhalten haben, ist die Chance auf eine Teilremission 70%, wenn die Behandlung ordnungsgemäß und durch einen erfahrenen IPT-Arzt durchgeführt wird. (»Teilremission« nennt man ein Schrumpfen des Tumors, die Krebserkrankung ist noch nachweisbar.)

c) Bei Patienten mit Rezidiv (Tumor wieder aufgetreten), die zuvor operiert wurden, Bestrahlung oder Chemotherapie erhalten haben, beträgt die Wahrscheinlichkeit einer deutlichen Verbesserung der Lebensqualität 98%, wenn die Behandlung ordnungsgemäß und durch einen erfahrenen IPT-Arzt durchgeführt wird.

4. Für Krebspatienten im Endstadium beträgt die Wahrscheinlichkeit einer Verbesserung der Lebensqualität – wenn keine Beeinträchtigung der Leber vorliegt – 65%.

Soweit die veröffentlichten Zahlen.

Bemerkungen und eigene Erfahrungen zu IPT:
Wie man sehen kann, sind die beschriebenen Erfolge extrem gut. Ich selbst habe vor Veröffentlichung dieses Buches etwa zwei Jahre lang IPT-Behandlungen durchgeführt, und meine persönlichen Erfahrungen nach einem Jahr konnten damit nicht mithalten: Meine Resultate waren sehr gut, aber nicht so gut wie oben beschrieben. Da ich in meinem Buch nicht etwas veröffentlichen wollte, das nicht stimmt,

Akutmedizinische Verfahren

fragte ich noch einmal bei Dr. Garcia nach. Er bestätigte, dass die Ärzte in seiner Familie tatsächlich diese Resultate erzielten. Ich hatte die Ehre, beim folgenden Ausbildungsseminar als Vortragender mitzuarbeiten, und musste bei dieser Gelegenheit erkennen, dass ich noch einiges zu lernen hatte – und verbesserte daraufhin meine Resultate deutlich. In der Tat kann ich jetzt nachvollziehen, warum die Formulierung »wenn die Behandlung ordnungsgemäß und durch einen erfahrenen IPT-Arzt durchgeführt wird« im obigen Text gewählt wurde.

Man muss in einer Therapie wirklich kompetent sein, sie ausgezeichnet beherrschen und sich stetig verbessern – speziell wenn es sich um so eine genau anzuwendende Methode handelt wie IPT. Einem Patienten ist also wirklich anzuraten, einen »erfahrenen IPT-Therapeuten« aufzusuchen.

Ich habe die Erfahrung gemacht, dass dieses Verfahren oft wirksamer ist als eine normale Chemotherapie – dass der Organismus dabei auf chemotherapeutische Substanzen anspricht, wie er es bei einer normalen Chemotherapie – selbst bei zehnfacher Dosis – nicht getan hat!

Meine erste Patientin hatte ich während einer dritten chemotherapeutischen Behandlungsserie übernommen, die nichts mehr nützte. Der Zustand war äußerst besorgniserregend. Die Krebsknötchen hatten sich während der normalen Chemo weiter vergrößert. Ich begann eine Serie von IPT-Sitzungen mit ihr, und nach insgesamt zwölf Sitzungen war kein Krebs mehr nachweisbar, der Tumormarker im Normbereich. So blieb es bis jetzt (vor Veröffentlichung

Therapien

dieses Buches). Man nennt das eine »komplette Remission«, die bei den »üblichen« Therapien nie und nimmer zu erwarten gewesen wäre.

Also haben wir mit der IPT eine hervorragende Waffe in der Hand, die bei exakter und kompetenter Anwendung sehr gute Chancen bietet.

Speziell beim Brustkrebs kann man durch IPT die beste Wirkung erwarten.

Ich halte dieses Verfahren für die intelligenteste Lösung, chemotherapeutische Stoffe zu verwenden!

Es muss noch angemerkt werden, dass auch die IPT umso schlechter anspricht, je mehr normale Chemotherapie ein Patient bereits bekommen hat. Obwohl ich viele Patienten habe, denen ich noch helfen konnte, nachdem eine normale Chemotherapie nichts mehr genützt hat, rate ich generell gleich zu Anfang zu einer IPT, die ja eine echte Chance auf Totalremission bietet, welche die normale Chemo fast nie zu bieten hat.

Wenn Patienten zuerst eine Chemotherapie-Sensitivitäts- und Resistenz-Testung durchführen lassen und sodann IPT mit den dort herausgefundenen Substanzen, sehen die Chancen bei vielen von ihnen erheblich besser aus! Selbstverständlich ist jeder Fall individuell zu beurteilen.

Übrigens: Wir befinden uns noch im Bereich der Schulmedizin, nämlich auf dem Boden der »akutmedizinischen« Verfahren, welche dazu dienen sollen, die akute Bedrohung von Krebsgeschwülsten zu minimieren und auszuschalten –

Akutmedizinische Verfahren

noch bevor wir uns den naturnahen Methoden zuwenden, die dazu dienen, das Krebsmilieu in ein Antikrebsmilieu umzuwandeln!

Andere Therapien mit Insulin
Es gibt auch andere Therapien mit Insulin, welche hauptsächlich in Mexiko entwickelt wurden.

Eine Behandlungsart stammt von Professor Sodi Pallares. Sie besteht natürlich aus allen möglichen Faktoren, inklusive Ernährungskorrektur etc. – aber, was das Insulin betrifft, auf einer interessanten Infusion: Man benützt Glukose und Kalium in Insulin.

Die Theorie wurde bereits besprochen, nämlich dass die Energie der Krebszelle zu gering ist: Kalium innerhalb und Natrium außerhalb der Zelle würde im korrekten Falle eine elektrische Spannung von 70 Millivolt ergeben, sodass die Zelle genug Energie hat, um gesund zu sein.

Da die Krebszelle aus Energiemangel entstanden ist und schließlich nur auf eine elektrische Spannung von 20 Millivolt kommt, versucht Sodi Pallares, das Kalium mittels Insulin (und mittels Blutzucker »Glukose« als Transportmittel) *in* die Zelle hineinzubekommen.

Mit der Zeit hat die »Zuckerverbrennungsmaschine« Krebs jede verfügbare Energie verbraucht, was man mit der oben beschriebenen Infusion rückgängig zu machen versucht, auch wenn dies seltsam klingt.

Andere Therapien und Infusionen komplettieren die Therapie, speziell mit Aminosäuren, Mineralien und viel Vitamin C.

Therapien

Soviel ich weiß, werden zum Aufbau des Energiepotenzials auch physikalische Methoden angewandt, die später noch beschrieben werden.

Es existieren noch weitere Therapien, bei welchen Insulin verwendet wird – einige davon sind gefährlich und haben sogar dazu geführt, den Ruf des Insulins als wertvollen Baustein in der Krebstherapie zu schädigen.

Nun folgen noch weitere Verfahren, welche die Chemotherapie in ihrer Wirksamkeit unterstützen und eine geringere Dosis (d.h. verminderte Giftigkeit) ermöglichen.

Weitere, die Chemotherapie unterstützende Verfahren

Hyperthermie
Hyperthermie heißt »Überwärmung«. Diese Behandlungsart bedeutet eine passive Erwärmung des Körpers oder von Körperteilen.

Sie ist eine weitere Methode, um die Wirkung der Chemotherapie zu verbessern. Weil Krebszellen auf Hitze deutlich empfindlicher reagieren als normale Zellen, werden sie dadurch bereits geschwächt, und wenn man jetzt eine zweite krebsschädigende Methode einsetzt wie die Chemotherapie, hat man leichteres Spiel.

Die Hyperthermie entstand aus der Fiebertherapie; weil die beiden Dinge oft verwechselt oder vermengt werden, gehe ich kurz auf die Geschichte und auf die Unterschiede ein.

Akutmedizinische Verfahren

Fiebertherapie

Diese Methode geht auf alte Zeiten zurück und im Speziellen auf die Forschungen eines Dr. William B. Coley um 1900. Dieser war Chirurg an einem führenden New Yorker Krankenhaus. Er war verzweifelt darüber, dass er meist jüngeren Menschen ihre Gliedmaßen wegen Sarkomen (Krebsart, an Knochen oder Muskeln entstehend) amputieren musste und diese dann dennoch an Metastasen starben. Dann erregte plötzlich ein Patient seine Aufmerksamkeit, der nach der Operation eine Rotlauf-Infektion bekam, die leider in diesem Krankenhaus immer wieder auftrat. Da es damals noch keine Antibiotika gab, mussten diese Patienten oft mehrere Wochen in hohem Fieber liegen. Der Patient wurde völlig gesund – das lang andauernde Fieber hatte offensichtlich nicht nur die Infektion, sondern auch den Krebs ausgeheilt.

Als Dr. Coley in früheren Fällen nachblätterte, fiel ihm auf, dass besonders viele Patienten überlebten, die einige Wochen wegen Rotlauf im Fieber gelegen waren. Es wird erzählt, dass Dr. Coley daraufhin einige Patienten absichtlich infizierte – was aber von den Kollegen nicht geduldet wurde. Also begann er, die Bakterien zu züchten und einen Impfstoff aus abgetöteten Bakterien herzustellen, mit welchem man auch Fieber erzeugen konnte. Damit behandelte er die Patienten zusätzlich zur Operation – und siehe da, es gab gute Erfolge, auch mit dieser milderen Form der »Infektion«. Bis vor ungefähr 15 Jahren gab es auch in Deutschland ein derartiges Präparat, welches aber dann (im Zuge der »Vereinheitlichung der Therapie« in Richtung Chemothera-

211

Therapien

pie-Monopol) verboten wurde. Ich habe mit Ärzten gesprochen, die nach ihren Aussagen nicht selten Krebsheilungen damit erzielt haben.

Als das Erzeugen von echtem Fieber verboten wurde, kam man auf die passive Überwärmung – welche natürlich nicht mehr dasselbe wie das ursprünglich vom Organismus selbst erzeugte Fieber ist. Und weil das auch nicht so gut funktionierte, verabreichte man zusätzlich eine Chemotherapie – von der man viel geringere Dosen braucht, wenn zugleich eine Überwärmung des Körpers stattfindet.

Ganzkörper-Hyperthermie
Hierbei wird der gesamte Organismus erwärmt, wobei günstigerweise Temperaturen von 41–42 °C erreicht werden sollten, auf die Krebszellen sehr empfindlich reagieren. Diese Temperaturen sind jedoch nur unter großem Aufwand erreichbar, die Patienten müssen unter Halbnarkose gesetzt und mit Apparaten überwacht werden. Da dies aufwändig und gefährlich ist, sollte es nur in Krankenhäusern durchgeführt werden. Ein Kompromiss ist, nicht ganz so hohe Temperaturen zu erzeugen (höchstens 39 °C), was für eine Krebstherapie nicht ausreicht, und diese Methode dann mit einer Chemotherapie zu kombinieren.

Der Erfolg der passiven Hyperthermie + Chemotherapie ist meist besser als mit einer Chemotherapie allein, aber auch mit dieser Methode gelingt es nicht, den Krebs ganz zu heilen. Es handelt sich dabei also nicht mehr um die ursprüngliche Idee, durch körpereigenes Fieber und Immun-

Akutmedizinische Verfahren

abwehr den Krebs zu zerstören, sondern um die Idee, dass Krebszellen durch Hitze + Gift mehr geschädigt werden als durch einen der beiden Einflüsse alleine. Diese Kombination ist – sofern erhältlich – in vielen Fällen einer Chemotherapie im Gießkannenprinzip vorzuziehen.

Lokale Hyperthermie

Manche Krebsarten sind mittels Infrarot-Strahlen (Hitze) oder Mikrowellen so gut zu beeinflussen, dass man sie manchmal wirklich heilen kann. Speziell die Prostata-Hyperthermie ist Erfolg versprechend. Man führt dabei ein mikrowellenartiges Gerät in die Harnröhre und Blase ein und lässt die Hitze auf den Krebs (und das gesunde Gewebe) einwirken. Auch andere Krebsarten, Lebermetastasen und Ähnliches kann man von außen durch Apparate oder Lampen durch Überwärmung zur Verkleinerung bringen.

Ebenso kann man weitere Körperregionen, in denen sich Krebsgewebe befindet, mit Mikrowellen oder mit Lampen von außen erhitzen.

Leider lernt jedoch auch hier der Krebs, mit dieser »Anfechtung« fertig zu werden, und spricht nach einiger Zeit nicht mehr darauf an.

Zu empfehlen ist die lokale Hyperthermie mit einem mikrowellenartigen Gerät, in der Regel in Verbindung mit einem zweiten krebsschädigenden Einfluss, z. B. Chemotherapie und hoch dosierte Mistel. Solche Kombinationen sind ungefährlicher und in vielen Fällen anzuraten.

Therapien

Strahlentherapie

Die dritte übliche »schulmedizinische« Methode ist die Behandlung mit radioaktiven Strahlen.

Eine radioaktive Bestrahlung ist eine Behandlung, bei welcher Gewebe »verbrannt« wird, also vernichtet. Dabei wird ein Körperteil oder ein Gebiet bestrahlt, von dem man weiß oder zumindest vermutet, dass sich dort Krebsgewebe befindet.

Diese Behandlung ist bei zwei Gelegenheiten sinnvoll:

1. Wenn der Chirurg bei einer Operation nicht alles sicher entfernen konnte und das Gefahrengebiet gut abgegrenzt ist (also klein), z. B. wenn er »*nicht sicher weit im Gesunden entfernen*« konnte. Dort kann die radioaktive Bestrahlung in der Lage sein, die Chancen des Patienten auf vollständige Zerstörung des Krebses merklich zu erhöhen. Man macht das hauptsächlich beim Brustkrebs, weil dieser am besten der Bestrahlung zugänglich ist. Weniger sinnvoll ist diese Methode, wenn sich der Tumor schon weiter verbreitet hat, z. B. im Bauchraum (bei Tumoren aus dem Bereich: Darm, Eierstock etc.). In diesem Fall sinkt natürlich die Wahrscheinlichkeit, dass man mit einer Bestrahlung tatsächlich »alles erwischt«.

2. Wenn abgegrenzte Metastasen vorhanden sind (also Tochtergeschwülste an anderen Orten als der ursprüngliche Krebs), die sich z. B. als schmerzende Stellen in den Knochen bemerkbar machen (meist handelt es sich dabei um Knochenmetastasen von Brust- oder Prostatakrebs),

Akutmedizinische Verfahren

damit man diese Tumore für eine Weile ruhig stellt. Im Allgemeinen hält der Erfolg solch einer Bestrahlung einige Monate an.

Es ist zu erwähnen, dass eine radioaktive Bestrahlung den Gesamtorganismus ebenfalls belastet und dadurch krankheitsfördernd ist; man muss in diesen Fällen – wie immer – Vorteile gegen eventuelle Gefahren und Nachteile abwägen bzw. den Schäden mit anderen Therapieverfahren entgegenwirken.

Auch bei großen Tumoren, die nicht mehr operiert werden können, ist eine Bestrahlung sinnvoll. Sie dient dann dazu, das Krebswachstum für eine Weile aufzuhalten.

Wenn man sich so durch eine Bestrahlung ein paar Monate verbesserten Allgemeinzustand »erkauft« hat, sollte man nicht verabsäumen, die nun gewonnene Zeit für eine »alternative« Behandlung zu nutzen – bevor alles wieder schlimmer wird.

Andere schulmedizinische Verfahren

Es gibt natürlich viel mehr »schulmedizinische« Therapieansätze als nur Operation, Chemotherapie und Bestrahlung, auch wenn sich in der Regel und in der Praxis damit das Angebot beinahe erschöpft.

Einer dieser Therapieansätze sind die hormonaktiven Therapien.

Therapien

Hormonaktive Therapien

Die hormonaktiven Therapien (Hormonblocker) werden meistens bei Erkrankungen angewendet, wo die Krebsgeschwulst offensichtlich von Hormonen beeinflusst wird, wie beim Brust-, Eierstock- und Prostatakrebs. Diese Therapien sind durchaus brauchbar, sie haben eine Wirkungszeit von einigen Wochen bis Jahren. Allerdings hat sich herausgestellt, dass auch diese Therapien (speziell mit Kortison) den Organismus oft weiter von der Gesundheit entfernen und eine echte Heilung eher verhindern. Wir werden noch hören, warum das so ist, wie eine echte Heilbehandlung funktioniert und was sie erreichen kann. Wir wissen ja mittlerweile, dass das Hormonsystem als Gesamtes sehr intensiv am Krebsgeschehen beteiligt ist, und daher ist es verständlich, dass diese Präparate manchmal Krebs beeinflussen oder gar heilen können. Da aber für uns alle das gesamte Konzept um Krebs und Hormone bisher noch nicht wirklich durchschaubar geworden ist, ist es ein Therapieversuch, weniger Teil eines Gesamtkonzepts, wenn man hormonaktive Substanzen in der Hoffnung verabreicht, dass sie auch diesmal wirken.

Ähnliches gilt für die Interferone.

Interferone

Interferone sind Botenstoffe im Organismus, die die Regulation des Zellwachstums und der Immunantwort steuern. In der (von der Pharmaindustrie kontrollierten) Schulmedizin sind es künstlich erzeugte Substanzen, welche den natürli-

Akutmedizinische Verfahren

chen im Organismus vorkommenden Botenstoffen nachgebaut wurden, die an der Krebsentstehung beteiligt sind. Sie gehen auf die Forschungen von *Burton* und *Freedman* zurück, die sie jedoch dazu benutzen wollten, das krebsfeindliche Ungleichgewicht im Körper wieder »in Ordnung zu bringen« (wie es sinnvoll ist). Da sie aber nicht mit der Pharmaindustrie kooperieren wollten, die nur etwas daran verdient, wenn man ständige Medikation benötigt, wurden sie sozusagen vom Markt gefegt. Stattdessen wurden in den Labors der Pharmaindustrie künstliche Botenstoffe entwickelt, die beim Krebs nur selten wirklich erfolgreich sind. Man tat dies natürlich wegen des Patentrechtes: Man kann nämlich nichts patentieren, das es in der Natur bereits gibt! Um ein Geschäft zu machen, *muss* man etwas Unnatürliches produzieren (etwas, das es noch nicht gibt). Aus diesen patentrechtlichen Gründen (um ein Patent zu bekommen und damit Geschäfte zu machen) gehen die Forschungen leider immer nur in diese »unnatürliche« Richtung. Forscher arbeiten für ihre Arbeitgeber, was bedeutet: Nur eine patentierbare Ware ist gewünscht.

Dennoch sind künstliche Interferone manchmal eine brauchbare Option bei manchen Krankheiten.

Bezüglich der natürlichen Interferone verweise ich auf I.A.T. auf S. 273.

Weitere Informationen und die Geschichte von Burton und Freedman sind im englischsprachigen Buch »The Cancer Industry« von Moss nachzulesen (s. a. im Anhang »Bücher für mündige Patienten«).

Therapien

Am Rande der Schulmedizin bemühen sich viele Ärzte, eine Verbesserung ihrer Techniken zu erreichen. Es ist sehr oft wertvoll, Kenntnis von diesen eher unbekannten Methoden zu erlangen, weil sie in einem speziellen Fall helfen oder sogar Krebsfreiheit erzielen können.

Kryochirurgie

Eine dieser recht unbekannten »akutmedizinischen« Methoden ist die Kryochirurgie. Hierbei wird Krebsgewebe erfroren. Wenn die Krebsgeschwulst nicht von außen erreichbar ist, wird wie bei einer normalen Operation ein Schnitt gemacht, aber sodann die Geschwulst nicht entfernt, sondern mittels eines speziellen Gerätes erfroren. Die dabei abgestorbenen Krebszellen werden dann vom Organismus aufgelöst und aufgefressen, was zusätzlich zu einer Art Impfung führen kann.

Diese Methode ist insbesondere anzuraten, wenn man

1. eine Krebsgeschwulst ohnehin nicht entfernen kann. In diesem Fall dient diese Methode dazu, die *Masse an lebendigem Krebs* deutlich zu reduzieren.

2. in Krebsgewebe so nicht hineinschneiden kann, weil es sonst bluten und nicht heilen würde. Die Erfrierung würde eine Blutung verhindern oder stoppen. Man kann also dort operieren, wo der Chirurg normalerweise nicht hineinschneiden würde, weil die Wunde nicht mehr zusammenwachsen würde. Dies ist manchmal bei »inoperablem Krebs« äußerst brauchbar.

3. eine Probe entnehmen will. In diesem Fall entnimmt man die Probe und erfriert die Stelle sofort, damit trotz

Akutmedizinische Verfahren

der Verletzung dadurch keine Metastasen verursacht werden!

Die Kryochirurgie ist insbesondere bei nicht operablem Krebs anwendbar, z. B. bei Mastdarmkrebs, bei Lebermetastasen (wenn es sich nur um einige wenige handelt) und bei von außen zugänglichem Krebs, um die Tumormasse zu verkleinern.

Photo-Dynamische Therapie

Eine weitere »Alternative« am Rande der Schulmedizin ist diese Methode. Dabei wird zumeist eine chemische Substanz verabreicht oder am Ort des Tumors angereichert, welche dann durch ein Licht (meist durch ein Laser-Licht) so aktiviert wird, dass der Krebs abstirbt – kleine innere Tumore können dadurch vernichtet werden. Es gibt verschiedene Methoden dazu.

Im Internet erhält man unter dem Stichwort »Photo-Dynamische Therapie« Informationen.

Es ist einem Patienten in jedem Stadium unbedingt zu empfehlen, auch diese Möglichkeit zu prüfen!

LITT (Laserinduzierte Thermotherapie)

Dabei wird sehr genau in die Krebsgeschwulst eingestochen und diese mit Laserenergie sehr hoch erhitzt und somit vernichtet. Man berechnet die Intensität und die Dauer der Hitzeeinwirkung und kann dadurch bestimmen, wie groß das »verbrannte« Areal werden soll. Diese Behandlung ist bei Lebermetastasen (sofern nur höchstens drei bis vier vorhanden sind) oder kleineren Krebsgeschwülsten an

Therapien

anderen Orten hervorragend geeignet. Üblicherweise bekommt man das heute nicht angeboten, sondern stattdessen bis zum Ende eine Chemotherapie, welche nicht in der Lage ist, die Lebermetastasen zu vernichten. Dies ist ein Beispiel dafür, dass die übliche Routinemedizin sich deutlich davon unterscheidet, was sonst noch möglich ist – und dass man daher sehr wachsam sein und stets selbst die Initiative ergreifen muss.

Wird vor allem an den Uni-Kliniken Frankfurt und Berlin gemacht (www.medizin.fu-berlin.de/chi/litt).

Radio-Frequenz-Ablation

Bei diesem Verfahren wird mittels Wechselstrom Krebsgewebe verschmort. Man kann damit recht große Metastasen vernichten und auf diese Weise deutliche Tumor-Reduktion erreichen. Auch wenn man kaum etwas davon hört, wird es doch an einigen »normalen« Krankenhäusern durchgeführt (s. a. Infos im Internet).

Elektrogalvanische Therapie (Pekar, Nordenström)

Der österreichische Arzt Medizinalrat Dr. Rudolf Pekar (Bad Ischl) war einer der standhaften Ärzte, die ihr Leben der Lösung des Krebsproblems gewidmet und viele Menschen gerettet haben.

Unter anderem ist er der Entdecker und Entwickler eines Verfahrens, bei welchem man mit Strom Krebs inaktivieren kann.

Ursprünglich war es nur möglich, Tumore mit Strom zu behandeln, die außen oder nicht weit unter der Körper-

Akutmedizinische Verfahren

oberfläche saßen. Nach seinem Tod wurden technische Weiterentwicklungen erreicht, sodass man mit diesen Geräten auch weiter innen liegende Tumore möglicherweise in Schach halten, verkleinern oder inaktivieren kann. Pekar jedenfalls hat durch die Anwendung von Gleichstrom dem Krebsgewebe die Energie entzogen, was es verschmort oder inaktiviert hat.

Das Prinzip der Behandlung von weiter innen liegenden Tumoren liegt darin begründet, dass Krebsgewebe einen völlig anderen Widerstand gegen Strom bietet als gesundes Gewebe – und der Strom das Krebsgewebe zerstört. Es gibt einige Ärzte in Deutschland und Österreich, die sich dieser Methode verschrieben haben. Da diese Verfahren noch jung sind, müssen sie noch vorsichtig beobachtet werden.

Eine »schulmedizinische« Variante davon wäre die so genannte »Elektro-Chemo-Therapie«, bei der man zugleich mit dem Strom chemotherapeutische Substanzen an Ort und Stelle verabreicht, wodurch sich beide Verfahren optimieren lassen.

Mit Sicherheit gibt es noch weitere gute Möglichkeiten, und es werden immer wieder neuere Methoden bekannt. Sie sehen jedenfalls schon jetzt, dass es eindeutig mehr gibt, als den meisten von Ihnen bis jetzt empfohlen wurde. Informieren Sie sich – natürlich auch bei den »naturmedizinischen« Verfahren, zu denen wir im nächsten größeren Kapitel kommen werden.

Therapien

Zusatztherapien

Wenn sich jemand für die bisher angeführten Verfahren entscheidet, ohne dazu oder danach heilende Verfahren folgen zu lassen, so sollte er wenigstens »Zusatztherapien« machen. Diese dienen dazu, den Schaden von Chemotherapie oder Bestrahlung minimal zu halten, den Allgemeinzustand zu verbessern und die Heilfähigkeit des Organismus wiederherzustellen.

Diese Therapien werden bei den »naturmedizinischen« heilenden Verfahren näher behandelt.

Es handelt sich dabei besonders um Infusionen mit Vitaminen, Mineralien, Spurenelementen und Aminosäuren, sowie um Eigenblut-Injektionen mit einem Ozon-Sauerstoff-Gemisch. Nach meiner Meinung gibt es nichts Besseres. Auch eine Korrektur der Ernährung sowie Vitamine als Nahrungsergänzung gehören dazu.

Solch eine Zusatztherapie ist auch nicht so teuer, dass man sie nicht machen könnte, auch wenn die Kasse sie nicht bezahlt. Da die Patienten durch sie meist eine eindeutige Verbesserung ihres Allgemeinzustands verspüren, erkennen sie bald, wie wichtig sie ist.

»Krebsnachsorge«

Zur Orientierung über das »übliche Angebot« der heutigen Medizin gehört auch die so genannte Krebsnachsorge. Sie soll hier besprochen werden, weil sich viele Patienten vermutlich beim Lesen dieses Buches in dieser Phase befinden.

Akutmedizinische Verfahren

Man spricht in der Schulmedizin von einer »Nachsorge«, wenn man alle schulmedizinisch sinnvollen Möglichkeiten ausgeschöpft hat. Meist sind dies Operation, Bestrahlung und Chemotherapie.

Man wartet nach diesen Behandlungen, ob und wann wieder Krebsartiges nachwächst. Man benützt diese Zeit leider nicht, um die Gesundheit zu verbessern oder gar ein »krebsfeindliches« Milieu herzustellen. Dies sollte jedoch ein selbstständiger Patient unbedingt auf eigene Initiative anstreben.

In den meisten Fällen hat man den Patienten oder die Patientin zuerst operiert, indem man den Haupttumor herausgeschnitten hat. Wenn man bei dieser Operation und den nachfolgenden Untersuchungen den Verdacht bekommen hat, dass man damit das Problem nicht völlig beseitigen konnte, folgen nun routinemäßig weitere Schritte. Wenn der Arzt meint, dass eine Bestrahlung die Chance erhöhen würde, den Krebs vollständig auszumerzen, dann wird man bestrahlt.

Wenn man die Überlegung anstellt, dass sich Krebszellen mit einiger Wahrscheinlichkeit auch außerhalb der operierten und eventuell bestrahlten Region befinden, wird der Patient/die Patientin zur Chemotherapie weitergeschickt. Diese Behandlung nennt man »adjuvante Chemotherapie«; sie wird sozusagen »zur Sicherheit« gemacht, solange man den Krebs nur vermutet. Das einzig Sichere daran ist, dass man den kranken Organismus durch die schweren Gifte weiter von der Gesundheit entfernt. Man macht diese »adjuvante«

Therapien

Chemotherapie routinemäßig – und in der Regel wächst der Krebs in solchen Fällen dennoch nach, außer bei der Operation wurde zuvor tatsächlich alles erwischt. (Und selbst dann kann Krebs wieder auftreten, wenn das »krebsfreundliche« Milieu nicht verändert wird.)

Wie wir u. a. im Kapitel »Chemotherapie« erwähnt haben, ist die Chemotherapie beim normalen Krebs (»epitheliale Tumore«, Karzinome) fast nie in der Lage, Heilung zu erzielen.

Die Krebsnachsorge besteht eigentlich nur darin, dass man ab jetzt in drei- bis sechsmonatigen Abständen Untersuchungen durchführt, um »möglichst frühzeitig« zu erkennen, ob nun doch Metastasen oder nachwachsende Krebsgeschwülste erkennbar werden.

Weil die Metastasen so klein sind, dass man sie mit bloßem Auge (bei der Operation) und mit bisherigen Diagnostik-Verfahren (Röntgen, Computertomografie, Magnetresonanztomografie etc.) nicht erkennen kann, muss man also warten, bis sie so groß geworden sind, dass unsere Apparate sie wahrnehmen können.

Wenn man dann entdeckt, dass Krebs nachwächst, fällt der Schulmedizin nichts Neues mehr ein, als wiederum Chemotherapie im Gießkannenprinzip zu verabreichen – was ja auch beim ersten Mal nichts genützt hat!

Auch das Argument zieht nicht, dass man doch jetzt eine andere Chemotherapiesubstanz versuchen würde … Es bleibt doch nur bei einem Versuch, wobei sich der be-

Akutmedizinische Verfahren

handelnde Arzt in der Regel selbst sicher ist, dass keine Heilungschance besteht, sondern nur die mäßige Hoffnung auf einen kurzzeitigen Wachstumsstopp.

Die wesentliche Frage ist hier: Was will der Patient erreichen?

Hat der Patient dasselbe Ziel wie der Arzt (nämlich ein paar Wochen länger zu leben und dafür schwere Nebenwirkungen auf sich zu nehmen)?

Krebsnachsorge besteht also aus dem Beobachten, was passiert. Es werden in dieser Zeit hauptsächlich diagnostische Verfahren eingesetzt.

Ich möchte wiederholen, dass diese Zeit des »Wartens auf den Krebs« besser für eine sinnvolle »alternative« Therapie genutzt wird.

Man tappt leider in die Falle, dass die Krebserkrankung keine Beschwerden macht, wenn sie noch gut behandelbar ist.

Der Patient ist dann geneigt zu denken: »Solange es mir gut geht, mache ich keine Therapie.«

Wie wir im übernächsten Kapitel sehen werden, gibt es jedoch zahlreiche Möglichkeiten, die tatsächliche Heilungschancen bieten, wenn man sie rechtzeitig anwendet.

»Alternativmedizin« in Krankenhäusern

In den letzten Jahren sind seltsame Dinge passiert: In onkologischen Stationen (Krebsstationen) der größeren Krankenhäuser wurden »Abteilungen für Ganzheitsmedizin« oder ähnliche Dinge eingerichtet. – Was soll man davon halten?

Therapien

All die Jahre haben Schulmediziner die Patienten davor gewarnt, alternative oder ganzheitliche Ärzte aufzusuchen, weil man sich ja als Patient bei ihnen sowieso »in den besten Händen« befände – wozu da noch zusätzliche Dinge tun? Und jetzt auf einmal werden sogar in den Kliniken solche Stationen aufgebaut?

Das müssen wir etwas genauer betrachten.

Dieses ganze Buch handelt davon, dass die »schulmedizinische« Herangehensweise an die Krebserkrankung grundsätzlich ungenügend ist.

Die »ganzheitlichen« und »alternativen« oder »komplementären« Abteilungen in Krankenhäusern dienen jedoch dazu, die üblichen schulmedizinischen Methoden zu unterstützen. Sie sind weit weg von anderen (heilenden) Wegen.

Man gibt dem Patienten zur Chemotherapie eine Akupunkturbehandlung oder homöopathische Mittel, damit er weniger erbricht oder den Schmerz besser aushält. Das ist gut, wenn man diesen Weg gehen möchte. In diesem Fall: Bleiben Sie dabei!

Was ich jedoch noch schlimmer finde: Es werden Psychologen beschäftigt, die den Patienten mit der todbringenden Krankheit »aussöhnen« sollen. Ich habe das nie verstanden, denn ich meine, dass der Krebspatient vor allem einen Arzt braucht, der ihm hilft! Außerdem konnte ich bereits in meiner Ausbildungszeit beobachten, dass der Arzt sofort nach dem Psychologen oder sogar nach dem Psychiater rief, wenn der Patient mit der Therapie nicht einverstanden oder darüber unglücklich war.

226

Akutmedizinische Verfahren

Wenn es zwischen Arzt und Patient nicht klappt, dann kann es natürlich (!) nicht am Arzt oder an der Art von Medizin liegen, die er betreibt, sondern der Patient »hat irgendwelche seltsamen Vorstellungen«, will die Chemikalien nicht schlucken ... Der Arzt sieht oft gar nicht, dass der Erfolg sehr unbefriedigend ist und der Patient diese Art von Therapie (auch aus diesem Grund) gar nicht will!

Es wäre ganz einfach: Man müsste nur dem Patienten erklären, um was es geht. Wenn er es verstehen kann, dann wird es ihm einleuchten. Wenn es ihm unverständlich ist – ja, vielleicht ist es dann auch tatsächlich unlogisch ...!?

Beim Krebs kann die Schulmedizin oft nicht helfen, und so müsste man dem Patienten erklären, warum er eine Therapie machen »muss«, die ohnehin nichts bringt. Da hält man sich besser von jeder Kommunikation mit dem Patienten fern, reagiert vielleicht sogar sauer und schickt »den Psychologen«. Dabei finde ich, dass der Patient, der (zu früh) an Krebs erkrankt ist und nicht sterben will, vor allem eine medizinische Methode braucht, die ihm Heilung bringt.

»Ganzheitsmedizin« ist in den Augen der Schulmediziner meist irgendeine mehr oder weniger unnötige Nebenerscheinung in der Medizin, der offenbar eine gewisse Anzahl von Patienten »aus Unwissenheit« positiv gegenübersteht. Mein Gott, dann bieten wir ihnen halt eben so eine Anlaufstelle in unserem Krankenhaus, damit sie zufrieden sind!

Sie kommen gar nicht auf die Idee, dass sie selbst etwas nicht verstanden haben, nämlich ein wichtiges Gebiet der Medizin: die Heilkunde!

Therapien

Die echte Heilkunde, die echte Ganzheitsmedizin bietet jedoch die Heilungschance für viele chronische Krankheiten, welche in der Schulmedizin lediglich mit chemischen Medikamenten aushaltbar gemacht, aber nicht geheilt werden.

Das, was Schulmediziner in ihren Kliniken als »Ganzheitsmedizin« verkaufen wollen, ist ganz etwas anderes, nämlich tatsächlich nur eine unbedeutende Nebensache der Schulmedizin, eine Ergänzung ihrer eigenen Therapien – aber eine Falle für jene, die *tatsächliche* Ganzheitsmedizin, alternative Krebsheilverfahren oder gar eine natürliche Heilung wünschen.

»Naturmedizinische« heilende Verfahren

Jetzt wollen wir diejenigen Verfahren besprechen, welche »Krebs« als chronische Krankheit im Blickfeld haben. Diese Therapiemethoden benötigen Zeit. Sie dienen vornehmlich dazu, das Milieu im Organismus zu ändern und dem Krebs langsam den Boden zu entziehen. Sie machen den Körper gesünder und werden daher auch »heilende« Verfahren genannt. An manchen Stellen dieses Buches habe ich sie auch die »chronischen« Verfahren genannt, um den Unterschied zu den »akuten« Verfahren der Schulmedizin hervorzuheben. Echte Gesundung kann man nur mit diesen Methoden erreichen.

Auch als Patient kann man meist abschätzen, ob »rasch etwas getan« werden muss – in diesem Fall sind die akuten

»Naturmedizinische« heilende Verfahren

Verfahren anzuwenden. Wenn man diese bereits hinter sich hat, sollte man sich keiner Therapiemüdigkeit hingeben, sondern anfangen, die chronische Krebskrankheit zu behandeln. Bitte warten Sie nicht ab, bis wieder etwas »Akutes« kommt.

Die »akuten« plus die »chronischen« Verfahren können dann in einem sinnvoll zusammengestellten Gesamtplan eine anständige Krebstherapie ergeben. Dabei spielt das Verstehen des Patienten eine große Rolle, auch seine Zuneigung zu einem bestimmten Verfahren. Das Konzept des Arztes und das des Patienten müssen zusammenpassen.

Leider wird die Durchführung eines solchen Heilplans in der Praxis dadurch stark eingeschränkt, dass all dies viel Geld kostet. Die Kassen bezahlen es nicht, und die Menschen haben immer weniger Geld zu ihrer eigenen Verfügung, weil sie bereits alles für das Sozialsystem ausgegeben haben, das ihnen nun nicht hilft.

Auch für einen Arzt ist es sehr aufwändig, all diese Verfahren anzubieten. Dies geht nur, wenn er genügend Patienten, genug Räumlichkeiten und genug Mitarbeiter hat. Hat er wiederum all das – und kann er das tatsächlich finanzieren –, dann wiederum verliert er leicht den Überblick und kümmert sich nicht mehr hundertprozentig um jeden einzelnen Patienten. Auch das sollte der Patient bedenken, denn er selbst muss diese Lücke mit seiner eigenen Initiative füllen – so wie es unsere »Vorbilder« aus den Anfangskapiteln dieses Buches getan haben.

Therapien

In diesem Buch wird häufig der Ausdruck »echter Heilversuch« benützt – in Abgrenzung zur heutigen Medizin, die meist gar nicht versucht, eine Heilung zu erreichen. Echte Heilung bedeutet nämlich »Rückführung zur unversehrten Gesundheit«.

Speziell wenn die Krankheit mit »normaler« Medizin nicht geheilt werden kann, sollte man einen »echten Heilversuch« ins Auge fassen.

Ein »echter Heilversuch« besteht aus Verfahren, mit welchen echte Heilungen bereits erzielt worden sind. Er arbeitet in die Richtung, die Gesundheit des Organismus zu verbessern und wiederherzustellen und dem Krebs den Boden zu entziehen.

Aus den nun folgenden Verfahren (und natürlich weiteren, die hier in diesem Rahmen nicht besprochen werden können) kann man einen »echten Heilversuch« zusammenstellen.

Milieu-Therapie

Viele Menschen meinen, dass das Immunsystem das Wichtigste bei der Behandlung der Krebserkrankung ist. Obwohl ich es natürlich nie vernachlässige, bin ich nicht dieser Ansicht. Gleich nach der Behandlung des Hormonsystems (Hypophyse) halte ich die Milieu-Therapie für die wichtigste naturmedizinische Methode.

»Milieu« bedeutet die unmittelbare Umgebung, in welcher sich ein Organismus befindet. In unserem Fall ist das Milieu gemeint, in welchem sich die Zelle befindet. Es handelt sich

»Naturmedizinische« heilende Verfahren

also sozusagen um das »innere« Milieu im Körper, um das chemische, physikalische und biologische Drumherum.

Es ist ganz offensichtlich, dass die unmittelbare Umgebung der Zelle starken Einfluss darauf ausübt, was mit und in der Zelle passiert. Was immer wir essen und trinken, wirkt sich auf die chemischen Verhältnisse im Körper aus.

Viele Menschen kennen den pH-Wert (wie sauer eine Flüssigkeit ist) und sprechen von »Übersäuerung«.

Ich meine, dass wir es gar nicht so kompliziert machen müssen: Es ist ganz leicht zu sehen, dass wir uns in unserer Lebensweise und unserer Ernährung sehr, sehr weit von einer natürlichen Form entfernt haben. Wir sind gar nicht mehr in der Lage, uns natürlich zu ernähren. Nur noch in sehr entlegenen Gebieten wie z.B. bei den Indianern des Amazonas oder den Ureinwohnern in Neu-Guinea gibt es noch Menschen, die in einem echten natürlichen Milieu leben – ohne Impfungen, ohne Konservierungsstoffe, mit gänzlich unbehandelter Nahrung. Sie werden zum Teil sehr alt und kennen kaum Krebs.

Aber was sollen wir tun, wenn es uns nicht einmal mehr annähernd gelingt, unsere Ernährung »natürlich« zu gestalten!?

Es wäre wohl notwendig, es in recht extremer Weise anders und richtig zu machen, wenn wir Krebs vorbeugen möchten – und noch extremer müsste die Änderung sein, wenn wir ein krebsfeindliches Milieu herstellen möchten, um einen bereits vorhandenen Krebs auszutreiben!

Therapien

Krankheitsursache Ernährung. Ernährung bei Krebs

Man müsste also sehr extreme Veränderungen vornehmen, um Krebs mittels Ernährung alleine zu heilen. Deshalb sind heutige Ärzte der Meinung, dass man »mittels Diäten« keinen Krebs heilen kann. Diese Versuche waren aber nur viel zu schwach und zu kompromisshaft und noch immer auf der heute üblichen Ernährung aufgebaut, die ja bereits eine völlige Abart einer natürlichen Ernährungsform ist.

Die Ernährung beim Krebs kann natürlich mehrere Ziele haben. Sie soll den Organismus mit Nährstoffen versorgen, sie dient zur Energiegewinnung und soll Gärung vermeiden (diese wäre die Energiegewinnung der Krebszelle). Da sie auch viele andere chemische und physikalische Verhältnisse im Körper bestimmt, nämlich das gesamte Milieu, dient sie auch der Milieu-Korrektur. Dies wiederum wird behindert, wenn der Patient vom Magen-Darm-System her Störungen hat. Zudem muss man ja einen Krebspatienten gut ernähren, was ebenfalls die Milieu-Therapie begrenzt. Irgendwie muss man sich – von Fall zu Fall unterschiedlich – zwischen diesen Schwierigkeiten hindurchwinden. Um die Wahrheit zu sagen: Der Patient muss auch selbst die Initiative übernehmen, weil sich der Arzt kaum um jeden einzelnen Patienten genügend kümmern und ja auch nicht wirklich beobachten kann, was der Patient tagtäglich isst – außerdem oft in Bezug auf Ernährung nicht genügend geschult ist.

Der Patient weiß auch selber am besten, was er verträgt und was er braucht; all das muss er mit gesundheitlichen

»Naturmedizinische« heilende Verfahren

Aspekten klug kombinieren. Er sollte also viel über Ernährung lesen, den Sinn der Sache zu verstehen versuchen und seine eigenen Schlüsse daraus ziehen.

Die Ernährung spielt natürlich bei fast jeder Krankheitsentwicklung eine große Rolle, bei vielen die alleinige. Das bedeutet jedoch nicht, dass man automatisch mit Ernährungsumstellung alleine wieder gesund wird, nachdem man krank geworden ist! Das hätte man vorher machen müssen, nämlich um gesund zu bleiben. Lediglich mit der Kost nach Kuhl, mittels der Makrobiotik oder mit kompletter Rohkost ist dies bereits vielfach gelungen. Speziell wenn die Patienten sich in außergewöhnlicher Weise in die Ernährungsumstellung hineinknien, sehr davon überzeugt sind und alles selber ausklügeln, um sich gesund zu machen. Mit dieser Einstellung kann man dann Sensationelles erreichen, weil man selber Schritt für Schritt die Dinge wieder ordnet und »unter Kontrolle« bekommt.

Die Ernährung ist die Basis für Gesundheit. Es ist eine Schande für die heutige Medizin, dass diese Dinge unter »alternative Verfahren« aufgelistet werden müssen, weil Schulmediziner darin nicht ausgebildet sind und sich nicht darum kümmern. Aber wie gesagt – sie sind nur für die Akutmedizin zuständig.

Schon lange vor Ausbruch einer Krankheit unterminiert ein Patient mit schlechter oder für seinen Organismus unpassender Ernährung so lange seine Gesundheit, bis Krankheit Platz greifen kann; genetische und andere Schwächen

Therapien

können dann zum Zug kommen. Gute Ernährung ist also eine der besten Vorbeugemaßnahmen gegen Krankheit.

Aber gute Ernährung ist ziemlich weit von dem entfernt, was man heute üblicherweise zu sich nimmt. Viele Menschen verlassen sich auf das »Angebot« und die Werbung in Supermärkten und der »Nahrungsmittelindustrie«, die leider mehr eine Genussmittelindustrie ist und nicht das Wohl der Menschen im Auge hat. Man muss sich also eigenständig um die richtige Ernährung für einen selber kümmern.

Wenn Ernährung nur als gute Grundlage dienen soll, während man andere Verfahren als Krebsbehandlung zur Anwendung bringt, gilt im Allgemeinen der einfache Grundsatz, dass man sich »gut und angemessen« ernähren soll, je nach Zustand des Kranken. Gemeint ist eine natürliche Ernährung, also »essen, was draußen wächst«.

Man sollte Gemüse essen, das »biologisch« gewachsen ist, möglichst in roher Form. Je mehr Rohkost, umso besser, natürlich nur, wenn dies gut vertragen wird.

Man sollte speziell den Industriezucker in jeder Form gänzlich streichen, Süßes, auch Süßstoff meiden. Wenn dies mit Energieverlust verbunden ist, sollte man rasch die Nahrung durch Vitamine aufbessern und sich Eigenblut-Injektionen mit Ozon machen lassen (s. a. »Basisregeneration«, S. 260). Auf diese Weise wird die Energieproduktion in der Körperzelle wieder angekurbelt (was das Wohlbefinden deutlich steigert).

Man kann Fleisch in kleinen Mengen essen, wenn man

»Naturmedizinische« heilende Verfahren

das Verlangen hat. Es sollte – wie das Gemüse – unbedingt vom Biobauern sein. Zwiebel und Knoblauch in roher Form wirken offenbar krebsverhindernd, haben aber auch Heilkräfte. Bitterstoffe sind zu suchen, alle Arten von Chemikalien zu meiden. Es sollten vollwertige Getreideprodukte verwendet werden, am besten in eigener Getreidemühle selbst gemahlen. Weizen ist eher zu meiden.

Für Patienten, die wegen eines angeschlagenen Verdauungssystems nicht mehr viel vertragen, können sich selber Suppen aus verschiedenem geschroteten Getreide zubereiten. Man mahlt ein bis zwei Esslöffel, rührt sie in Wasser ein und kocht sie nicht zu lange. Man kann würzen, wie man möchte (z. B. mit einer hefefreien Suppenwürze aus dem Reformhaus oder Bioladen – nicht salzen mit reinem Kochsalz!), das gekochte Getreide kann man als Brei (mit weniger Wasser) oder Suppe (mit mehr Wasser) zu sich nehmen. Abwechselnd mit Gemüsesuppen ist das eine ziemlich vollwertige, gut verträgliche Ernährung für »Angeschlagene«.

Milchprodukte sind eher zu meiden, außer wenn sie durch natürliche Bakterien verarbeitet sind wie z. B. »lebendiges« Joghurt – und wenn man weiß, dass man sie gut verträgt. Schaf- und Ziegenmilchprodukte sind vorzuziehen.

Schwerkranke werden nicht mehr gut verdauen, sodass man zwar die Qualität der Nahrung verbessern, aber zugleich die Verträglichkeit im Auge behalten muss. Generell werden sich kleine, bekömmliche und dafür vielleicht häufigere Mahlzeiten empfehlen.

Man sollte gut kauen und einspeicheln (auch weil die Verdauungsenzyme bei Krebskranken häufig einen Schwach-

Therapien

punkt darstellen). Man darf jedoch nicht denken, dass man sich als Krebspatient mittels Ernährung mästen soll, wie viele Hausfrauen oder Ärzte vielleicht denken werden. Das ist gänzlich falsch. Bei einer fortgeschrittenen Krebserkrankung frisst der Krebs quasi als Parasit den Organismus auf. Der Krebs hat sich sozusagen die Vorrangstellung erkämpft und ist derjenige, der zuerst isst (s. a. das Kapitel »Der Stoffwechsel der kranken Zelle«, S. 98).

Energiemangel ist die Folge und kann durch »Mehr-Essen« nicht behoben werden. Wenn die Krankheit fortgeschritten ist, erkennt man dies an der Gewichtsabnahme.

Dieser Prozess muss mit einer Therapie aufgehalten werden, welche den Krebs stoppt und schließlich das gesamte System wieder einreguliert.

Die Ernährung – mit ihren hier beschriebenen Grundlagen – dient bei der Krebsbehandlung also in den meisten Therapiekonzepten als Basis für eine Therapie und meist nicht mehr als Therapie selbst. »Schlampige« oder »normale« Ernährung (wie leider auch in den Krankenhäusern praktiziert) darf es nicht mehr geben.

Die Ernährung bei Krebs sollte auf jeden Fall mit weiteren Vitaminen und Zusatzpräparaten (s. S. 252) aufgebessert werden. Dazu kommen wir etwas später.

Heilung durch Ernährung alleine

Es gibt einige Patienten, die alleine mittels kompletter Umstellung ihrer Ernährung ihre Krebskrankheit besiegt haben. Solch Mut und Entschlossenheit sind großartig. Ich meine,

»Naturmedizinische« heilende Verfahren

dass die Ernährungsumstellung hier nicht allein entscheidend ist, sondern dass eine Person mit ihrer Einstellung und Absicht an ihrer Gesundheit so lange »herumbastelt«, bis sie eintritt.

Bei den Ernährungstherapien speziell zu nennen wäre die japanische Ernährungsform *Makrobiotik,* mit der bereits viele Patienten Krebserkrankungen besiegt haben. Ich selber habe darin keine Erfahrung und nicht genügend Wissen. Dabei genügt es anscheinend nicht, den Anweisungen der in Büchern beschriebenen Makrobiotik zu folgen, sondern man braucht einen sehr kundigen Berater, der sich in der asiatischen Denkungsweise zurechtfindet und weiß, was im individuellen Fall zu machen ist.

Als Nächstes möchte ich die Ernährung nach Kuhl erwähnen, die mit milchsauer vergorenen Nahrungsmitteln arbeitet und gute Erfolge aufzuweisen hat. Sie enthält zu der notwendigen biologischen Vollwertkost milchsauer vergorene Gemüse und Säfte zu jeder Mahlzeit. Gemüse und echte Nahrungsmittel »milchsauer zu vergären« war früher die Methode der Wahl, um Nahrung auf biologische Weise haltbar zu machen. Krebs ist ja eine Zivilisationskrankheit und hängt sicher auch mit unserer »zivilisierten« Methode zusammen, Nahrungsmittel mit Giften, Chemikalien und Antibiotika haltbar zu machen oder alles leicht Verderbliche (oft Wertvolle) von vornherein zu entfernen, wie z. B. beim Mehl.

Bei der milchsauren Vergärung repariert die natürlich entstandene Milchsäure das geschädigte Bakterienmilieu des

Therapien

»zivilisierten« Menschen, und sie ist hauptsächlich rechtsdrehend, sodass sie das Blut wieder ansäuern und das Gewebe entgiften kann. Das einzige heute noch übliche milchsauer vergorene Gemüse ist das Sauerkraut. Es sollte nicht
zu stark gesalzen und wirklich noch auf natürliche Weise
ohne Chemikalien hergestellt sein. Täglich roh gegessen,
liefert es über die gesunde Milchsäure hinaus genügend Bal-
laststoffe, um den Darm »auszuputzen« und von alten Bak-
terien- und Pilznestern zu befreien.

Es gibt Bücher von Kuhl, in welchen diese Methode nachzulesen ist. Wenn man sie anwenden möchte, sollte man
diese Bücher unbedingt lesen.

Auch von *kompletter Rohkost* nach dem Motto: »Zurück zur
Natur« (wie in den Wald zu gehen und Wurzeln zu essen)
werden erstaunliche Dinge gemeldet. All das bedeutet natürlich eine extreme Umstellung. Aber ohne diese extreme Umstellung wird sich nicht genügend ändern, um ein
schlechtes »zivilisiertes« Milieu umzuwandeln und Außergewöhnliches zu erreichen ...

Als weiteres Beispiel kann man die *Budwig-Diät* erwähnen,
deren tragendes Element ein Gemisch aus Magerquark mit
kaltgepresstem Leinöl ist. Viele Patienten *vertragen* das aber
meiner Erfahrung nach bei einer Krebserkrankung nicht
mehr. In diesem Fall ist sie ungeeignet.

Man muss sich immer wieder bewusst werden, wie sehr sich
unsere Ernährung von einer natürlichen entfernt hat. Man

»Naturmedizinische« heilende Verfahren

kann nicht die übliche Zivilisationskost »ein wenig verändern« und sich davon eine Heilwirkung erwarten. Sie ist dann nur ein wenig weniger gesundheitsschädigend.

Man muss sich vor Augen halten, dass z. B. Äpfel, Birnen und unser Gemüse (von dem wir glauben, dass es natürlich sei) ja bereits Züchtungen sind, welche sich schon dadurch von einer echten Natürlichkeit entfernt haben; zusätzlich sind sie heute meist künstlich gedüngt oder mit Chemikalien behandelt, sodass sie nicht mehr als Heilmittel geeignet sind.

Eine Reparatur dieser Dinge erfordert daher gewaltige Umstellungen – in unserer Einstellung, der Zubereitung und in der täglichen Ernährung.

Wenn man sich durch eine derartige extreme Milieu-Änderung heilen möchte, so kann man durchaus erwägen, auszuwandern und seinen Heilversuch in »primitiven« Ländern zu machen. Das ist kein Scherz!

Zusätzlich zu den angesprochenen Methoden gibt es viele weitere, mit denen man mittels völliger Umstellung der Ernährung – aber zugleich mit anderen Maßnahmen – zur Krebsheilung gelangen kann. Zwei Methoden sind relativ bekannt geworden und werden daher hier erwähnt. Man kann sie in Büchern nachlesen, was man auch unbedingt tun sollte, wenn man sich entschließt, sie anzuwenden. Es sind die *Gerson-Methode* und die *Moerman-Diät*. Es handelt sich um Methoden, durch welche das Milieu im Organismus grundlegend geändert und krebsfeindlich gemacht wird.

Therapien

Die Gerson-Methode

Dass man mit Milieu-Therapie Krebs heilen kann, bewies Dr. Max Gerson. Er war Amerikaner, der auch in Europa wirkte, zum Beispiel auch ein Jahr lang in Wien.

Dr. Gerson vereinigte einige wesentliche Maßnahmen in seiner Therapie, wodurch eine Rückführung zur Gesundheit erreicht werden konnte. Der Krebs ging zurück, weil er offenbar kein Lebensmilieu mehr vorfand.

Die Gerson-Therapie ist recht kompliziert. Man braucht praktisch rund um die Uhr eine Betreuung für den Patienten, weil er täglich Einläufe, frisch zubereitete Gemüse- und Grünblättersäfte bekommen muss, frische Kalbslebersäfte, mehrmals täglich Vitamine, Mineralien, Jod – und zudem allerlei Medikamente, die es zum Teil in dieser Form gar nicht mehr gibt.

Aber seine Bemühungen zahlten sich aus. Er schrieb dann auch ein Buch mit dem Titel »50 geheilte Fälle«, in dem er Röntgenbilder und andere Beweismittel veröffentlichte.

Zurück in den USA, wurde er angefeindet und verfolgt, je mehr er sich bemühte, seine Methode bekannt zu machen. Es gelang ihm, eine Anhörung im US-Senat zu bekommen, wo er seine Entdeckungen und Entwicklungen präsentieren wollte, weil er der Meinung war, dass diese Therapieform überall verbreitet werden sollte, um Krebs zu heilen und ihm vorzubeugen. Aber er starb wenige Tage vor der Anhörung eines unnatürlichen Todes ...

Wie auch immer – die Gerson-Methode ist ein weiterer Beweis dafür, dass eine Korrektur des Milieus als Krebstherapie ausreichte, um Krebs zu heilen.

»Naturmedizinische« heilende Verfahren

Ich habe die Gerson-Methode nie exakt anwenden können, weil mir kein Krankenhaus zur Verfügung steht und weil man in Österreich dort ohnehin keine »alternativen« Methoden anwenden darf. Ich bin der Meinung, dass Heilung mit der bloßen Nachahmung der Gerson-Methode heute nicht mehr so ohne weiteres gelingt, sondern dass der Gesundheitszustand der meisten Krebskranken bereits schlechter ist als damals in den Fünfzigerjahren; daher muss man kombinieren und improvisieren (z. B. weil es keine täglich frischen *biologisch sauberen* Kalbslebersäfte mehr gibt).

Die Moerman-Diät

Der holländische Arzt Dr. Moerman, der sein Leben nach eigener Aussage von Anfang an der Erforschung des Krebses gewidmet hatte, entwickelte aufgrund von Forschungen an Brieftauben seine »Diät«, womit er ernährungsbedingte Krebsarten zu heilen imstande war.

Seine Brieftauben wurden nur krebsanfällig, wenn sie nicht optimal ernährt wurden. Moerman machte Versuche, um herauszufinden, unter welchen Mängeln sich Krebs entwickelte. Dementsprechend entwickelte er seine »Diät«. Im Grunde handelt es sich natürlich nicht um eine »Diät«, sondern um die Rückführung des Organismus zu einem optimalen Gesundheitszustand, welcher in der Lage ist, Krebs abzuwehren. Viele seiner Patienten hatten zwar große Krebsgeschwülste, waren aber in einem körperlichen Zustand, der sich noch zu wirklicher Gesundheit zurückführen ließ.

Therapien

Ich möchte Ihnen Moermans eindrucksvolle Schilderung seines ersten Patienten zitieren (Zitat aus: »Krebs, Leukämie und andere scheinbar unheilbare Krankheiten...«, s. »Bücher für mündige Patienten« im Anhang). Man ersieht daraus auch gleich die Schwerpunkte seiner Therapie.

Im Dezember 1939 kam ein Mann namens Leendert Brinkman in meine Sprechstunde. Ich stellte bei ihm einen Tumor im Leib mit Metastasenbildung im Leistengebiet sowie am Oberschenkel fest und veranlasste eine sofortige Operation. Der Chirurg äußerte sich dazu folgendermaßen: »Brinkman habe ich operiert. Bei dem Tumor handelt es sich um Krebs, der bereits bis in den Beckenbereich vorgedrungen war, sodass ich ihn nicht entfernen konnte. Ich habe die Wunde also wieder geschlossen, ohne den Tumor entfernt zu haben. Wenn die Fäden gezogen sind und die Wunde verheilt ist, kann Brinkman zum Sterben nach Hause entlassen werden.«

Nachdem Brinkman wieder daheim war, habe ich mit ihm gesprochen und ihm von meinen Taubenversuchen erzählt. Dann habe ich ihm freigestellt, sich angesichts der Schwere des Falles einer Behandlung mit Stoffen zu unterziehen, von denen ich annehmen musste, dass sie eventuell Aussicht auf Heilung böten.

Die Antwort Brinkmans, die von Weisheit und starkem Glauben zeugte, lautete: »Herr Doktor, ich weiß, dass mein Zustand hoffnungslos ist; aber bei Gott ist nichts unmöglich. Ich bin davon überzeugt, dass Sie alles Menschenmögliche für mich tun werden; und sollte mir die Behandlung schon nicht nutzen, so diene ich Ihnen mit meinem kranken Körper doch wenigstens bei der Suche nach Mitteln und Wegen zur Lösung des Problems.«

»Naturmedizinische« heilende Verfahren

Ich möchte nicht verhehlen, dass mich diese Worte tief ergriffen haben.

Dieser Mann war der erste Patient, den ich mit einer besonderen Diät und jenen Stoffen behandelte, die ich durch meine Taubenversuche ermittelt hatte. Nach seiner Genesung erzählte Brinkman jedem, der es nur hören wollte: »Ich habe Apfelsinen und Zitronen nicht schubkarrenweise, sondern waggonweise gegessen.« Es erübrigt sich fast hinzuzufügen, dass ich mir darüber klar war, diesem Mann Tag für Tag nicht Milligramm-Dosen, sondern eine wahre Flut von Ascorbinsäure (Vitamin C) zugeführt zu haben, sodass sie noch in die Reihe der ermittelten Stoffe aufgenommen werden musste. (Moerman hatte zuvor im Text die Vitamine aufgezählt, die eingenommen werden mussten.)

Brinkman wurde für seine Bereitschaft, sich meiner Behandlung zu unterziehen, reichlich belohnt. Der Tumor und die Metastasen verschwanden. Ein Jahr später konstatierte der Chirurg seine völlige Genesung. Er wurde fast 90 Jahre alt. Da er 1940 – d. h. zur Zeit der Behandlung – 56 Jahre alt gewesen war, konnte er sein Leben noch fast 35 Jahre genießen.

Ich hatte Brinkman folgende Diät vorgeschrieben:

Kein Fleisch, Fisch oder Geflügel; an Getränken kein Wasser, Kaffee oder Tee – stattdessen Saft von Roten Rüben, Mohrrüben, sauren Äpfeln und Birnen (mittels Saftzentrifuge hergestellt und frisch getrunken); kein Zucker und keine zuckerhaltige Nahrung; mäßig Salz; täglich ½ Liter Buttermilch oder Buttermilchbrei; Zitronensaft, eventuell gemischt mit Apfelsinensaft, Beerensaft; täglich ein oder zwei Eidotter (kein Eiweiß); dunkles Brot (Vollkornbrot) mit Butter und Käse; keine Kartoffeln, wohl aber Reis mit Butter und grünen Gemüsen, vor allem Gurken; auch andere

Therapien

Gemüse wie Mohrrüben, Rote Rüben, Spargel sind erlaubt; verwendet wird ausschließlich ungeschälter Reis (samt Keim- und Randschichten), auch geschrotet, der in (Voll-)Milch gekocht werden darf; erlaubt sind außerdem Pflaumen, Aprikosen, Mus von sauren Äpfeln, Birnen und Pfirsiche; Erbsensuppe ohne Fleisch und Speck, wohl aber mit Zwiebeln, Mohrrüben, Knollensellerie und sonstigen Gemüsen; keine Abführmittel – wenn nötig, dreimal täglich einen Breilöffel (Größe zwischen Ess- und Teelöffel) voll Olivenöl; viel Obst.

Mir war freilich klar, dass ich mit diesem Erfolg in Widerspruch geriet zur alten Auffassung der Krebsforscher und zu ihrer Behandlung mittels Operation, Bestrahlung und Zytostatika. Die Folgen konnten nicht ausbleiben; und es ist nur bedauerlich, dass die Auseinandersetzung zwischen alter und neuer Betrachtungsweise sich in den Niederlanden inzwischen zu einem zweiten Semmelweis-Drama ausgeweitet hat.

Leider blieb die »alte« Anschauung auch weiterhin die gültige, sodass Rückführung zur Gesundheit weiterhin gar nicht versucht wurde. Auch das »Semmelweis-Drama« wiederholte sich nicht, denn Semmelweis erreichte wenigstens eine Revolution in der Medizin, aber Moerman geriet in Vergessenheit, weil die Pharmaindustrie zu großer Macht gelangte. (Semmelweis war ein Wiener Arzt, der von all den Autoritäten geächtet wurde, weil er verlangte, dass sich die Ärzte vor chirurgischen Eingriffen bei Schwangeren und Wöchnerinnen die Hände desinfizieren sollten, um tödliche Infektionen zu verhindern. Er wurde entlassen, starb schließlich geschmäht und vor Gram, obwohl er natürlich Recht

»Naturmedizinische« heilende Verfahren

hatte. Sein Vergehen war im Grunde nur, dass er Recht hatte und es gegen das medizinische Establishment durchsetzen wollte.)

Wie man sieht, besteht die Moerman-Diät aus äußerst viel Frischkost, mit Säften als »Konzentrate der Gesundheit«, mit der Betonung auf einige Vitamine, die er als elementar herausgefunden hatte. Wichtige Bausteine sind: Die Vitamine A, B-Komplex (speziell die Pantothensäure), E, C, das Jod, Schwefel sowie massenweise Zitronensäure.

Wie bereits erwähnt, haben viele Patienten mit ähnlichen Therapien ihre Heilungen erreicht, speziell natürlich dann, wenn die Krebsentwicklung hauptsächlich auf schlechte Ernährung zurückzuführen war. Warum soll man es also nicht versuchen, wenn die »Schulmedizin« sowieso keine Heilung erzielen kann? Man muss nur herausfinden, dass dies so ist, bevor man mittels »Therapien« die Heilfähigkeit nachhaltig untergräbt.

Die Breuss-Kur

Wenn man den Gedankengang, das Milieu möglichst nachhaltig zu säubern und wieder in den »Originalzustand« zu versetzen, weiterverfolgt, gelangt man zur Breuss-Kur.

Diese ist eine Fastenkur, wobei man nur frische und milchsauer vergorene Säfte (und Tees) zu sich nimmt. Sie geschieht sozusagen unter dem Motto: Der gesunde Körper soll den Krebs auffressen anstatt der Krebs den gesunden Körper. Das Prinzip dieses Verfahrens ist sehr intelligent,

Therapien

denn es reguliert viele der in diesem Buch beschriebenen Übelstände in einem Aufwasch. Krebs leidet immer unter der Breuss-Kur, weil Krebs gefräßig ist und stets Nahrung braucht. Die normale, gesunde Zelle hingegen ist viel widerstandsfähiger.

Meine Beobachtungen gehen dahin, dass man mit der Breuss-Kur kleinere Krebsgeschwülste durchaus wegbekommen kann. Wenn Patienten so eine Kur machen möchten, dann rate ich häufig, zuerst mit anderen Verfahren Krebs so weit zu dezimieren, dass die Chancen wirklich gut werden, durch die Breuss-Kur den letzten Rest des Krebses wegzufasten.

Wie jedes Verfahren muss auch dieses genau eingehalten werden, indem der Patient das Büchlein genau studiert und dann befolgt. Es ist in mehreren Sprachen erhältlich.

Diese Milieu-Therapien sind sehr wertvoll und sie gehören sicherlich zu einer echten Heilbehandlung dazu. Man kann sie nur mit selbstständigen Patienten machen, die sich selber darum kümmern, wie das funktioniert, und die sie mit eigenem Entschluss und mit Sinn und Verstand durchführen.

Patienten, die kein Geld haben, haben in diesen Verfahren ihre echte Chance, auch wenn ich nur raten kann, sich dennoch von einem kundigen Arzt führen zu lassen.

Sport und körperliche Bewegung

Es gibt immer wieder Berichte, wonach Heilungen erzielt wurden, die auf besonders viel Sport zurückzuführen waren.

Sport und körperliche Bewegung sind tatsächlich in ho-

»Naturmedizinische« heilende Verfahren

hem Maße in der Lage, große und wünschenswerte Korrekturen im Milieu des Patienten hervorzurufen! Sie führen z. B. zur Produktion von rechtsdrehender Milchsäure, die für ein »Säure-Basen-Gleichgewicht« (s. S. 130 ff.) sorgt.

Eine ausgiebige körperliche Bewegung trägt dazu bei, den »richtigen« Sauerstoff-Stoffwechsel wieder einzuführen und die »falsche« Milchsäure-Vergärung zu verdrängen. Eine vitaminreiche, gesunde, kohlenhydratarme Ernährung vorausgesetzt, wird durch den Sport der gesamte Organismus mit Sauerstoff versorgt, er wird aktiviert und in eine gute Form gebracht, was alles gleichzeitig eine Wegbewegung von der sauerstofflosen Gärung (der Krebszelle) bedeutet.

Außerdem stärkt man durch täglichen Sport generell die Funktionsfähigkeit des Organismus.

Je nach der körperlichen Situation und den Möglichkeiten sollten Ausdauersportarten gewählt werden, durch die ungebrauchte Energien vom Organismus zu nützlichen Zwecken verbraucht werden (und nicht der Ernährung der Krebszellen dienen). Sport harmonisiert den gesamten Organismus.

Und je gesünder der Organismus, desto weniger Platz für Krankheit. Man sollte beim Sport nie bis zur Erschöpfung gehen. Man kann Pausen einlegen oder auf einem gleichmäßigem Niveau bleiben, das nicht allzu »fordernd« ist.

Es ist schwer abzuschätzen, welche Krebsursache beim jeweiligen Patienten im Vordergrund steht; aber auf jeden Fall sollte man Sport und Bewegung stets in seine Therapiebemühungen mit einbeziehen, sofern es der Zustand des Patienten erlaubt!

Therapien

Auch wenn dieser Abschnitt sehr kurz ist, heißt das nicht, dass man die Wichtigkeit dieser Therapiemöglichkeit unterschätzen sollte.

Der CoD-Tee nach Dr. David

Eine sehr gute Möglichkeit, das Milieu – zusätzlich zu einer deutlichen Ernährungskorrektur – nachhaltig in eine wünschenswerte Richtung zu verändern, ist die Methode nach Dr. David.

Dr. David hat die Indianer Südamerikas und ihre Lebensweise erforscht und entdeckt, dass diese fernab jeder Zivilisation lebenden Stämme sehr gesund sind, keinen Krebs und keine »Zivilisationskrankheiten« kennen und in sehr gesunder Weise sehr alt werden. Er hat dort diverse Pflanzen kennen gelernt und zu einem Tee zusammengestellt, den er den CoD-Tee nennt. Dieser Tee muss auf spezielle Weise zubereitet und täglich in großen Mengen getrunken werden. Er schmeckt für manche Menschen grauenhaft, aber wahrscheinlich ist genau dies der Preis, den ein verwöhnter Westlicher zu zahlen hat – der oft das Gegenteil dessen zu sich nimmt, was gut für ihn wäre. Der Tee ist recht bitter, aber doch – so finde ich – gut zu trinken.

Wenn ein Patient sagt, er könne ihn nicht trinken, dann muss er überlegen, wie ernsthaft er wieder gesund werden will. Man kann wohl auch nicht erwarten, dass, wenn man durch den jahrzehntelangen Genuss zuckersüßer Gaumenfreuden krank geworden ist, man auf genauso »angenehme« Art den Weg zurück zur Gesundheit gehen kann.

»Naturmedizinische« heilende Verfahren

Also rate ich, sich umzugewöhnen, den bitteren Tee gut zu finden und ihn reichlich zu trinken.

Zur Therapie gehören auch Ernährungsrichtlinien sowie die Zugabe von Vitaminen, nicht unähnlich der Moerman-Methode. Das ist natürlich genauso wichtig wie der Tee an sich! Ich denke, dass man dieses erfolgreiche Rezept nicht verändern und diese Milieu-Therapie – so wie von ihrem Entwickler entworfen – durchführen sollte. Man bekommt den Tee in Apotheken und die Ernährungsrichtlinien im Internet: www.CoDTee.com.

Mit einer derartig massiven Korrektur eines kranken, »krebsfreundlichen« Milieus – hin zum »krebsfeindlichen« Milieu – kann ein Therapeut das Kapitel »Milieu« abhaken und sich um seine eigentlichen Behandlungsmethoden kümmern. Er muss nur darauf bauen können, dass der Patient sich eingehend damit beschäftigt und alles wie beschrieben in die Tat umsetzt.

Auch so mancher mutige Patient – dem die Schulmedizin sowieso keine Heilung in Aussicht stellen konnte – hat sich einfach so ein Büchlein hergenommen, die darin beschriebenen Dinge verstanden und befolgt und sich so seine Gesundheit zurückgeholt!

Rechtsdrehende Milchsäure und Mineralien

Die meisten Menschen haben sich zu viele Säuren zugeführt (durch Kaffee, Fleisch, Kohlenhydrate etc.) und zu wenig basische Nahrungsmittel (Gemüse, Pflanzen). Das führt

Therapien

zu einer Übersäuerung des Gewebes, was seltsamerweise zur Folge hat, dass das Blut basischer wird (s. a. das Kapitel »Milchsäure«, S. 130, und »Der pH-Wert«, S. 132). Die abgelagerten Säuren können nun nicht mehr aufgelöst werden und verbleiben im Bindegewebe (das Bindegewebe ist übrigens der Ort der Abwehr).

Um diesen Missstand zu beheben, braucht man die rechtsdrehende Milchsäure sowie Mineralien. Die rechtsdrehende Milchsäure wird zum Beispiel beim Sport und bei körperlicher Bewegung im Organismus selbst erzeugt, sodass dies zur Aufrechterhaltung eines gesunden Milieus beiträgt. Sie wird dazu benötigt, um das zu basisch gewordene Blut wieder anzusäuern, sodass es sich dem (sauren) Gewebe-Milieu wieder angleicht und Giftstoffe ins Blut abgegeben werden können.

Damit sich diese abgelagerten Säuren aber im Wasser des Blutes auflösen können, werden wiederum Mineralien benötigt, welche die Säuren in Salze verwandeln – denn nur die Salze können aufgelöst und ausgeschieden werden.

Um es nicht zu kompliziert zu machen: Die Tees (z. B. auch der CoD-Tee) enthalten viele Mineralien, die rechtsdrehende Milchsäure entsteht durch Sport, kann aber auch zugeführt werden (Anthozym Petrasch, Espritin-Tropfen, RMS-Tropfen, milchsauer vergorenes Gemüse wie Sauerkraut etc.).

Die gesunde Milchsäure (die übrigens nichts mit Milch zu tun hat) und Mineralien sind also weitere notwendige Bausteine, um – im Rahmen einer ganzheitlichen Krebstherapie – das Milieu zu reparieren.

»Naturmedizinische« heilende Verfahren

Bitterstoffe

Alles, was bitter ist, ist krebsfeindlich, alles Süße krebsfreundlich.

Ob das biologische Milieu eines Menschen krebsfreundlich oder krebsfeindlich ist, kann mit der bio-elektronischen Messmethode nach Vincent festgestellt werden. Es werden dabei verschiedene Messgrößen verschiedener Körperflüssigkeiten des Patienten gemessen (Blut, Speichel und Harn). Dies ist eine ausgezeichnete Möglichkeit, den Therapiefortschritt zu messen.

Die meisten Menschen leben in der heutigen Zeit »süß«. Sie nehmen täglich zuckerhaltige Genussmittel zu sich. Zucker ist zwar ein Naturprodukt (aus Rüben oder Zuckerrohr), wird aber komplett von allen Vitalstoffen befreit. Wenn man täglich Zucker zuführt, entleert man den Organismus täglich von Vitalstoffen (Vitaminen, Mineralien, Spurenelementen) und unterminiert so seine Selbstheilungskräfte, welche täglich für Reparaturen sorgen sollten. So ebnet man Krankheit den Boden. Man fördert durch Zuckerzufuhr zudem (falsche) Bakterien und Pilze im Darm.

Bitterstoffe sind nun eine Möglichkeit, das Milieu zu korrigieren, das man durch Süßes verursacht hat. Besser ist es natürlich, von vornherein Bitteres zu sich zu nehmen und nicht Süßes. Unter Bitterstoffen verstehen wir alles, was bitter ist, also z. B. Tausendgüldenkraut und Salbeitee und andere Kräuter. Man könnte auch täglich Enzianwurzel kauen, wovon tatsächlich Heilwirkungen berichtet werden, oder den zuvor genannten sehr bitteren CoD-Tee trinken.

Übrigens ist auch das Vitamin B17, das Anti-Krebs-Vita-

Therapien

min bitter, wie man am Genuss von Aprikosenkernen leicht erkennen kann. Essbare Obstkerne dienen der Krebsvorbeugung und sollten – entgegen anders lautender Warnungen – gegessen werden (s. a. das Kapitel »Aprikosenkerne – oder Amygdalin (Laetrile), Vitamin B17«, S. 286).

Vitamine und Zusatzpräparate

Zum Thema Ernährung und Milieu-Therapie gehören auch die »Nahrungsergänzungsmittel«.

Da die heutige Ernährung meist keine optimale Versorgung gewährleistet (viele Gifte, Nahrungsmittelzusätze, mineralarme Böden, vitaminarme Pflanzen, Stress, Streit, Impfungen, unterschwellige Krankheiten, Medikamente etc., weshalb manchmal vermehrt Vitamine benötigt werden), brauchen die meisten Menschen Nahrungsmittelzusätze, um sich vor Krankheit zu bewahren. Dies betrifft auch »Gesunde« oder besser die Halbgesunden und Halbkranken, von welchen es in dieser Gesellschaft so viele gibt. In der Regel ebnet eine schlechte Ernährung und damit ein solcher Mangel an Nährstoffen der Krankheit den Weg.

Nun braucht der Kranke – im Vergleich zum Gesunden – sicher noch zusätzlich Vitamine. Es gibt zwar die Vorstellung, dass Krebs ebenfalls Vitamine braucht und man sie deshalb dem Kranken nur in geringen Mengen geben soll, aber ich bin der Meinung, dass der Organismus in seinem Bestreben zur Gesundung unterstützt werden soll und dazu dient auch die Vitaminzufuhr.

Außerdem lebt der Krebs vorrangig vom Zucker (einem

»Naturmedizinische« heilende Verfahren

von Vitaminen völlig »gereinigten« Produkt, wodurch Vitaminmangel entsteht). Man sollte also Zucker meiden, wenn man Krebswachstum verhindern will.

Vitamine und Nahrungsmittelzusätze verschiedenster Art bringen einem Krebskranken oft plötzliche Verbesserung, Erleichterung und größere Heilfähigkeit. Bei fortgeschrittenem Krebs können sie den Unterschied ausmachen zwischen leidendem Dahinsiechen und – gemessen an den widrigen Umständen – gutem Allgemeinzustand und lebenswertem Leben.

Oft sind dann Infusionen nötig, besonders bei älteren Personen und als Zusatz zur Chemotherapie (wenn man diese machen möchte), damit der Organismus sich schneller erholen kann und weil der Darm geschädigt wurde.

Man muss bedenken, dass es unzählige Substanzen gibt, die der menschliche Körper nicht selber erzeugen kann und die täglich zugeführt werden müssen: etwa 20 Vitamine, viele »sekundäre Pflanzenstoffe«, acht Aminosäuren, mehrere Fettsäuren, etwa 60 Mineralien und Spurenelemente. Schon mit einer heutigen »normalen« Kost gerät ein Gesunder in einen Mangelzustand; und gerade ein Kranker sollte sich unbedingt so eine »alternativmedizinische« Zusatztherapie gönnen – besonders wenn er eine Chemotherapie bekommt, der Darm und das Immunsystem dadurch stark geschädigt sind, er eine Krebsgeschwulst hat, welche Energien wegraubt. Die meisten Ganzheitsmediziner können diese Therapie anbieten, speziell wenn sie sich auf Krebs-Zusatz-

253

Therapien

behandlungen spezialisiert haben. (In dieses Kapitel fallen auch die Begriffe »orthomolekulare Medizin« und Antioxidanzien, wir sprechen aber der Einfachheit halber von »Vitaminen«.)

Natürlich gibt es unterschiedliche Therapiekonzepte – auch solche, wo Vitamine als Zugabe nicht verwendet werden sollten, wie bei der Ernährung nach Kuhl und der Makrobiotik, einfach weil sie nicht ins Konzept passen.

Da man gar nicht wirklich feststellen kann, welche Vitamine ein Organismus benötigt, vertrete ich die Auffassung, dass man einfach genügend davon verabreichen sollte. Vitamine sind für den Organismus wertvolle Werkzeuge, wovon er nur schwer genug bekommen kann. Ein gesunder Überfluss ist genau die Lebensbedingung, die er braucht. Knappheit ist bereits ein Mangel!

Abgesehen vom Ausgleichen von Mängeln gibt es noch die Vitamingabe *als echte Therapiemaßnahme.* Wenn man einmal die Mängel ausgeglichen hat, kann man zum nächsten Schritt übergehen: Zum Beispiel gibt es sehr erfolgreiche Behandlungen mit bis zu 80 Gramm Vitamin C pro Tag. So viel könnte ein Mensch allein durch Nahrungsmittel nie zu sich nehmen. Aber ich habe Patienten kennen gelernt, deren Krebs abrupt zu wachsen aufhörte, sobald sie Vitamin-C-Infusionen bekommen haben.

Hoch dosiertes Vitamin C hat korrigierenden Einfluss auf den Organismus. Vitamin C ist eine Substanz, welche das Milieu sauer und »reduziert« macht. »Reduziert« ist ein chemischer Begriff und bedeutet das Gegenteil von »oxidiert«

»Naturmedizinische« heilende Verfahren

und verschiebt das elektrische Potenzial in eine krebsfeindliche Richtung. Linus Pauling war ein weiterer Nobelpreisträger, der konsequent missachtet wird. Kein Wunder: Er wollte stets die Gesundheit verbessern bzw. Krebs heilen. Er hat hoch dosiertes Vitamin C als Krebstherapie eingeführt.

Es werden weltweit gute Erfolge durch Verabreichung von 10–100 g Vitamin C täglich berichtet. Man kann sich leicht vorstellen, dass dies das Milieu im Organismus deutlich verändert.

Für viele Therapeuten ist dies ein wichtiger Baustein in der biologischen Krebsbekämpfung.

Generell gilt: Ein Krebspatient braucht ausreichend Vitamine! Ich will hier keine genauen Mengenangaben machen, denn jeder Arzt wird das unterschiedlich anwenden. Leider muss ich jedoch betonen: Die üblichen, in der Apotheke erhältlichen Vitaminpräparate unserer Pharmaindustrie genügen auf gar keinen Fall. Leider gibt es eine mächtige Gruppe, die es uns immer schwerer macht, genügend Vitamine zu bekommen, und auch die EU erschwert den Erwerb dieser Lebensspender immer mehr …

Ich erwähne das an dieser Stelle (obwohl ein Krebspatient im Augenblick andere Sorgen hat), weil wir uns als Bürger dieses Problems und dieser Attacke auf unsere Gesundheit sehr bewusst sein und uns massiv zur Wehr setzen sollten.

Spurenelemente und Aminosäuren

Durch die »normale« Mangelernährung kann es auch zu Mangel an Spurenelementen kommen, ähnlich wie zu Mangel an Vitaminen.

Therapien

Oft gibt es plötzliche Heilungen von irgendwelchen Krankheiten, wenn man einen Mangel behebt, der den gesamten Organismus geschädigt hat.

Die Forschungen sind nicht besonders ergiebig, weil man in der Natur vorkommende Substanzen nicht patentieren kann. Bitte wundern Sie sich daher nicht, wenn sie von irgendwelchen Substanzen »im Untergrund« oder durch selten verlegte Bücher informiert werden und wenn Ärzte darüber nichts wissen. Das bedeutet nicht, dass diese Dinge nicht lebensrettend sein können!

Organisches Germanium, Zink und Selen können solche Elemente sein. Man sollte nicht vergessen, sie zusätzlich einzunehmen, weil eine Veränderung der Ernährung oft nicht ausreicht, tief greifende Mängel zu beheben.

Auch die sich abzeichnende Technologie der Nano-Produkte mag von Wichtigkeit werden, was sich noch nicht sagen lässt. Dabei werden die zu verabreichenden Substanzen in *winzig* kleine Teilchen zerlegt, damit sie der Organismus besser verwerten kann. Zum Beispiel Silizium, das zwar überall vorkommt, aber offenbar nicht in der geeigneten Form, oder »winzig klein geriebene Erde«, die alle möglichen Mineralien aus dem Boden enthält.

Mangel kann auch an Aminosäuren herrschen, die sehr wichtig für einen *Neuaufbau* sind; sie sind die Bausteine, aus welchen unsere Zellen, Muskeln und Gewebe besteht. Manche Menschen können genetisch bedingt schlecht Aminosäuren produzieren. Es gibt acht »essenzielle« Aminosäuren, die unser Organismus nicht selber herstellen kann, sodass

»Naturmedizinische« heilende Verfahren

sie – wie die Vitamine – unbedingt aus der Nahrung zugeführt werden müssen.

Manche Menschen werden nicht zu Unrecht zu Vegetariern, nachdem sie den Krebs besiegt haben – und da ist es notwendig, auf genügende Zufuhr von Aminosäuren (die ja besonders im Fleisch enthalten sind) zu achten, damit der Organismus alle Bausteine zur Regeneration zur Verfügung hat. Auch alle Pflanzen, speziell Linsen, Bohnen und Mais, enthalten die essenziellen Aminosäuren, aber auch grüne Blätter. Man muss nur viel davon essen und möglichst die verschiedenen pflanzlichen Nahrungsmittel in einer Mahlzeit kombinieren.

Aber auch die Zufuhr von Aminosäuren in Form von Infusionen als »Zusatztherapie« bei Krebs und als Nahrungsergänzung ist – ähnlich wie bei Vitaminen – nicht zu vergessen!

Ozon-Therapie

Die Ozon-Therapie ist ein wertvoller Baustein in der Verbesserung der Lebensqualität und des Allgemeinzustandes des Patienten, wenn man sie richtig einzusetzen versteht.

Mit Bedauern lese ich Schriften und abwertende Bemerkungen in Büchern von Ärzten, die kein gutes Haar an Therapiemethoden lassen, die sie nicht kennen – so auch an der Ozon-Therapie. Auch ein paar Ärzte aus dem Wiener Allgemeinen Krankenhaus haben sich mit solchen Veröffentlichungen selbst disqualifiziert. Offensichtlich soll alles diffamiert werden, was sie nicht selber machen – das zeugt von

Therapien

Nichtverstehen und falscher Selbstsicherheit (dass nämlich ein Universitätsprofessor keine Fehler machen kann). Die tägliche Routine dieser Ärzte besteht ja darin, ihr Wissen aus Literatur zu beziehen.

Aber man sollte nach meiner Meinung unbedingt selber Erfahrung mit Therapiemethoden gemacht haben, über die man etwas veröffentlicht. Zumindest sollte man selber die Folgen der Behandlung beobachtet haben – dann kann man praxisnahe Auskunft geben.

Anderseits gibt es auch Bücher, etwa von Journalisten, die wiederum »alternative« Methoden in den Vordergrund stellen und ihnen Heilmöglichkeiten zuschreiben, die sie nicht haben! Auch diese Leute haben natürlich keine eigene Erfahrung.

Wie soll sich ein Patient da auskennen?

Ich rate jedem Patienten, sich über eine Therapiemethode nur bei jemandem zu erkundigen, der die Methode selbst durchführt und daher aus Erfahrung weiß, was man damit erreichen kann. Auch soll er sich unbedingt über das Ziel der Behandlungsart informieren, denn nicht selten werden Methoden verteufelt, weil der eine glaubt, sie sei zur Krebstherapie, der andere sie aber beispielsweise »nur« zur Verbesserung des Allgemeinzustandes benützt.

Ein Patient sollte überhaupt immer wissen, was der Zweck und das »wahrscheinlich zu erwartende Resultat« einer Methode sein wird.

»Naturmedizinische« heilende Verfahren

Zurück zur Ozon-Therapie: Richtig angewandt – und kombiniert mit den richtigen Dingen – macht sie meiner Erfahrung nach aus »Halbgesunden« Gesunde, aus Halbkranken Halbgesunde und aus Kranken Halbkranke. Sie kann – zusammen mit Vitaminen und einer Ernährungskorrektur – den Gesundheitszustand einer Person ganz wesentlich verbessern!

Man sollte bei ausgebrochenem Krebs – nach meiner Erfahrung – keine so genannte »große Eigenblutbehandlung mit Ozon« machen, auch wenn dies manche Ozon-Therapeuten bewerben, speziell Heilpraktiker in Deutschland. Bei dieser Anwendung werden 50–150 ml des mit Ozon angereicherten Blutes zurück in die Vene gegeben.

Nach meiner Ansicht ergibt diese Methode beim Krebspatienten einige Nachteile im Vergleich zur »kleinen Eigenblutbehandlung mit Ozon«. Bei dieser Therapieform werden nur zwei bis vier Milliliter Blut, zusammen mit Co-Enzymen und homöopathischen Mitteln, mit einer kleinen Menge Ozon-Sauerstoff-Gemisch zusammengeschüttelt und in den Muskel gespritzt. Das erzeugt einen erheblichen Heilimpuls. Es verschafft den meisten Krebspatienten – zusammen mit einer Ernährungskorrektur und einer Vitamintherapie (zum Schlucken) – einen wesentlich verbesserten Allgemein- und Abwehrzustand.

Andere Arten der Ozon-Therapie sind ohnehin nicht mehr angebracht.

Therapien

Als Kombination dreier Schritte – die »Basisregeneration«

Im Kapitel »Die Wichtigkeit der Ernährung und der Stoffwechsel des Menschen« und im darauf folgenden Kapitel haben wir gesehen, dass eine geschädigte Zelle aus der Nahrung nicht mehr die gesamte Energie gewinnen kann, welche in der Pflanze (durch das Sonnenlicht) gespeichert worden ist. Dies ist aber notwendig! Gerade ein angeschlagener Patient, beeinträchtigt durch seine Krankheit und belastende Behandlungsverfahren (Operationen, Chemotherapie, Bestrahlung), braucht eine funktionierende Energiegewinnung seiner Zellen. Fast jeder Mensch, der sich insgesamt erschöpft fühlt, leidet an einer Beeinträchtigung dieser Energiegewinnung! Weil die Zellen die Energie nicht aus der Nahrung gewinnen können, fühlt man sich müde, die Abwehr ist schwach, die Entgiftungsfunktionen träge usw.

Die Behebung dieses Zustandes ist bei jedem Patient notwendig, wenn nicht sogar vorrangig.

Weil dieses Verfahren sehr grundlegend ist, habe ich ihm den Namen »Basisregeneration« gegeben. Es hat zum Ziel, die Selbstheilungskräfte wiederherzustellen. Meiner Einschätzung nach ist sie bei ca. 90 Prozent meiner Patienten erfolgreich.

Dabei muss als das Extrem einer schlechten Ernährung der Zucker bei einer Ernährungskorrektur völlig aus der Nahrung gestrichen werden. Für viele ist das sehr schwer, weil es einen Weg aus einer vorhandenen Sucht bedeutet, aber genau dabei wird die Basisregeneration helfen! Als Nächs-

»Naturmedizinische« heilende Verfahren

tes gebe ich Vitamine in relativ hoher Dosierung, so wie man sie in normalen Apotheken bei uns üblicherweise nicht bekommt. Speziell der B-Komplex sollte sich in täglichen Bereichen von B1: 50 bis 100 Milligramm, B2: 50 bis 100 Milligramm, B3: 50 bis 100 Milligramm etc. bewegen, als Nahrungsergänzung zum Essen eingenommen. Idealerweise sollte sich die Dosierung in folgendem Rahmen bewegen:

Vitamin A: 50 000 I.E. (Internationale Einheiten)

B-Komplex 25 bis 100 Milligramm (also: B1: 25 bis 100 Milligramm, B2: 25 bis 100 Milligramm, B3: 25 bis 100 Milligramm, B5: 25 bis 100 Milligramm, B6: 25 bis 100 Milligramm, B12: 25 bis 100 Mikrogramm; Cholin, Inositol und derartige vitaminartige Nahrungsergänzungen sollten ebenfalls dabei sein. Man bekommt sie meist eher im Internet als in der Apotheke angeboten. In den USA erzeugte sind üblicherweise die besten. Zudem braucht man

Vitamin C (mehrere Gramm, vielleicht besser als Infusion),

Vitamin D: 400 I.E,

Vitamin E: 600 bis 800 I.E.

Gute Präparate enthalten mehr als das, aber dies sind die wichtigsten Vitamine, die man in der Basisregeneration einige Wochen einnehmen sollte. (Ärzte warnen oft vor zu viel Vitaminen, meiner Meinung nach unberechtigterweise.)

Beim Krebskranken ist die Basisregeneration natürlich keine direkte Therapie gegen den Krebs, aber es ist einleuchtend, dass ein Krebspatient auch länger überleben wird, wenn

Therapien

sein grundlegender, Energie gewinnender Stoffwechsel wiederhergestellt ist und seine Körperfunktionen in einen möglichst optimalen Zustand gebracht worden sind.

Die »Basisregeneration« besteht aus den drei schon besprochenen Schritten: Ernährungskorrektur, Vitamine als Nahrungsergänzung (meist zum Einnehmen) und »kleine Eigenblutbehandlung mit Ozon«. Gerade die Kombination dieser drei Schritte bringt das Wiederaufleben der Lebenskräfte.

Ich sehe diese Behandlung als Zusatz zu allen möglichen Verfahren, im Speziellen auch zur Chemotherapie oder zu anderen belastenden Therapien, als unersetzlich an. Ich habe eine ganze Reihe von Patienten, die immer wieder nur für diese Behandlung zu mir kommen, z. B. weil sie sich nicht gut fühlen, weil sie sie als unterstützende Therapie bei ihrer Krebserkrankung ansehen.

Regeneration

Es gibt also mehrere wichtige Bereiche, welche bei einer erfolgreichen Krebstherapie in Ordnung gebracht oder in Ordnung gehalten werden müssen. Wir haben bereits das Milieu im Organismus betrachtet und werden das Immunsystem betrachten. Hier schieben wir das Kapitel »Regeneration« ein, weil die Vitamine und die Basisregeneration bereits zu diesem Kapitel übergeleitet haben. Als weiteres Beispiel für die Regeneration soll die Frischzellen-Therapie dienen, die aber auch der Stärkung des Immunsystems dient.

»Naturmedizinische« heilende Verfahren

Frischzellen (Thymus, ...)

Eine ähnlich aufbauende und lebensverbessernde Wirkung wie durch die Basisregeneration kann man durch »Frischzellen« erwarten, wenn auch nicht so rasch und so deutlich.

Die Therapie mit »Frischzellen« ist ungefähr 100 Jahre alt. Professor Niehans hat sie berühmt gemacht und damit vielen Menschen zu verbesserter Gesundheit und zu »mehr Jugend« verholfen. Man injiziert tierische Zellen, um den menschlichen neue Vitalität zu geben. Der oberste Sanitätsrat in Österreich, der aus Schulmedizinern und Pharma-Experten besteht, hat die Therapie mit Frischzellen verboten. In Deutschland bestand der Verdacht, dass im Zusammenhang mit einer Frischzellen-Therapie etwas schiefgelaufen war. Im Fahrwasser der Deutschen wurde sie bei dieser Gelegenheit auch in Österreich verboten. Als sie in Deutschland nach einer Untersuchung und einem höchstrichterlichen Urteil wieder freigegeben wurde, blieb sie in Österreich verboten – nach Aussage des Ministeriums »weil das sowieso niemand braucht«.

Aber das ist nicht so. Man muss mit einer Therapie umgehen können, damit nichts passiert. (Man verbietet ja auch nicht die Blinddarm-Operation, weil jemand einmal etwas falsch gemacht hat.)

Nun gut, wir müssen damit leben. Warum ich Frischzellen und Thymus dennoch erwähne: Wenn auch die echten Frischzellen verboten wurden, so gibt es doch zahlreiche Präparate auf dem Markt, die relativ brauchbar sind. Speziell Thymus ist bekannt (es wird auch besonders zur Regeneration der körperlichen Abwehr, des Immunsystems

Therapien

eingesetzt), aber auch Milz, Leber, Nabelschnur und Mesenchym (embryonales Bindegewebe) sind brauchbar und nützlich.

Bei den Frischzellen handelt es sich um Gewebe, das aus Organen des tierischen Embryos aus dem ersten Drittel der Tragezeit des Muttertieres entnommen wird. So kommt es nicht zu Abstoßungs- und Unverträglichkeitsreaktionen. Meist sind es Embryos von Schaf oder Rind. Moderne Bearbeitungen machen aber auch älteres »Material« immer verträglicher, wobei die Wirkung dadurch ein wenig einbüßt. Am besten sind die echten Zellen, die tiefgekühlt aufbewahrt werden – in Deutschland bekommt man sie, meist überbezahlt, in verschiedenen Privatkliniken.

Die Wirkung ist je nach Präparat unterschiedlich gut. Normalerweise dient sie der Verbesserung des Allgemeinzustandes und des Immunsystems und bringt einen zeitweiligen bis anhaltenden Aufschwung, ob unmittelbar spürbar oder nicht. Diese Behandlung muss bezüglich Krebs als Zusatztherapie klassifiziert werden, außer der behandelnde Arzt verfolgt ein bestimmtes Konzept dabei.

Im Rahmen der »echten Heilkunde beim Krebs« wird häufig das Konzept verfolgt, das aus der Balance gebrachte Hormon- und Immunsystem wieder einzurenken. In diesem Fall ist diese Behandlung als ein Baustein zur echten Heilbehandlung einzustufen.

Auch Professor Schliephake hat sie empfohlen und an seinen Patienten angewandt und von Krebsheilungen in aus-

»Naturmedizinische« heilende Verfahren

sichtsloser Lage berichtet (s. a. das Kapitel »Physikalische und technische Geräte zur Krebsbehandlung«, S. 293 ff).

Embryonale und fetale Stammzellen-Therapie

Im Unterschied zur Frischzellen-Therapie handelt es sich bei der »embryonalen Stammzellen-Therapie« um lebendige Zellen und um Zellen menschlichen Ursprungs, welche in flüssigem Stickstoff aufbewahrt werden. Diese Therapie dient sicherlich zur »Regeneration«, also zur Belebung und Wiederherstellung der Gesundheit, und hat viel größere aufbauende, belebende und damit krebshemmende Wirkung als die Therapie mit abgestorbenen tierischen Zellen.

Diese Therapie ist im Ganzen ein etwas heikles Thema. Ich erwähne diese Behandlungsart, obwohl es möglich ist, dass sie verboten wird – auch hier kämpfen Interessensgruppen um den Markt. Bitte verzeihen Sie, wenn Sie hier etwas lesen, das nach Erscheinen dieses Buches nicht mehr stimmt, oder wenn sich die rechtliche Situation geändert hat.

Es handelt sich bei dieser Therapie also um lebende *menschliche* Zellen. Diese werden für Krebspatienten menschlichen Embryonen in den ersten zwölf Lebenswochen entnommen und stammen meist aus Schwangerschaftsabbrüchen. Das Wort Embryo bezeichnet die früheste Entwicklungsstufe, das Wort Fetus die darauf folgende – es handelt sich hier also eher um »fetale« Stammzellen. Das Wort »Stammzelle« bedeutet, dass es sich um einen Zelltyp handelt, aus dem mehrere unterschiedliche Organzellen entstehen können. (Aber die Stammzellen,

Therapien

welche Erwachsenen entnommen werden, können nur diesem einen Erwachsenen zurückgespritzt werden, es sei denn, es handelt sich um Mutter und Tochter oder Schwester, wenn dies genau ausgetestet wurde.)

Embryonale und *fetale* Stammzellen sind »pluripotent« (= »kann vieles«) und können anderen Menschen verabreicht werden. »Pluripotent« bedeutet, dass beispielsweise aus einer embryonalen Leberzelle viele andere Zellen entstehen können, zum Beispiel Milzzellen, Abwehrzellen jeder Art, Darmzellen, als Ersatz für solche, die etwa durch eine Chemotherapie kaputtgegangen sind, usw. Man berichtet, dass die verabreichten embryonalen Zellen buchstäblich alles »flicken« können und sich in das System des Wirtsorganismus einordnen. Diese »pluripotenten« Zellen werden deswegen verwendet, weil es keine Gefahr einer krebsigen Entwicklung gibt.

Sie unterscheiden sich von denjenigen Stammzellen, die in der Retorte aus Ei- und Samenzelle gezüchtet werden können und sich dann weitervermehren. Diese Zellen sind in diesem extrem frühen Stadium »omnipotent«, d.h. aus so einer Zelle kann *alles* entstehen. Verwendet man diese Zellen bei Krebs, kann es sein, dass auch der Krebs unterstützt wird. Aber auch das ist nur Theorie, und man weiß es nicht.

In Insiderkreisen besteht kein Zweifel, dass dieser Therapieform (ob »omnipotent« oder »pluripotent«) die Zukunft gehört. Das Problem liegt in »ethischen« bzw. religiösen Betrachtungen: »Ab wann ist ein Mensch ein Mensch?«, »Darf mit menschlichen Zellen experimentiert werden?«

usw. Das sind alles Fragen, die gesellschaftlich diskutiert werden müssen und rechtlich ihren Niederschlag finden werden. Der medizinische Erfolg steht fest, auch wenn nicht viel darüber geredet wird. Die Erfahrungen reichen mindestens bis auf 1985 zurück. Derzeit werden, soviel ich weiß, Zellen verwendet, die aus gesetzlich zugelassenen Abtreibungen gewonnen werden – sie werden in Staaten entnommen, wo das gesetzlich erlaubt ist, sie werden dort geprüft und getestet und dort verabreicht, wo das gesetzlich erlaubt ist. Wegen der »öffentlichen Diskussion« wird nicht viel darüber gesprochen, aber die Behandlungen werden gemacht und sind erhältlich. Sie sind sicher auch eine Frage des Geldes. Sie dienen nicht direkt der Krebsbekämpfung, aber bringen Überlebenskraft in einen kranken Organismus, der z. B. durch eine Chemotherapie geschwächt ist; oder man wendet diese Therapie an, um Zeit zu gewinnen, weil eine wirksame Krebstherapie ja eine Weile braucht, um anzusprechen.

Plazenta-Therapie nach Dr. Govallo

Ich weiß nicht, was die Zukunft bringt, daher erwähne ich auch Therapiemethoden, die ich für funktionsfähig halte, auch wenn sie für Sie als Patienten schwer zugänglich sind. Ich wäre sehr daran interessiert, wenn jemand die folgende Sache aufgreifen und untersuchen würde:

Der russische Arzt Valentin I. Govallo hat sehr viel Erfolg mit der Verabreichung von menschlicher Plazenta. Diese Therapie geht darauf zurück, dass das Wachstum eines Krebstumors viel Ähnlichkeit mit dem Wachstum ei-

Therapien

nes Embryos in der Schwangerschaft hat. In der Schwangerschaft findet ein rasches, aber kontrolliertes Wachstum statt, beim Krebs ein unkontrolliertes. Schon im Kapitel über den Stoffwechsel der kranken Zelle, der Krebszelle, haben wir gehört, dass sich die erste Zellgruppe des menschlichen Embryos ganz ähnlich verhält und denselben Stoffwechsel hat wie die Krebszellen. Govallo vermutet in der Plazenta diejenigen Stoffe, welche das Wachstum eines Embryos zu einem »geordneten« machen. Daher soll die Übertragung dieser Stoffe aus dem unkontrollierten Wuchern des Krebses ein kontrolliertes machen.

Dieser Theorie ist sehr viel abzugewinnen. Sie klingt logisch, und die Erfolge geben Govallo sicher Recht. Sehr schade, dass man diese Therapie, die aus Injektionen von menschlicher Plazenta besteht, um dem ungeordneten Wachstum entgegenzuwirken, bei uns nicht anwenden kann und darf.

Es gibt ein haltbares Präparat, das in den USA hergestellt wird, aber nur in wenigen Staaten der Erde angewandt werden darf.

Diese Methode greift natürlich deutlich in das Hormonsystem ein, dennoch wird es hier »als Frischzellengabe« in die regenerierenden Methoden eingereiht.

Behandlungen des Immunsystems

Selbstverständlich ist das Immunsystem eine der wichtigsten Komponenten in einer erfolgreichen Krebstherapie. Im Volksmund sprechen wir auch von der »Abwehr«.

Streng genommen ist das eigentliche Immunsystem ja

»Naturmedizinische« heilende Verfahren

nur ein kleiner Anteil dessen, was wir in der biologischen Medizin behandeln, die ja vor allem die »Selbstheilungskräfte« stärkt, mit deren Hilfe der Organismus im Grunde in der Lage ist, alle Systeme zu korrigieren. Wir haben bereits die Heilfähigkeit bemerkt, die in Aktion tritt, wenn man eine Infektion hat, sich verletzt hat oder wenn der Chirurg in den Körper hineingeschnitten hat. Diese Wundheilung ist ja nicht mehr Teil des »Immunsystems«.

Wir haben auch schon erwähnt, dass all die »entzündungshemmenden« und fiebersenkenden Mittel hauptsächlich die körpereigenen Reparaturversuche behindern und damit das Immunsystem schwächen. Auch beim Krebs wird durch krebsbekämpfende Therapien (vor allem durch die Chemotherapie) der gesunde Anteil des Organismus geschädigt – sodass eine Begleitbehandlung logisch wäre, damit die Selbstheilungskräfte nicht weiteren Schaden erleiden, sondern aktiv bleiben können.

Dies geschieht – nach meiner Meinung – am allerbesten durch die auf S. 260 beschriebene Basisregeneration. Aber auch andere Maßnahmen sind hier zu nennen:

Mistel

Die Mistel-Therapie ist sehr bekannt, denn sie hat sich bereits ihren Platz am Rande der Schulmedizin gesichert. Sie ist sozusagen ein »bisschen anerkannt«. Manch verstockter »Schulmediziner« gibt sich einen fortschrittlichen Touch, indem er Krebspatienten Mistel-Therapie und Vitamine verschreibt.

Die dahinterstehenden Firmen haben die Pharma-Spra-

Therapien

che der Ärzte aufgegriffen und diese Therapie so präsentiert, wie es eben Pharmafirmen tun.

Man hat zudem Studien gemacht, die gezeigt haben, dass die Behandlung mit Mistel das Leben von Patienten verlängern und auch die Lebensqualität verbessern kann. Zugleich hat man strengstens davon Abstand genommen, sich irgendwie gegen die gängigen Methoden der Medizin zu stellen, und hat die Mistel lediglich als *ergänzende Maßnahme* dargestellt. Das ist sie meist auch.

Es gibt zwei Methoden der Mistel-Therapie, egal von welcher Firma: Man verabreicht zwei- bis dreimal pro Woche eine Injektion unter die Haut. Die Dosierung sollte so gewählt werden, dass entweder gerade keine oder nur eine schwache Rötung entsteht. Entsteht eine große Rötung, so muss sie erst abklingen, bevor man weitermacht. Hin und wieder sollte man mehrwöchige Therapiepausen einlegen, aber insgesamt kann diese Methode viele Jahre lang mit Gewinn fortgeführt werden.

Die zweite Methode besteht darin, die Mistel-Ampullen in steigender Dosierung als Infusion zu verabreichen. Man nennt das die »Mistel-Schaukel«, weil man die Dosierung hinauf- und hinunter«schaukelt«. Ich kann dazu nicht so viel sagen, denn ich habe das nur einige Male versucht und dann wieder Abstand davon genommen, weil ich keine besonderen Erfolge damit gesehen habe und über – meiner Meinung nach – besser funktionierende Methoden verfüge. Aber von anderen Ärzten, die darin viel mehr Erfahrung haben, wurde diese Therapie als erfolgreich bezeichnet.

»Naturmedizinische« heilende Verfahren

Die Mistel-Therapie dient dem Immunsystem und wirkt wahrscheinlich über dieses. »Homöopathisch« betrachtet handelt es sich bei der Mistel in ähnlicher Weise um ein Parasitengewächs (auf Bäumen), wie es der Krebs darstellt.

Ich habe manchmal erlebt, wie Frauen mit Brustkrebs – nach einer Operation – viele Jahre bis Jahrzehnte mit der Mistel-Therapie (zweimal pro Woche eine kleine Injektion) symptomlos gelebt haben. Oft glaubten die Patienten nach dieser langen Zeit, dass sie keinen Krebs mehr hätten, hörten mit der Behandlung auf oder wurden nachlässig – wonach Krebstumore wieder auftraten.

Die Mistel ist meist dazu geeignet, bei einigen Krebsarten und eher in Stadien mit wenig Tumormasse das Krebswachstum zu verzögern. In Kombination mit anderen Verfahren (z. B. Hyperthermie) kann sie – Berichten zufolge – sogar mehr als das.

Bakterienflora

Die körperliche Abwehr – speziell bezüglich der Bakterien, Pilze und Viren – besteht aus zwei Teilen: aus a) der eigentlichen Abwehr, auch als Immunsystem bezeichnet, und b) den schützenden Bakterien, die sich in *und um* unseren Organismus befinden. Es gibt keinen besseren Schutz vor Infektionen als eine bereits vorhandene starke Bakterienflora.

Beim Austritt aus dem Mutterleib findet die erste »Infektion« durch die Milchsäurebakterien der Mutter statt.

Therapien

So wird der Darm gleich von Beginn an richtig besiedelt und eine gesunde Darmflora durch die allererste Muttermilch (Kolostrum) und die Muttermilch gefestigt. Künstliche Nahrung sowie Konservierungsmittel richten gleich zu Beginn großen Schaden an, der nicht mehr gutzumachen ist. Impfungen und andere Medikamente sowie fortlaufende schlechte Ernährung (Zucker) und bakterientötende Giftstoffe sind zwar »moderne Wissenschaft«, aber führen zu weiteren Schäden, welche in eine schlechte Abwehr und natürlich auch eine schlechte Krebsabwehr münden.

Die richtige und notwendige Bakterienflora wird durch eine gute Ernährung und durch spezielle *Präparate* erzielt und korrigiert. Sauerkraut und Sauerkrautsaft wurden schon als heilsam erwähnt und helfen auch, die richtigen Bakterien im Darm zu fördern. Dies gehört jedenfalls zu einer gut gemachten ganzheitlichen Krebstherapie und darf nicht vergessen werden.

Antikörper-Aufbereitungen aus Patientenblut oder Tumoren

Es gibt zahlreiche Verfahren, wobei entweder aus Blut oder aus Tumorgewebe ein Impfstoff erzeugt wird. Dies sind durchaus wertvolle Therapien, die aber meist nicht alleine in der Lage sind, Krebs effektiv zu bekämpfen. Solche Verfahren sollten in Kombination mit anderen gesundheitsfördernden Therapien angewandt werden.

Krebszellen werden normalerweise vom Organismus als »zum Körper gehörend« eingestuft, bzw. sie können sich

»Naturmedizinische« heilende Verfahren

maskieren, sodass die Abwehr sie nicht angreift. Krebszellen als Impfstoffe aufbereitet sollen diese Beschränkung durchbrechen. Sie wirken auf das Immunsystem und befähigen es, Krebszellen zu attackieren. Da Krebszellen aber wiederum lernen können und so ihre Fähigkeit zu überleben verbessern, gibt es keinen lang andauernden Erfolg, sofern der Krebs überhaupt nennenswert von dieser Therapie beeinflusst wird.

Solche Verfahren gibt es im Bereich der »alternativen Medizin«, aber seit kurzem auch in manchen Kliniken, seit sich auch die Schulmedizin um das Immunsystem kümmert.

Es handelt sich insgesamt um einen guten, brauchbaren Baustein einer ganzheitlichen Krebstherapie.

I.A.T.

Für manche Patienten kommt eine Reise ins Ausland in Frage, daher gehe ich hier noch auf zwei weitere Behandlungsmethoden ein, die ebenfalls über das Immunsystem wirken.

Die eine Therapie heißt »Immune Augmentive Therapy«, was so viel heißt wie »immununterstützende Therapie«. Diese hat eine interessante Geschichte, die ich daher hier nacherzähle.

Burton und *Freedman* waren zwei Forscher, die im Zuge anderer Forschungen Substanzen entdeckten, die später unter dem Namen »Interferone« in die Medizin eingegangen sind. Dies sind Botenstoffe, mittels welcher innerhalb des Organismus Befehle und Botschaften übermittelt werden und die am Krebsgeschehen beteiligt sind. Sie fanden die-

Therapien

se Substanzen im Blut, indem sie es auf eine bestimmte Art bearbeiteten und zentrifugierten, sodass man eine Schicht isolieren konnte, in der sie sich befanden. Eine gesunde Abwehr ist in der Lage, Krebszellen als solche zu identifizieren und zu eliminieren, und die Interferone sind daran beteiligt. Burton und Freedman behandelten nun kranke Tiere mit dem Blut der gesunden. Sie injizierten also diese Schicht aus dem zentrifugierten Blut erkrankten Versuchstieren. Es gelang ihnen, bei Versuchsmäusen, welchen man Krebstumore eingeimpft hatte, durch eine einzige Injektion den Krebs verschwinden zu lassen, der innerhalb von Stunden zerfiel. Das zeigten sie vor versammelter Presse – es war sensationell.

Bald wurden sie von Angeboten überschüttet, aber sie nahmen keine an. Als sie sogar das Angebot von dem New-York-Sloan-Kettering-Krebs-Zentrum (Rockefeller-Lobby) ausschlugen und dachten, dass sie nun als Stars frei arbeiten könnten, wurden sie verfolgt und in große Schwierigkeiten gebracht. Burton ging daraufhin außer Landes und eröffnete auf den benachbarten Bahamas eine kleine Klinik. Der lange Arm von jemandem reichte jedoch auch da hin, und man versuchte, auch das zu unterbinden. Aber die Burton-Therapie war inzwischen sehr erfolgreich angewandt worden, sodass es eine erkleckliche Anzahl an geheilten Patienten gab, u. a. auch Kongress-Abgeordnete. Diese bewirkten dann einen Stopp der Kampagne, sodass das Institut weiter existiert und man dort Krebstherapien bekommen kann.

Dieselbe Therapie wirkt übrigens ganz ausgezeichnet bei Multipler Sklerose; die Patienten erleben eine deutliche Ver-

»Naturmedizinische« heilende Verfahren

besserung ihres Zustandes, können oft den Rollstuhl verlassen. Dies berichtete ein deutscher Internist und Neurologe, der diese Behandlung Anfang der Neunzigerjahre eine kurze Zeit in Deutschland mit großem Erfolg auf Lizenzbasis durchführte. Er sagte, dass dies schließlich von Neurologen hintertrieben wurde, die es nicht mit ansehen konnten, wie sich der Zustand ihrer Patienten ohne ihre Hilfe verbesserte. So wurde eine Gesetzesstelle gefunden, die das Verbot der Burton-Methode in Deutschland ermöglichte.

Wie bereits erwähnt funktioniert die Methode, indem man Botenstoffe aus dem menschlichen Blut isoliert und dem Patienten injiziert. Das muss zweimal pro Tag geschehen und auch mittels Blutproben zweimal täglich nachgemessen werden. Nach ein bis zwei Monaten steht schließlich fest, in welcher Dosierung therapiert werden soll; dann kann man nach Hause fahren und sich selbst weiterbehandeln.

Zur weiteren Geschichte: Da man natürliche Substanzen wie die körpereigenen Interferone nicht patentieren lassen kann, kann eine Pharma-Firma sie auch nicht finanziell ausnützen. Also stellte man künstliche Interferone her. Dies ist aber ein Medikament und nicht vergleichbar mit der Therapiemethode von Burton, welche ja das Hormon- oder Immunsystem so moduliert, dass es wieder funktionsfähig wird und den Krebs in Schach hält. Die künstlichen Interferone wirken auch, aber viel weniger, weil sie *starr* sind und nur in den seltensten Fällen – sozusagen dann nur zufällig – das System regulieren können. Sie haben unangenehme Ne-

275

Therapien

benwirkungen, ganz im Gegensatz zur immununterstützenden Therapie (I.A.T.).

Nach meiner Meinung ist es ein Irrtum, diese natürlichen Interferone allein als Botenstoffe des Immunsystems anzusehen, denn sie sind ebenso Regulatoren des Hormonsystems, auf das es ja beim Krebs viel mehr ankommt. Ich meine, dass die Erfolge dieser Therapie eher *darauf* zurückzuführen sind.

In der Praxis kann man – wenn man das Geld dazu hat – auf die Bahamas fahren und dort ein bis zwei Monate bleiben, um die Dosis und die Art der Injektionen herauszufinden, die man benötigt, um seinen Organismus zu harmonisieren und krebsfeindlich zu machen. Dann kann man die Injektionen mit nach Hause nehmen, mit welchen man sich selbst weiterbehandeln kann. Viele Amerikaner tun das. Ich war dort, um das Verfahren kennen zu lernen, und kann von guten Erfahrungen berichten, die mir die Patienten selbst erzählt haben.

Diese Therapie ist gut mit anderen ganzheitlichen Verfahren kombinierbar.

Näheres unter der Internetadresse: www.immunemedicine.com

Antineoplastone von Dr. Burzynski

Antineoplastone dürften auf die Gene wirken und sind – nicht unähnlich wie die natürlichen Interferone von Burton und Freedman – Stoffe, die zum Abwehr- und Reparatursystem unseres Organismus gehören. Auch diese

Therapie ist funktionsfähig und hat schon zahlreichen Patienten geholfen. Im Internet wird man unter www.cancermed.com genauere Informationen und die Gruppe von Menschen finden, die dadurch gesund geworden sind und dies auch öffentlich sagen. Wie diese Therapie genau funktioniert, wird nicht öffentlich bekannt gegeben. Leider ist diese Therapie sehr teuer. Die US-Behörden sind stets dagegen vorgegangen, obwohl (oder weil?) sich diese Therapie als sehr wirkungsvoll erwiesen hat. Aber auch in den USA ist es – im Sinne der Pharmaindustrie – so eingerichtet, dass eine Zulassung so viel Geld kostet, dass sich dies nur die äußerst reichen Firmen leisten können, und nicht ein »kleiner« Arzt wie Dr. Burzynki. Er ist in Houston, Texas, ansässig. Ich schätze diese Therapie ebenfalls als eine sehr gute Alternative ein!

Entzündungsherde entfernen

Zur Behandlung des Immunsystems gehört es auch, versteckte Entzündungen zu entfernen. Es ist sogar eine Art Vorbedingung für das Gesundwerden und Gesundbleiben. Meist handelt es sich um Zahnherde, an den Wurzeln der Zähne zurückgebliebene Entzündungen oder um Herde im Bereich der Mandeln oder Nebenhöhlen.

Auch der Darm zählt als »Herd«, indem er den Gesamtorganismus durch bakterielle Verunreinigung belasten kann.

Frühere Naturheilärzte oder kompetente Krebsärzte haben immer wieder darauf hingewiesen, dass diese Dinge »saniert« werden müssen, bevor echte Heilung eintreten kann.

Therapien

Ich mache immer eine Untersuchung mit dem Dunkel-feld-Mikroskop, um zu bewerten, ob Herde da sind und ob eine Ausräumung erforderlich oder vorrangig ist. Ich bin nicht dafür, stets »zur Sicherheit« alle wurzelbehandelten Zähne zu ziehen oder die Metalle zu entfernen, weil diese Aktionen selbst äußerst belastend sind.

In einer ganzheitlichen Therapie – wenn man zurück zur Gesundheit gehen und dort bleiben will – ist diese Maßnahme aber unerlässlich!

Enzyme
Die Behandlung mit Enzymen gehört fast zu jeder Krebs-therapie.

Enzyme sind Substanzen, die dem Organismus helfen, einen Stoff in einen anderen umzuwandeln. Aber Enzyme können auch helfen, »Abfallstoffe« zu beseitigen, sie sozusa-gen zu »fressen«, ähnlich wie Verdauungsenzyme die Nah-rungsstoffe zerkleinern und auflösen. Bei manchen Krebsar-ten spielt ein Enzymmangel eine bedeutende Rolle.

Es gab bereits verschiedene Enzymtherapien, u. a. das Kel-ley-Programm. Bei dem amerikanischen Zahnarzt und Krebstherapeuten Dr. Kelley bildeten Enzyme und Ernäh-rung die Grundlage seiner Krebstherapie. Er verwendete ein besonderes Produkt, das Pankreatin, und erstellte per Com-puter Ernährungsrichtlinien, ziemlich individuell für jeden Patienten. Diese Therapie funktionierte. Aber auch er wur-de sehr verfolgt und gab schließlich auf. Er verstarb in den späten Achtzigerjahren. Sein Pankreatin wird nicht mehr

»Naturmedizinische« heilende Verfahren

oder nicht mehr genauso erzeugt bzw. steht offenbar nur Insider-Kreisen zur Verfügung. Ein früherer Mitarbeiter von Dr. Kelley, der New Yorker Arzt Dr. Gonzalez, hat die Therapie aufgegriffen und unter seinem eigenen Namen fortgeführt. Er verrät leider nicht, wie sie funktioniert und wie man es genau macht. Ich habe gesehen, dass ein Patient, den ich damals zu Dr. Kelley geschickt hatte, durch diese Therapie von seinem Krebsleiden (Plasmozytom) befreit wurde. Man kann im Internet einiges über diese Therapie finden. *Es ist allerdings fraglich, ob die dort angebotenen Produkte so gut sind* wie diejenigen von Dr. Kelley. Ich kann nur Positives dazu berichten und halte das Kelley-Programm für empfehlenswert, *sofern man dazu Zugang hat.* Es vereinigt Ernährung, Milieu-Therapie und Enzyme in sich, was schon recht viel ist.

Heute gibt es bei uns in Europa die Enzymtherapie mehr oder minder nur in Form von Wobe Mugos Dragees und Klistiertabletten (sowie Wobenzym für andere Zwecke), die von manchen Krankenkassen bei Krebsleiden bezahlt werden.

Verschiedene Enzyme wie Pankreatin, Bromelain etc. werden in den USA erzeugt; sofern man sie bekommen kann, sind sie brauchbare Bausteine einer Krebstherapie.

Abgesehen vom Kelley-Programm sind die Enzyme heute nur noch als Zusatztherapie geeignet, als diese aber von großem Nutzen.

Therapien

Krebs bekämpfende oder Krebs behindernde »alternative« Mittel

Auch in diesem Kapitel erhebe ich keineswegs Anspruch auf Vollständigkeit. Zum einen kann ich aus rechtlichen Gründen viele Mittel nicht ausprobieren, und zum anderen ist keine wirkliche Vollständigkeit möglich: Es wird immer Neues geben und immer etwas, das andere Ärzte besser kennen und als besser bewerten, als ich es tue.

Andere Mittel wiederum nenne ich nicht, weil ich nicht genügend eigene Erfahrung habe oder sie nicht für wesentlich halte.

Für Sie ist es wichtig zu wissen, dass es viele verschiedene Methoden gibt, die eventuell für Sie geeignet sind, und dass Sie sich bewusst sind, dass mehrere Verfahren kombiniert werden sollten – damit möglichst mehrere Ursachenquellen für Krebs mit einbezogen werden. Manche Menschen sagen: »Ich mache jetzt sowieso schon eine Mistel-Therapie« und bedenken nicht, dass das vermutlich nur einen geringen Krebs behindernden Effekt hat und sie vielleicht andere, auch sehr wesentliche Bereiche außer Acht lassen.

Alpha-Furyl-Methanal (Furfurol, Furfural)

Die Geschichte des Alpha-Furyl-Methanal ist seltsam und fast völlig unbekannt. Obwohl man das Mittel als Medikament nicht mehr bekommt, finde ich es erwähnenswert. Vielleicht kommt es wieder aus irgendeinem Grund auf den Markt, wenn auch die Zeichen der Zeit genau in die Gegenrichtung weisen.

»Naturmedizinische« heilende Verfahren

Alpha-Furyl-Methanal ist ein sehr wirksames Antikrebsmittel, von dem österreichischen Arzt Medizinalrat Dr. Rudolf Drobil ausgezeichnet beschrieben. Die ersten Forschungen hat der amerikanische Arzt Proewig gemacht. Ich empfehle unbedingt, Dr. Drobils Buch »Schluckimpfung gegen Krebs« (s. »Bücher« im Anhang) zu lesen. Bücher kann man ja nicht verbieten, und der Maudrich Verlag machte bisher immer wieder eine neue Auflage, wenn dies notwendig war.

Alpha-Furyl-Methanal wirkt – vereinfacht dargestellt – auf folgende Weise: Die Krebszelle ist ja bekannt dafür, Zucker als Energielieferant zu brauchen. In der raschen Verbrennung von Zucker entsteht massenhaft Milchsäure als Abbauprodukt. Da dies rasch zu einer Übersäuerung und zum Absterben der Krebszellen führen würde, wenn sich um sie herum zu viel Milchsäure ansammeln würde, haben sie eine Methode entwickelt, welche diese Situation reguliert. Alpha-Furyl-Methanal verhindert dies jedoch, sodass die Krebszellen in ihrem eigenen Abfall ersticken.

Dies ist ein ziemlich geniales und einfaches Verfahren, welches gut funktioniert.

Medizinalrat Drobil hat wohl deshalb seinem Buch den Titel »Schluckimpfung gegen Krebs« gegeben, weil er es wegen der Ungiftigkeit der Substanz für sinnvoller erachtete, dass die Menschen zweimal im Jahr eine vierwöchige Kur machen sollten, damit gar kein Krebs entsteht. Es ist natürlich auch leichter, Vorbeugung zu betreiben oder gegen kleine Tumore vorzugehen. Bei größeren Tumoren wird es

Therapien

natürlich immer schwerer, den Organismus zur Gesundheit zurückzuführen.

Die Substanz gibt es längst, und sie ist daher nicht mehr patentierbar – also für die Pharmaindustrie (und somit für die heutige Medizin) uninteressant. Die Substanz ist nach älteren Beschreibungen völlig ungiftig und daher wohl von der Pharmaindustrie als echtes Konkurrenzprodukt eingestuft und vorrangig bekämpft worden, sodass sie jetzt »sehr giftig« ist. Dr. Drobil hatte zu seiner Zeit an der Wiener Universitätsklinik eine Studie über die mögliche Giftigkeit der Substanz beantragt. Aber der leitende Professor sagte, dass diese Substanz bereits so oft untersucht und als ungiftig befunden worden wäre, dass dies nicht nötig sei. Man könne sie getrost verwenden.

Ganz anders heute: Es wird eindringlich vor ihr gewarnt, weil sich plötzlich Untersuchungen häuften, die das genaue Gegenteil ergeben. Wenn man heute ins Internet schaut, denkt man, dass es sich um zwei verschiedene Substanzen handeln müsse. Dennoch ist es dieselbe Substanz, welche vor 1980 komplett ungiftig war, danach »sehr giftig«.

Die Substanz ist als Medikament offenbar nicht leicht herzustellen, weil sie in Kapseln nicht sehr stabil ist und weil die Kapseln verschweißt und daher von einer Pharmafirma gemacht werden müssen. Früher wurden sie von einer amerikanischen Firma hergestellt. Später wurden Kapseln in deutschen Apotheken erzeugt, aber die Produktion ist nach heftigem Streit eingestellt worden. Das Problem war

»Naturmedizinische« heilende Verfahren

wieder einmal irgendeine Verordnung, die zur Folge hatte, dass eine wirksame Alternative zur Chemotherapie vom Markt verschwand. Die Substanz kommt vielerorts vor, unter anderem auch in der Nahrung. Sie wird aber auch industriell hergestellt, als Harz verwendet und wird als »giftig« bezeichnet, weil sie in voller Konzentration Reizungen von Schleimhäuten verursacht.

Ich kann mich erinnern, dass ich dieses Mittel meinem Vater gegeben habe, welcher an mehreren Stellen Hautkrebs entwickelt hatte. An all diesen Stellen fiel das Krebsgewebe nach einigen Wochen ab. Das war vor 25 Jahren, und weil ich damals nicht viel mit Krebs zu tun hatte, vergaß ich es. Damals dachte ich: »Wenn es diese Kapseln ohnehin gibt, kann ich ja darauf zurückgreifen, wenn es nötig ist.« Aber so sollte es nicht kommen, denn die große Politik zerstörte inzwischen alle »kleinen« Methoden.

Als damals das Alpha-Furyl-Methanal aber noch erhältlich war, fanden immer mehr deutsche Ärzte heraus, wie gut das Mittel half, und verwendeten es bei ihren Patienten. Dieses Treiben wurde dann auf Betreiben von Vereinen verboten, welche als Handlanger der Pharmaindustrie dienen. Ein Verbot kann in Deutschland ganz einfach dadurch geschehen, dass man ein Mittel »als verdächtig« einstuft. Es steht auf einer Liste – und aus. Es muss nichts weiter nachgewiesen werden, als dass es auf der Liste steht. Man möge sich das auf der Zunge zergehen lassen! Seit nunmehr zehn Jahren ist dieses Mittel »verdächtig« und daher untersagt. Es ist mit Sicherheit weniger giftig als die chemotherapeutischen und viele andere Substanzen.

Therapien

Dieses Verbot eines gut wirksamen Antikrebsmittels ließen die deutschen Ärzte und Apotheker jedoch nicht auf sich beruhen und strengten einen Prozess an. Es kam nach langem Streit zu einer höchstrichterlichen Entscheidung, dass nämlich der Verbraucherschutz (Argument des Ministeriums) höher als die Therapiefreiheit der Ärzte einzustufen sei. Damit blieb die Verordnung in Kraft, sodass es als »verdächtiges« Mittel weiter verboten blieb.

Es wäre nur im Sinne von Patienten, wenn dieses Präparat verfügbar wäre, aber echte Patienten-Organisationen gibt es ja nicht, die etwas fordern oder ein Mitspracherecht hätten; zudem weiß man in der Öffentlichkeit ja nichts von diesem Vorgang.

Sollte dieses Mittel einmal wieder erhältlich sein, so könnte man es zu den »akutmedizinischen Verfahren« rechnen, die ja dazu dienen, den Krebs direkt zu bekämpfen.

Ukrain

Ukrain ist ziemlich bekannt, und ich habe zudem einiges an eigenen Erfahrungen damit sammeln können. Es handelt sich dabei um ein Präparat aus Schöllkraut zum Injizieren (in die Vene). Es wirkt über das Immunsystem, reichert sich aber auch im Krebsgewebe an und greift es auch dort an.

Meine Erfahrung ist, dass man mit Ukrain tatsächlich kleine Resttumore wegbekommen kann. Ich habe es immer in Kombination mit anderen, aufbauenden Verfahren verwendet, daher kann ich nicht genau sagen, wodurch die

»Naturmedizinische« heilende Verfahren

Menschen geheilt wurden, aber möglich ist es, dass allein das Ukrain ausreichend war. Sehr selten ist es mir gelungen, fortgeschrittene (größere) Tumore damit erfolgreich zu behandeln; meiner Erfahrung nach kann man nicht damit rechnen, es wird aber von anderen Autoren berichtet. Besonders gut scheint es – auch nach meiner Erfahrung – bei Gehirntumoren zu funktionieren, vor allem wenn zuvor durch eine Operation die Tumormasse deutlich reduziert wurde. Ich habe eher mit geringerer Dosierung über längere Zeit gearbeitet (höchstens zwei Ampullen dreimal pro Woche), andere Autoren berichten jedoch über gute Erfolge mit hoher Dosierung (vier Ampullen täglich). Sie berichten über eine lebensverlängernde Wirkung, in vielen Fällen deutlich besser als bei einer Chemotherapie. Eine solche Studie ist kürzlich in Ulm bei Patienten mit Bauchspeicheldrüsenkrebs gemacht worden.

Bei fortgeschrittenem Krebs verwende ich das Ukrain nur selten, weil es in den meisten Fällen das Krebswachstum nur ein wenig verzögern kann, man zu diesem begrenzten Zweck aber viel Geld für die benötigten hohen Dosen ausgibt.

Viele Patienten spüren bei den ersten Malen eine Reaktion im Bereich des Tumorgewebes; das ist ein Anzeichen, dass das Mittel anspricht. Normalerweise erleben die Patienten auch eine Verbesserung des Allgemeinbefindens.

Auf jeden Fall ist es sicherlich in therapeutische Überlegungen mit einzubeziehen!

Therapien

Aprikosenkerne – oder Amygdalin (Laetrile), Vitamin B17

Eine weitere Substanz, die aber bei uns relativ unbekannt ist, ist das Amygdalin (Laetrile).

Sein Wirkungsmechanismus ist entdeckt und genau beschrieben. Er dürfte so sein, dass eine gesunde Zelle befähigt ist, die (beim Genuss der Kerne frei werdende) giftige Blausäure sofort zu neutralisieren und abzubauen, während die Krebszelle nicht über diese Fähigkeit verfügt, sodass sie an Blausäurevergiftung stirbt.

Man bekommt diese Behandlung hauptsächlich in Mexiko und in einigen Staaten, wo keine verschärften Gesetze gelten. Amygdalin ist die synthetische Substanz, die in der Natur in Aprikosenkernen und ähnlichen Kernen vorkommt. Wenn Sie Kerne aufbeißen, schmecken Sie etwas Bitteres, so ähnlich wie Bittermandeln. Man sagt auch, dass es sich um Blausäure handelt. Es handelt sich um das Vitamin B17, welches Krebs mit verhindern kann. Ich habe einige Male sogar Verbesserungen von fortgeschrittenem Krebs gesehen, wenn einige Aprikosenkerne (oder bis zu 50 pro Tag) gegessen wurden, sodass sogar Krebsmetastasen weggegangen sind. Dies passiert aber eher selten, sodass man diese Therapie mit Kernen als Zusatztherapie oder als Vorbeugung bewerten muss, nicht als eigenständige Krebsbehandlung – jedenfalls gibt es nach meiner Meinung verlässlichere Methoden.

Was die künstlich hergestellte Substanz betrifft, so wird diese relativ hoch dosiert als Infusion verabreicht. Diese Behandlungsform ist in Mexiko und einigen wenigen anderen

»Naturmedizinische« heilende Verfahren

Staaten üblich. Da sie in Österreich (wie in fast der ganzen restlichen Welt) nicht erlaubt ist, habe ich wenig Erfahrung damit, aber in amerikanischer Literatur wird von Heilungen berichtet. Allerdings habe ich von Kollegen in Australien erfahren, dass man mit Amygdalin – zusammen mit anderen Maßnahmen, speziell mit Enzymen – sehr gute Erfolge erzielen kann.

Auf die immer wiederkehrenden Kampagnen, dass Aprikosenkerne so giftig seien, sollten Sie nicht hereinfallen. Viele Menschen erzählen mir immer wieder, dass sie doch als Kinder stets viele Aprikosenkerne (das Innere, Weiche) gegessen haben – und natürlich nicht gestorben sind.

Auch in anderen Kernen (Äpfel, Pflaumen etc.) sowie in vollwertigen Getreiden, Hafer, Hirse und Mais ist das Vitamin enthalten. Die Eskimos bekamen es durch den Verzehr von Karibuleber und speziell vom Mageninhalt dieser Tiere.

Es sollten bei uns zur Krebsvorbeugung zwei bis drei Aprikosenkerne täglich genügen.

Wie sehr sich die Pharmalobby in ihren Geschäftsinteressen durch das Vitamin B17 bzw. durch das Laetrile bedroht sah und was man offenbar von »wissenschaftlichen Arbeiten« aus diesen Pharmakreisen halten muss, möge dieses kurze Interview zeigen, das Dr. Ralph Moss 1994 gab. (Anmerkung: Das New York Sloan Kettering Cancer Center, in dem Dr. Moss arbeitete, ist *das* weltweit bekannte Krebsforschungszentrum. Was von dort kommt, gilt weltweit! Es ist

Therapien

sozusagen die Kommandozentrale der heutigen Krebs-Lobby. Es wurde in den Zwanzigerjahren von der Rockefeller-Familie übernommen und zur Zeit des Interviews (1994) von ihr und dieser Familie verbundenen Banken, Pharmafirmen, der Zigaretten- und der Ölindustrie etc. kontrolliert.)

Hier aus einem Fernseh-Interview von Dr. Moss, zitiert aus dem Buch von Philip Day: »Krebs – Stahl, Strahl, Chemo und Co. – Vom langen Ende eines Schauermärchens« (unter der Internetadresse: www.credence.org erhältlich):

Ralph W. Moss: »*Kurz nachdem ich meine Arbeit als stellvertretender Leiter der Öffentlichkeitsarbeit am New York Sloan Kettering Cancer Center aufgenommen hatte, suchte ich einen älteren japanischen Wissenschaftler namens Kanematsu Sugiura auf und war überrascht, als er mir sagte, er sei mit Laetrile (B17) beschäftigt. Zu jener Zeit sorgte dieses Thema für die größten Kontroversen in Krebsforschungskreisen, es war höchst umstritten, und es hieß, es sei vermutlich ein Heilmittel für Krebs.*

Wir, die wir mit Öffentlichkeitsarbeit zu tun hatten, gaben öffentliche Erklärungen und Stellungnahmen ab, die besagten, dass Laetrile unwirksam und nichts als ein Märchen sei, und rieten den Leuten, sich immer schön brav bewährten, weil gründlich getesteten Therapien anzuvertrauen. Es erstaunte mich, dass sich unser angesehenster Wissenschaftler über so etwas überhaupt Gedanken machte, und ich fragte ihn: »Was zerbrechen Sie sich den Kopf über etwas, das nichts taugt?« Er zeigte mir Laborberichte, die belegten, dass Laetrile zweifelsohne wirksam – sogar auf dramatische Weise wirksam – und in der Lage ist, die Ausbreitung von Krebs zu verhindern. Die Versuchstiere wurden genetisch programmiert, Krebsgeschwülste in der Brust zu entwi-

»Naturmedizinische« heilende Verfahren

ckeln, und bei 80 bis 90 Prozent der Tiere war normalerweise die Ausbreitung der Tumore auf die Lunge zu beobachten; bei Menschen ist der Krankheitsverlauf gewöhnlich entsprechend. Wurden den Tieren jedoch Laetrile-Injektionen verabreicht, so bildeten sich nur bei 10 bis 20 Prozent von ihnen Metastasen in der Lunge. Und diese Tatsachen waren bewiesen und von vielen Menschen bestätigt worden, unter anderem auch von der Pathologie-Abteilung unseres eigenen Institutes.

Unsere Forschungsabteilung war zu diesen Ergebnissen gelangt, und doch wurden wir, die wir die Öffentlichkeitsabteilung betreuten, angewiesen, Erklärungen abzugeben, die exakt das Gegenteil dieser wissenschaftlichen Untersuchungen behaupteten.

Im Laufe der Zeit hatte ich mich dann immer intensiver mit dieser Angelegenheit auseinandergesetzt, und drei Jahre später habe ich das alles in meiner eigenen Pressekonferenz bekannt gegeben; am darauffolgenden Tag wurde ich fristlos entlassen – als Grund wurde angegeben, dass ich versäumt hätte, den grundlegendsten Verpflichtungen meines Berufes nachzukommen!«

Und G. Edward Griffin beschreibt in seinem Buch zu dem Thema: »Die Direktoren und Vorstandsmitglieder von »Sloan Kettering« ließen nicht davon ab, Dr. Sugiuras Ergebnisse weiterhin zu verunglimpfen, und behaupteten, dass es bislang niemandem gelungen war, sie (die Ergebnisse) zu reproduzieren. Anders ausgedrückt: Sie logen. Und nicht genug damit, nein, sie verbreiteten Lügen über ein Thema, das jährlich Hunderttausende von Krebsopfern betrifft. Es kann ohne Übertreibung gesagt werden, dass über eine Million Menschen als Folge dieser Lüge sinnloserweise umgekommen sind. Für diese Ungeheuerlichkeit gibt es nur eine Bezeichnung: So etwas nennt man Völkermord.« (S. 68)

Therapien

Man möge diese Zitate nicht dahingehend deuten, dass ich diese Therapie empfehle. Das kann und darf ich schon deshalb nicht, weil diese Medikamente auch bei uns verboten sind. Vielmehr komme ich hier meiner Aufklärungs- und Informationspflicht nach, um die stets so einseitige Information bzw. das Unwissen der meisten Menschen über diese Verhältnisse ein ganz klein wenig zu korrigieren. Ich finde die Geschichte auch deswegen recht instruktiv, weil man sieht, wie mit »wissenschaftlichen« Informationen umgegangen wird, bevor wir Ärzte sie bekommen. Das sollten wir unbedingt wissen, wenn wir glauben, dass jene Institutionen als »seriös« zu bezeichnen sind – nur weil die Herren graue Anzüge tragen.

Zur Erklärung: Wiederum geht es um patentierbare Substanzen. Das Vitamin B17 kann wegen seiner natürlichen Herkunft von der Pharmaindustrie nicht patentiert werden und ist daher ein Konkurrenzprodukt zu ihren eigenen chemisch hergestellten.

Man kann annehmen, dass in der »Forschung« und in der Verbreitung der Resultate von Forschungen mit anderen Verfahren ganz ähnlich umgegangen wird – nur um die Chemotherapie zu schützen. Es wäre sehr peinlich, wenn man mit anderen Verfahren plötzlich Heilungen oder bessere Resultate erreichen könnte – daher verbietet man sie lieber von vornherein.

Zusätzlich war es notwendig anzuordnen, dass jeder Patient Chemotherapie bekommt. Dies wurde von der »Ethik-Kommission« durchgesetzt, sodass es gar nicht mehr

»Naturmedizinische« heilende Verfahren

möglich war, in Krankenhäusern andere Verfahren als Chemotherapie zur Anwendung zu bringen. Es darf sozusagen einem Patienten eine Chemotherapie »nicht vorenthalten werden«. Wenn man die Veröffentlichungen über die eigenen Forschungen kontrolliert und die richtigen Verbindungen zu den Behörden hat, kann man so etwas schon durchsetzen. Es dient jedoch nicht der Menschheit.

Es gibt viele weitere wirkungsvolle oder teilweise wirkungsvolle Therapiemöglichkeiten und Substanzen. Speziell dürfte die Traditionelle Chinesische und andere asiatische Medizin noch ein bedeutendes unentdecktes Reservoir darstellen. Die Traditionelle Chinesische Medizin ist vornehmlich eine Kräutermedizin, zu der auch Pilze gehören, welche heilende Wirkung bei Krebserkrankungen haben können. Ich würde dies aber nicht in eine akutmedizinische Krebsbekämpfung einordnen, sondern diese Produkte viel eher als Langzeit-Therapie bei wenig Tumormasse ansehen.

Cäsium

Sehr interessant erscheint mir auch die Therapie mit Cäsium-Chlorid zu sein. Ich arbeite aus rechtlichen Gründen nicht damit, möchte aber erwähnen, dass ich zum Teil recht viel versprechende Beobachtungen gemacht habe und dass ein Patient seinen Bauchspeicheldrüsenkrebs unter dieser Behandlung ausgeheilt hat (histologischer Krebsbefund ist vorhanden). Es gibt Patienten, die sich das flüssige Cäsium-Chlorid beschaffen können und sich damit behandeln, sodass ich Gelegenheit hatte, die Resultate zu beobachten.

Therapien

Grundsätzlich handelt es sich um eine Behandlung, bei welcher der pH-Wert der Krebszelle in die Höhe geschraubt wird. In der Regel wird flüssiges Cäsium-Chlorid verwendet (Rubidium hat ähnliche Eigenschaften), dreimal täglich zwei Gramm. Diese Metalle sind einige der wenigen, die durch die Zellmembran der Krebszelle gelangen können. Sie erschaffen ein sehr alkalisches Milieu (das Gegenteil von sauer). Dies ist sehr unangenehm für die Krebszelle.

Es gibt unterschiedliche Milieus, in welchen sich die verschiedenen Zellen wohl fühlen. Die normale Zelle hat ein ideales Milieu bei einem pH-Wert von 7,35. Da die Krebszelle Milchsäure produziert, sinkt ihr pH-Wert etwas ab, am »wohlsten« fühlt sie sich bei einem Wert von ca. 6,9.

Mit der Cäsium-Therapie wird das Milieu zu alkalisch, der pH-Wert geht bis zu 8,8 hoch, was ganz schlechte Lebensbedingungen für den Krebs bedeutet.

Diese Behandlung wird durch Vitamin A, C sowie Zink und Selen unterstützt.

Möglicherweise ist diese Theorie aber gar nicht die richtige und Cäsium-Chlorid aus einem anderen Grund in der Lage, Krebs zu vernichten. Cäsium kann besonders gut die Zellmembran überwinden, weil es mit Zucker transportiert wird. Krebszellen leben vornehmlich von Zucker, daher wird das Cäsium sozusagen »mitgenommen«. Es reichert sich zehnmal mehr in Krebszellen als in gesunden Zellen an und kann nicht mehr hinaus. So ist es möglicherweise eine einfache Vergiftung der Krebszelle, worauf der Erfolg beruht. Cäsium wird mit Kalium zusammen verabreicht. (Infos s. a. Internet).

»Naturmedizinische« heilende Verfahren

Physikalische und technische Geräte zur Krebsbehandlung

Auch in der Medizin sind wir eher auf chemische Lösungen ausgerichtet, und so wird es sicherlich überraschen, wenn ich echte Heilungen von Krebs viel eher durch physikalische Geräte als durch chemische Methoden für erreichbar halte.

In der Geschichte der letzten hundert Jahre gibt es deutliche Hinweise darauf. Leider wurden derartige Versuche entweder unterbunden, wegen wirtschaftlicher Erwägungen nicht weiterverfolgt oder einfach totgeschwiegen.

Meist waren die Erfinder und Entwickler Ingenieure, die kein Recht besaßen, Menschen zu behandeln. Daher war es ein Leichtes, ihnen auf juristischem Wege jede Aktivität zu verbieten oder sie wegen »Kurpfuscherei« aus dem Verkehr zu ziehen. Auch wurde in den letzten Jahrzehnten durch diverse bürokratische Verordnungen solchen Therapieverfahren von vornherein Tür und Tor verschlossen (wohl auf Betreiben der marktbeherrschenden Schicht).

Manche Maschinen, die noch vor Jahren zugelassen waren, sind es nicht mehr, und neuere Fabrikate müssen so konstruiert werden, dass sie nicht mehr zur Behandlung von Krebs geeignet sind.

Wir haben viel über Schwingungen und die Physik gesprochen (s. S. 144 ff.), weil es ein wichtiges Gebiet ist, das für die Therapie genützt werden sollte.

Die Beeinflussung des Organismus mittels physikalischer

Therapien

Methoden (meist durch elektromagnetische Schwingungen) kann Krebs alleine besiegen. Diese Schwingungen beeinflussen meist das Immun- und Hormonsystem, deren Einregulierung essenziell zur Wiedererlangung der Gesundheit ist.

Es gibt einige Geräte auf dem Markt – und einige nicht, die es geben sollte. Ich werde aus den eingangs erwähnten (rechtlichen) Gründen nicht alle nennen und nicht alle ausführlich besprechen.

Schliephake

Wer es wirklich verdient hat, nicht in Vergessenheit zu versinken, ist Professor Erwin Schliephake, viele Jahrzehnte Professor für physikalische Medizin an der Universität Würzburg. Er ist *die* Autorität auf dem Gebiet der Kurzwellen-Therapie und auf einigen anderen Gebieten. In drei Werken hat er auch seine Arbeiten über Krebs veröffentlicht und genaue Therapieanweisungen gegeben: »Krebs und Entzündung«, »Krebs und natürliche Abwehrkräfte«, »Kurzwellen-Therapie«.

Diese Bücher sind natürlich längst vergriffen und bei Ärzten seltsamerweise völlig unbekannt. Man findet sie nur noch in Universitätsbibliotheken.

Schliephake wurde nie attackiert, dazu war er zu souverän. Aber er wurde erfolgreich ignoriert, sodass seine Arbeiten kaum jemand kennt, höchstens »alternative« Ärzte. Ich habe mir den Spaß gemacht, bei Gesprächen mit

»Naturmedizinische« heilende Verfahren

Onkologen stets zu fragen: »Kennen Sie die Therapie nach Schliephake?« Keiner hatte sie gekannt und dennoch nennen sie sich »Fachleute für Krebserkrankungen«. Das zeigt, dass sie quasi nur Fachleute für Chemotherapie sind. Es ist eine Schande!

Schliephake starb hundertjährig im Jahre 2000. Ich spreche hier also nicht von einer längst vergangenen Geschichte. Ich spreche von Krebsheilungen, welche in den letzten 50 Jahren mit elektromagnetischen Geräten erreicht wurden.

Die Geschichte zeigt auch, dass der Begriff »Schulmedizin« gar nicht zutrifft, denn wenn unsere derzeitige »anerkannte« und staatlich finanzierte Medizin tatsächlich »schulisch« wäre, müsste man ja alles kennen und anwenden, was ein Universitätsprofessor entdeckt und hinterlassen hat. Leider handelt es sich um eine chemisch-pharmazeutisch gelenkte Medizin, bei welcher Ärzte nur das nachkauen, was ihnen von einer gewissen Schicht vorgekaut wird.

Weil das so ist, muss der Patient selber die Initiative übernehmen und Ärzte suchen, die mehr als nur die chemisch orientierte Medizin kennen.

Professor Schliephake hat die Hirnanhangsdrüse (Hypophyse) als Zentrum lokalisiert, wo viel darüber entschieden wird, ob Krebswachstum stattfindet oder nicht. Er behandelte sie mit Schwingungen in einem elektrischen Feld.

Er beschrieb erstaunliche Heilungen der unterschiedlichsten Tumore. (Heute lernt man im Medizinstudium nicht einmal, dass die Hypophyse etwas mit Krebswachstum zu

Therapien

tun hat.) Möglicherweise hatte er zuerst versucht, den Tumor selbst mit einem elektrischen Feld zu behandeln. Dabei wurden aber nur einige derjenigen Patienten gesund, die Gehirntumore hatten. Also behandelte er auch bei anderen Patienten die Hypophyse. Er ergänzte seine Therapie mit Frischzellenpräparaten, speziell der Milz (einem Sitz des Immunsystems), und auch mit anderen Mitteln, die es nicht mehr gibt.

Er nannte seine Behandlung bezeichnenderweise »Autohormontherapie«, was aussagen soll, dass man den Organismus selbst (»auto«) in die Lage versetzt, die Hormone wieder zu produzieren, die er vorher nicht mehr produzieren konnte. Diese einfache Behandlung bestätigt die entscheidende Beteiligung des Hormonsystems an allen möglichen Krebskrankheiten, nicht nur an denen des Sexualapparates. Das Hormonsystem befindet sich bei vielen Patienten in starker Disharmonie und könnte ganz einfach wieder in Ordnung gebracht und damit der gesamte Organismus zur Gesundheit zurückgeführt werden.

Vor der Ära der Antibiotika war die Behandlung mit Kurzwellen eine der ganz wenigen echten Waffen gegen chronische Entzündungen, nicht heilende Eiterungen sowie Beschwerden des Bewegungsapparates. Sie war in der Lage, diese Dinge echt auszuheilen, wieder in Ordnung zu bringen oder wenigstens in gutem Zustand zu halten. Chronisch nicht heilende Entzündungen und rheumatische Beschwerden sind auch heute ein großes Problem der »Schulmedizin«, aber die Kurzwellen-Therapie ist so

»Naturmedizinische« heilende Verfahren

gründlich in Vergessenheit geraten, dass man Menschen mit chronischen Entzündungen einfach viel lieber krank bleiben lässt ...

Überhaupt lässt man lieber Patienten massenweise sterben, ohne es wenigstens mit Kurzwellen zu versuchen. Nicht einmal in einem völlig aussichtslosen Fall, nicht einmal bei einer völlig unheilbaren Krankheit und bei jüngeren Menschen (z.B. mit Astrozytom, Glioblastom [Gehirntumor]) schenkt man einem Verfahren die geringste Aufmerksamkeit, das erwiesenermaßen bereits zahlreiche Patienten geheilt oder gerettet hat, die viele Jahrzehnte in gutem Gesundheitszustand weitergelebt hatten! – Wie gesagt: Interessensgruppen.

Hier ist eine Therapie sehr gründlich aus unserem medizinischen Gedächtnis gestrichen worden, die für sich allein in der Lage war, Krebs und viele andere Krankheiten zu heilen. Machen Sie sich selber Ihren Reim darauf.

Leider gibt Professor Schliephake keine Statistiken seiner Methode bekannt. Jedenfalls konnte ich keine finden. Wahrscheinlich war er so sehr Wissenschaftler, dass er es vermeiden wollte, verschiedene Tumore und verschiedene Stadien in einen Topf zu werfen.

Wie segensreich wäre es, man hätte in weiteren Forschungen auf den Entdeckungen Schliephakes aufgebaut, dadurch mehr über Krebs herausgefunden und seine Krebsheilungsstatistik auf diese Weise weiter und weiter verbessert. Ich bin überzeugt, dass man dadurch inzwischen viele Menschen hätte retten können und mittlerweile eine gesünde-

Therapien

re und wesentlich billigere Heilkunde aufgebaut hätte, die allen zugutekommt.

Wenn man diesen Weg (in Richtung Gesundheit) beschritten hätte, wären der Industrie allerdings Hunderte von Millionen Dollar täglich entgangen ...

So aber missachtete man Schliephakes Entdeckungen, und daher gab es kaum weitere Untersuchungen über seine Methode – schon gar nicht von Universitätskliniken, die hauptsächlich der Pharmaindustrie dienen.

Ich konnte nur einige Niederschriften finden. Ein Chirurg in Knittelfeld, Steiermark, hatte von der Methode gehört und 14 Patienten behandelt. Zwölf davon waren bereits »austherapiert«. Trotzdem starb nur einer von ihnen, die anderen lebten bei guter Gesundheit, als der Chirurg pensioniert wurde und fortzog. Das ist eine gute, wenn auch zahlenmäßig wenig relevante Statistik.

Ein anderer Arzt (aus Holland) hat mit der Schliephake-Methode zehn fortgeschrittene Krebsfälle behandelt, drei ohne Erfolg, sieben erfolgreich. Auffallend in seinem Bericht ist, dass die drei negativen Fälle zuvor Chemotherapie, chemische Hormonbehandlungen und Kortison erhalten hatten!

Auch meine Erfahrungen gehen in diese Richtung: Je mehr den Organismus angreifende Behandlungen eine Person bereits bekommen hat, desto schwerer lässt sich Gesundheit etablieren und umso schwerer spricht auch die Behandlung nach Schliephake an. Um diesen Nachteil zu

»Naturmedizinische« heilende Verfahren

überwinden, muss man sie mit einigen anderen Therapien kombinieren.

Noch eines schreibt Schliephake aus seiner Erfahrung, was auch ich bestätigen kann (Zitat sinngemäß): »Sollte jemand mit dieser Methode nicht vom Krebs geheilt werden, so lebt er doch wenigstens den Rest seiner Zeit in wesentlich besserem Zustand und stirbt würdig, mit minimalen Schmerzen.«

Übrigens waren die nach Schliephake gebauten Geräte doch nicht so selten: Auf unserer Suche nach ihnen begegneten uns zahlreiche Fälle, wo Enkel berichteten, dass die Großmutter jahrzehntelang täglich in den Keller gegangen sei, um sich dort mit der Maschine für zehn Minuten zu behandeln. Natürlich könnten wir das Gerät haben – jetzt brauche es ja niemand mehr.

Nicht unerwähnt möchte ich lassen, dass Professor Schliephake sich wiederholt darüber beschwert hat, dass die Militärs im Abkommen von Helsinki für ihre Zwecke diejenigen Wellenlängen für sich beansprucht haben, welche den Menschen am besten beeinflussen können, nämlich die »Ein-Meter-Welle«, während Schliephake die »16-Meter-Welle« benutzen musste (die nächste, die frei war).

Mit anderen Worten: Die wertvollen Schwingungen werden in unserer Gesellschaft für zerstörerische Zwecke (und geheim) verwendet und sind der Heilkunde nicht länger zugänglich.

Therapien

Samuels

Ähnliche Erfolge wie Schliephake, wahrscheinlich sogar die spektakuläreren, hatte der holländische Arzt Jules Samuels. Leider existieren seine Bücher nur auf Niederländisch und sind nur abschnittsweise ins Englische oder Deutsche übersetzt worden. Samuels hatte – unabhängig von Schliephake, aber ungefähr zeitgleich – die Hypophyse mit ähnlichen Geräten behandelt, aber zusammen mit den Geschlechtsdrüsen. Er hat eine sehr interessante Zeichnung über das Hormonsystem angefertigt, womit er seiner Zeit weit voraus war und die zeigt, wie komplex die Verhältnisse sind und wie einfach dennoch zu reparieren. Seine Schriften trugen die Titel: »Die Beweise für die Richtigkeit der hypophysären Ätiologie von Krebs« (1954), »Die Lösung des Krebs-Problems (1958)« und »Die Heilung von Krebs und Herzmuskel-Erkrankung« (letzte Ausgabe 1973).

Auch er hat mit elektromagnetischen Wellen das Krebswachstum stoppen können, weil das Hormonsystem sich wieder regeneriert hatte. Er hatte außerdem eine Diagnosemaschine namens »Cycloskop«, und je nach Diagnose wurde die Behandlung individuell darauf eingestellt. Diese Diagnosemaschine gibt es nicht mehr. Sie war in den Sechzigerjahren in Paris an der Universität Sorbonne gefertigt worden, wo man jetzt keine Aufzeichnungen mehr darüber findet. Ich war sogar in Holland, um solch ein Relikt aufzutreiben, aber es gelang mir nicht.

Samuels war zu seiner Zeit in Holland sehr bekannt. Er hatte einige Auftritte im Fernsehen, umringt von seinen wunderbar genesenen Patienten. Aber damals hatten nicht

»Naturmedizinische« heilende Verfahren

viele Menschen einen Fernseher, und so blieb ein merklich großer Bekanntheitsgrad aus. Seltsamerweise findet man im Internet, wo sonst sehr viel zu finden ist, gar nichts über ihn und seine Methode. Lediglich ein von ihm signiertes Buch in holländischer Sprache wurde dort angeboten ...

Offenbar waren die Menschen zu jener Zeit, der Nachkriegszeit, wesentlich gesünder, sodass damals die einfache Maßnahme, das Hormonsystem wieder einzuklinken, bei ca. 50 Prozent der Patienten ausgereicht hat, die Gesundheit wiederherzustellen (laut Samuels, wenn sie vorher keine schädlichen Behandlungen bekommen haben). Es war dabei uninteressant, wie fortgeschritten die Krebsgeschwulst selber war und ob Metastasen vorhanden waren!

In der Zwischenzeit ist es der Menschheit offenbar gelungen, die Verhältnisse so weit zu verschlechtern, dass man bereits mehrere Verfahren kombinieren muss, um zu ähnlichen Erfolgen zu gelangen.

Möglicherweise hat sich in den letzten Jahrzehnten auch die Stresssituation vieler Menschen so verstärkt, dass es mit den alten einfachen Methoden nicht mehr so leicht gelingt, das erforderliche Gleichgewicht des Hormonsystems wiederherzustellen. Auch muss man bedenken, dass derzeit die meisten Menschen schon vor ihrer Krebserkrankung häufig beim Arzt waren und dort viele Behandlungen chemischer Natur bekommen haben, insbesondere auch solche, die das Hormonsystem beeinflussen (Kortison, die Pille etc.).

Therapien

Was auch immer sich verändert hat und wie auch immer die Statistiken sind – auch ich sehe eine ganze Reihe von Patienten mit diagnostiziertem Krebs, die unter dieser Therapie bereits längere Zeit völlig symptom- und »krankheitsfrei« weiterleben. Es sind vornehmlich Patienten, die noch keine Chemotherapie bekommen haben.

Rife

In den USA gibt es Geräte, welche Schwingungen nach Royal R. Rife erzeugen. Rife war ein genialer Erfinder und Techniker, den kaum jemand verstand und der daher verfolgt wurde. Auch jetzt »hält man nichts von ihm«.

Der 1971 verstorbene Erfinder entwickelte ein – für damalige Verhältnisse – außergewöhnliches Mikroskop, mit welchem man die Mikroben, welche an vielen Krebsarten beteiligt sind, erkennen konnte, und er entdeckte die Schwingungen, welche diese Mikroben töten. Viele unglaubliche Krebsheilungen aus fortgeschrittensten Stadien wurden von Ärzten berichtet, bis es die »American Medical Association« schließlich erreichte, dass dem Treiben ein Ende gesetzt wurde, indem Rife in Prozesse verwickelt und in den Bankrott getrieben wurde. Ärzte wurden gezwungen, keine Maschinen nach Rife einzusetzen, indem man ihnen mit Lizenzentzug drohte. So fand diese äußerst vielversprechende Entwicklung ein abruptes und gewaltsames Ende.

Diese Umkehr und Rückkehr zu »normalen Verhältnissen« geschah in der Zeit, als die Rockefellers in das Krebsgeschäft eingestiegen waren und die Lizenz für das Senfgas (die erste »Chemotherapie«) erworben hatten.

»Naturmedizinische« heilende Verfahren

In den letzten Jahren erlebte das Werk Rifes durch einige Ingenieure eine Art Auferstehung. Es gibt einige Maschinen auf dem amerikanischen Markt, aber ihre Wirksamkeit lässt sich schwer beurteilen.

In Europa gibt es auch ein entsprechendes Gerät, auf dem bestimmte Frequenzen eingestellt werden müssen.

Neben den Frequenzen gegen die Mikroben gibt es viele Möglichkeiten, den Organismus auf derartige Weise zu beeinflussen, so kann man auch hier speziell die Hypophyse als Zielorgan behandeln.

Die Schulmedizin würde nur mit chemisch-pharmazeutischen Präparaten arbeiten, z. B. kurzzeitig ein fehlendes Hormon ersetzen, was aber nur eine verstärkte Faulheit des entsprechenden Organs auslöst, sodass es noch weniger von dem gebrauchten Hormon produzieren würde.

Es gibt noch weitere Geräte, z. B. eines in den USA, womit man Krebs erfolgreich behandeln kann. Ich möchte es nicht nennen, weil es auch dort enorme Schwierigkeiten gab und es erst nach langwierigen Prozessen unter der Bedingung wieder zugelassen wurde, dass es nur für normale Hautkrankheiten verwendet werden darf (!).

Ich selbst habe übrigens einen konkreten Fall erlebt, wo die schlechte Verfügbarkeit des Gerätes offenbar negative Auswirkungen hatte: Ich war von einer Patientin gefragt worden, ob ich ihr helfen könne. Sie berichtete, dass ein Hamburger Arzt sie vor 15 Jahren mit diesem Gerät von ihrem Eierstockkrebs geheilt hatte. Er hatte sie gewarnt, dass sie ständig weiterbehandelt werden müsse (so wie es

Therapien

Schliephake und Samuels forderten), weil sonst der Krebs wieder auftreten würde. Da der Arzt bald darauf gestorben und das (amerikanische) Gerät in andere Hände gekommen war, war ihr das nicht möglich. Nun – nach 15 Jahren – war sie wieder erneut an Krebs erkrankt.

Lakhovsky-Antennen

Auch Geräte des in der Ukraine geborenen Franzosen Lakhovsky sind interessant und brauchbar. Eines der Geräte besteht aus zwei kreisförmigen Antennen, zwischen welchen der Patient einige Stunden täglich liegen soll. Dieses Gerät produziert Schwingungen, die den kosmischen Strahlen ähnlich sind und diese ersetzen bzw. verstärken sollen. Man unterstützt damit den Rhythmus, in welchem die geordneten gesunden Zellen schwingen, entgegen den chaotischen unterschiedlichen Schwingungen in den Krebszellen. Die Zellen des Körpers sind dabei die Empfänger-Antennen, wie an früherer Stelle bereits beschrieben (s. Kapitel »Schwingungen«).

Mit diesen oder ähnlichen Methoden kann man entweder Krebs alleine behandeln (manche Patienten basteln sich solch ein Gerät und machen die Therapie zu Hause), oder man benützt diese Verfahren im Zusammenhang mit anderen Therapieverfahren in einem ganzheitlichen Konzept.

Es ist zu betonen, dass von den Erfindern oder Entdeckern dieser Therapieformen mit physikalischen Geräten stets wenigstens eine voraussichtliche Überlebenszeit des Patienten von einem halben Jahr gefordert wird, damit für diese Be-

»Naturmedizinische« heilende Verfahren

handlungsmaßnahmen genügend Zeit bleibt, damit sie die Verhältnisse im Organismus in wünschenswerter Weise umkehren können. Leider ist es bei uns »alternativen« Ärzten aber so, dass fast nur Patienten zu uns kommen, die von der Warte der Onkologen aus »ausbehandelt« sind und an denen bereits reichlich Methoden ausprobiert wurden, die keine Heilung herbeiführen können. Auf diese Weise gelingt es uns kaum, die früheren Behandlungsmethoden in der Weise einzusetzen, wie sie in den Fünfziger- und Sechzigerjahren eingesetzt werden konnten.

Unsere Erfahrungen betreffen dann hauptsächlich die Kombination verschiedener »früherer« Therapien mit anderen Maßnahmen, weil wir ganz anders um das Leben der Patienten kämpfen müssen.

Elektroporation

Eine weitere elektronische Möglichkeit, Krebs erfolgreich zu behandeln, liegt in Geräten, die nach dem Prinzip der »Elektroporation« funktionieren. Elektroporation soll andeuten, dass Stromstöße »Löcher in die Zellwände schlagen«. Genauer gesagt, werden verstopfte Kanäle damit durchlässig gemacht, sodass Stoffwechselvorgänge wieder stattfinden können, die zuvor nicht möglich waren. Vielleicht werden dadurch jedoch auch Krebszellen nachhaltig geschädigt.

Die besondere Wirkung dürfte aber eher darin liegen, dass das Energieniveau der Zellwände erhöht wird. Erwiesenermaßen liegt dieses beim Krebs viel zu niedrig, weil die Krebszelle sozusagen »auf die Schnelle« erzeugt wurde und mit einem deutlich niedrigeren Energieniveau auskommt

Therapien

als die normale, gesunde Zelle. Wir haben darüber gehört, als wir die Entdeckungen des Nobelpreisträgers Otto Warburg besprochen haben. Die Krebszelle kommt mit viel geringerer Energieproduktion aus, was aber auch bedeutet, dass die Zellwände eine wesentlich geringere elektrische Ladung haben, also viel weniger Spannung. Während eine normale Zelle über 70 Millivolt verfügt, genügen der Krebszelle 20 bis 30 Millivolt. Aus diesem Grunde würde also eine Energiezufuhr, welche weit ins Krebsgewebe hinein erfolgt, das Energieniveau deutlich anheben und die Bösartigkeit der Zelle verringern.

Der griechische Professor Papas hat die Elektroporation erstmals in der Medizin genutzt und eine Maschine namens »Papini« gebaut. Angeblich gibt es große Erfolge, Metastasen sollen verschwunden sein usw. Meist gelang das offenbar bei Personen, die es sich leisten konnten, solch ein Gerät zu Hause zu haben und sich mehrmals täglich selbst zu behandeln.

In meiner Praxis habe ich solche Erfolge nicht gesehen. Da ist auch so eine häufige Anwendung nicht möglich. Ich verwende ein derartiges Gerät daher als zusätzliche Maßnahme und kann von Erfolgen in der Schmerzbehandlung, bei Gelenkbeschwerden und bei der Wiederherstellung eines guten Allgemeinzustandes berichten.

Weitere technische Verfahren

Es gab im Laufe der Geschichte viele auf elektronischer Basis beruhende Therapiemethoden, mit welchen man Krebs erfolgreich behandeln und heilen konnte, die allesamt ver-

»Naturmedizinische« heilende Verfahren

schwanden. Wie wir an den verschiedenen Beispielen sehen, sind sie meist durch Nichtbeachtung untergegangen, viele sind jedoch auch direkt bekämpft und gewaltsam zum Verschwinden gebracht worden, so wie u.a. auch die Maschine von Antoine Priore aus Bordeaux, Frankreich (s. unter Internetadresse: www.cheniere.org).

Interessanterweise konnte Priore neben dem Krebs auch die Schlafkrankheit heilen. Diese Erkrankung beruht auf der Infektion mit bakterienartigen Einzellern – ganz ähnlich den bakterienartigen Lebewesen, welche aus gewärmtem Krebsgewebe herauskommen, und ähnlich den »Mikroben«, die der Amerikaner Rife mit seinem Mikroskop zuerst nachgewiesen hat und dann mit seinen Schwingungen erfolgreich behandeln konnte. Die Behandlung von Mikroben durch Schwingungen könnte auch eine brauchbare Alternative zu Antibiotika werden, wenn diese nicht mehr greifen.

Der ehemalige Chirurg Dr. Hans Moser, ein sehr menschlicher Wiener Arzt, hat Krebs mit Rotlicht von hoher Intensität bestrahlt (lokale Wärmetherapie), und er hat auch Magnete in die Krebstherapie eingeführt. Er verwendete Magnete etwa in der Größe einer sehr großen Münze, die er unmittelbar auf oder über dem Tumor platzierte, oft mehrere Magnete über- oder nebeneinander. Bei diesen Magneten ist die eine Seite der Münze der »Südpol«, die andere der »Nordpol«. Weil es verschiedene Definitionen gibt und die Verwirrung groß ist, sage ich hier, dass man diejenige Seite des flachen Magneten auf Krebs und Entzündungen

Therapien

legt, die nach Süden zeigt, wenn man den Magneten an einem Faden aufhängt. Die Magnete sollten sehr stark sein, ich verwende Magnete mit 8000 Gauß.

Man kann regelmäßig beobachten, wie Schmerzen für eine geraume Weile verschwinden, selbst solche, die von Knochenmetastasen herrühren. Auch banale entzündliche Krankheiten (wie Sehnenscheidenentzündung etc.) kann man so behandeln.

Man findet immer wieder Ingenieure und außergewöhnliche Erfinder, die auf der Basis von Elektrizität und Magnetismus Maschinen erfinden, mit welchen Krebs erfolgreich behandelt werden kann. Es ist ein Leichtes, diese Dinge zu verbieten, bevor sie bekannt werden, weil es sich meist nicht um Ärzte handelt und sie dennoch Patienten behandeln (kann deswegen verboten werden) und weil man heutzutage tausenderlei Bewilligungen benötigt, wenn man etwas tun will. Die bekommt man dann einfach nicht.

Sollten Sie in Ihrer Umgebung von technischen Maschinen hören, mit welchen man Krebs behandelt, so ist eine solche Therapie durchaus eine Überlegung wert, wenn übliche Methoden nicht zu einer Heilung führen können. Wie gesagt sind früher oft Krebsheilungen mithilfe von verschiedensten Arten technischer Geräte erreicht worden. Ich rate jedoch, stets mit Verfahren aus anderen Kapiteln zu kombinieren, speziell aus dem Kapitel »Milieu-Therapie«.

»Naturmedizinische« heilende Verfahren

Zusammenfassung

Hier beschließe ich also das Kapitel »Therapien«, welches Ihnen einen Überblick geben sollte, wie eine ganzheitliche Krebsbehandlung aussehen sollte, wobei ich vor allem diejenigen Verfahren angeführt habe, die mir besonders wichtig erscheinen oder mit denen ich eigene Erfahrungen gesammelt habe.

Wie schon zuvor betone ich auch hier wieder, dass man bei den verschiedenen Patienten unterschiedliche Methoden miteinander kombinieren muss. Ein gutes Programm unterscheidet sich von Fall zu Fall.

Bei unserem Streifzug durch die recht zahlreichen und unterschiedlichen Therapien mag es passiert sein, dass Sie das Gefühl hatten, sich weniger und weniger auszukennen, und Sie die Frage verfolgte: »Welche Therapie soll ich mir denn bloß aussuchen?!«

Nun, ehrlich gesagt: Das ist nicht Ihr Job!

Manchmal ist ein Patient zwar wach und rege genug, um gleich das Richtige oder die richtige Kombination herauszupicken, aber das ist nicht die Regel. Vielmehr bleibt es Ihnen nicht erspart, einen kundigen Arzt zu konsultieren. Das Beste ist natürlich, einen Arzt zu haben, der alles kennt und der sich bemüht, das geeignetste Programm für Sie zusammenzustellen. Mit der Zeit kann man dann selber immer mehr die Initiative ergreifen und schließlich über die Behandlungsart mitbestimmen (s. a. das Kapitel »Wie behandle ich meinen Arzt?«). Das schließt nicht aus, dass man jederzeit den Mut haben sollte, für sich selber Informatio-

309

Therapien

nen, Wissen und Verstehen anzusammeln und sich selber ein Urteil zuzutrauen!

Schon bald wird man dann einen gesunden Sinn dafür entwickeln, welche Behandlung gut ist, in welcher Dosierung sie optimal stimmt und wann es genug ist – so genau wie der Patient kann dies schließlich ein Arzt gar nicht wissen!

Zudem ist ein guter Therapeut meistens sehr beschäftigt. Da er meist keine Zeit hat, sich etwa um die Themen Ernährung, Nahrungsergänzung, Milieu-Therapie usw. zu kümmern, wird der selbstständige Patient den Arzt von sich aus fragen, was zu dessen Behandlung passt, und dies selbst in die Tat umsetzen – und so immer mehr zum kompetenten »Eigentherapeuten« werden.

Kurze Betrachtung einzelner Krebsarten

Im Anschluss an die therapeutischen Möglichkeiten bei Krebs sollten wir jetzt ein wenig auf die einzelnen Krebsarten eingehen. Dabei besprechen wir einige mögliche unterschiedliche Situationen, in welchen sich Patienten befinden können.

Dabei nehme ich die übliche Vorgehensweise der Schulmedizin zur Grundlage.

Der Grund, warum ich in meinen Beschreibungen oft der Schulmedizin sozusagen den Vortritt lasse, liegt in der rechtlichen Situation. Ich werde niemanden überreden, alternative Behandlung anstelle der schulmedizinischen zu machen – das mache ich auch in meiner Praxis nicht. Nur wenn der Patient das ausdrücklich verlangt, deswegen zu mir kommt und über all die anderen Möglichkeiten aufgeklärt ist, kann ich so etwas machen.

Aber wenn feststeht, dass die Schulmedizin keine Heilung bewirken kann, bieten sich alternative Verfahren natürlich besonders an.

In jedem Fall sollte sich der Patient – möglichst gleich von Anfang an – umfassend informieren und seinen (Heilungs-)Weg mitbestimmen!

Kurze Betrachtung einzelner Krebsarten

Es empfiehlt sich, wenn man Krebs hat, auch die anderen Kapitel über die verschiedenen Krebsarten zu lesen, wenn man ein besseres Bild von der Gesamtsituation erlangen möchte. Speziell im Kapitel über Brustkrebs wird auf verschiedene Situationen eingegangen, die auch bei manchen anderen Krebsarten auftreten können.

Der Ausdruck »echter Heilversuch« (der in den folgenden Texten öfters verwendet wird) bezieht sich auf die früheren Kapitel und bedeutet, dass man mit verschiedensten Maßnahmen den Organismus in die Lage versetzen kann, sich selbst zu heilen. In der Regel ist er angebracht, wenn »schulmedizinisch« keine Krebsfreiheit zu erreichen ist.

Wenn wir die einzelnen Krebsarten nun genauer betrachten, sollten wir uns noch einmal vergegenwärtigen: Krebs entsteht vermehrt an Stellen von häufiger Reizung (Gifte, Strahlung, mechanische Reizung). Man kann es aber auch anders betrachten: Krebs entsteht gehäuft an jenen Stellen, wo der Organismus genötigt ist, Regeneration zu betreiben – was ja an und für sich ein Heilversuch ist! Aber diese immer wieder unermüdlich versuchte Regeneration kann sich sozusagen verselbstständigen, wird sozusagen scheinbar »verrückt« – das ist dann Krebs.

Bauchspeicheldrüsenkrebs

Meist beginnen die Symptome für den Patienten mit Rückenschmerzen, aber es kommen auch Bauchbeschwerden oder eine unerklärliche Gewichtsabnahme als erste Anzei-

Bauchspeicheldrüsenkrebs

chen vor. In der Regel ist der Bauchspeicheldrüsenkrebs, wenn man ihn entdeckt, bereits zu weit fortgeschritten, als dass man mit schulmedizinischen Methoden das Leben retten kann. Das mag hart klingen, aber so ist es meistens.

Man sollte also unbedingt einen echten Heilversuch schon jetzt in Betracht ziehen – nicht erst, wenn die Krankheit noch weiter fortgeschritten ist.

Schulmedizinischerseits kommt üblicherweise als Erstes – wie meistens – der Chirurg dran. Dann wird aus eher wissenschaftlichen und juristischen Gründen operiert, nämlich »aufgemacht«, eine Probe entnommen und wieder »zugemacht«. Dies tut man, weil die Vermutungsdiagnose, die sich aus den Symptomen (Schmerzen im Rücken, Appetitlosigkeit, verdächtige Computertomografie etc.) ergibt, nicht »wissenschaftlich« genug ist, um mit Sicherheit die Diagnose stellen zu können. Da man ohnehin nichts machen kann, belastet diese Operation vor allem den Organismus. Meist macht man wenigstens während der Operation einen kleinen Umgehungskreislauf, sodass später, wenn der Zustand sich noch weiter verschlechtert hat, die Galle und andere Sekrete abfließen können.

Beim Bauchspeicheldrüsenkrebs hilft eine Chemotherapie bekanntermaßen nicht, sodass man oft gar nicht mehr den Versuch unternimmt. Ältere Personen behandelt man oft überhaupt nicht mehr, oder man gibt ihnen eine »leichte« Chemotherapie, damit irgendetwas geschieht und man den Patienten nicht ganz ohne Behandlung nach Hause gehen lässt.

Kürzlich hat eine Klinik in Ulm Versuche mit Ukrain (s.

Kurze Betrachtung einzelner Krebsarten

S. 284) gemacht, und tatsächlich war das Überleben der Patienten unter Ukrain (plus Chemo) deutlich besser als mit einer Chemotherapie alleine.

Etwas besser als eine Chemotherapie schätze ich auch IPT (s. S. 196) ein, speziell wenn man zuvor einen Chemotherapie-Sensitivitäts-Test macht – besonders bei Patienten, die bereits Gewicht abgenommen haben.

Wie gesagt: Man sollte sofort herausfinden, wie die Lage ist. Sodann sollte man sich eingehend über die verschiedenen Möglichkeiten informieren, speziell auf dem alternativen Sektor. Darauf basierend muss man sich dafür entscheiden, was die besten Chancen bietet. Bitte vergessen Sie nicht, dass ein echter Heilversuch umso besser funktioniert, je weniger andere Therapien Sie bereits bekommen haben (je natürlicher der Zustand also geblieben ist).

Brustkrebs

Situation 1, anfängliche Situation:
Der Brustkrebs wird meist dadurch entdeckt, dass man einen Knoten ertastet und ihn untersuchen lässt. Dazu dienen meist Mammografie (Röntgen) und Punktion (Probeentnahme). Bei Letzterer wird mit einer Nadel ein Stück des knotigen Brustgewebes herausgeholt und mikroskopisch untersucht.

Manche Ärzte raten davon ab, damit man nicht in Krebsgewebe hineinsticht und eine Verteilung der Krebszellen riskiert, sie operieren gleich. In diesem Fall wird während

Brustkrebs

der Operation vorerst einmal nur der Knoten möglichst im Ganzen entfernt und zu einer raschen mikroskopischen Untersuchung geschickt, um herauszufinden, ob es sich tatsächlich um Krebs handelt oder nur um eine gutartige Geschwulst.

Wenn es sich um Krebs handelt, wird dergestalt weiteroperiert, dass der operierende Chirurg »möglichst alles Krebsige« entfernt. Er nimmt einfach noch mehr gesundes Gewebe in der unmittelbaren Umgebung des Tumors heraus.

Da die Grenze nie wirklich zu beurteilen ist, weil der Krebs sich unsichtbar ausbreitet (nämlich im mikroskopisch Kleinen), nimmt er so viel Gewebe weg, wie er im gegebenen Fall für nötig hält. Auch Lymphknoten werden entfernt und danach untersucht. Wenn diese nicht befallen sind, ist die Prognose gut; in diesem Falle wird in der Regel weder Bestrahlung noch Chemotherapie empfohlen.

Früher hat man sicherheitshalber sehr viel Gewebe entfernt und kaum auf den Wunsch der Patientinnen gehört, denen verständlicherweise oft daran gelegen war, die Brust möglichst wenig zu verunstalten. Man hörte nicht darauf, weil man wusste, dass dies gefährlich ist. Im Laufe der letzten Jahre hat man immer häufiger »brusterhaltend« (also knapp am Tumor dran) operiert, sodass es jetzt immer mehr Frauen gibt, deren Brustkrebs nachwächst.

Wenn Frauen mehrere Ärzte befragen, so wenden sie sich häufig jenem Operateur zu, der verspricht, am wenigsten herauszuschneiden, aber sie wissen selten, worauf sie sich einlassen.

Fast immer geschieht es heute so, dass der Chirurg ohne

Kurze Betrachtung einzelner Krebsarten

viel zu fragen »brusterhaltend« operiert. Die Patientinnen sind aber meist nicht sehr erfreut, wenn der Chirurg nachher dringend zu einer Bestrahlung und zu einer Chemotherapie rät.

Ich rate daher, all diese Aspekte bereits vorher mit dem Chirurgen abzusprechen und sich nicht auf die derzeit üblichen Automatismen (»Das wird heute so gemacht« etc.) zu verlassen. Mancher Chirurg oder Frauenarzt hat die »althergebrachte« Einstellung, dass der Patient das zu tun habe, was der Arzt rät oder was »die Wissenschaft« für ihn bereithält, und bespricht all diese Dinge nicht ausführlich genug vor der Operation. Aus diesem Grunde kommt es dann zu einem »bösen Erwachen«: Die Patientin steht dann mit einem wahrscheinlichen Restkrebs da, weil der Arzt dachte: »Alle Frauen freuen sich über eine brusterhaltende Operation« – und lehnt aber eine Nachbestrahlung ab. Das ist schlecht und meist tödlich.

Im Grunde handelt es sich nur um einen Kommunikationsmangel.

Mein Rat: Man sollte sich vorher entscheiden, ob man bereit ist, viel Brust zu verlieren, oder ob man bereit ist, aus kosmetischen Gründen deutlich mehr Risiko auf sich zu nehmen – und seine Aktionen von vornherein gut planen.

Situation 2:
Manche Frauen entdecken den Krebs erst, wenn er bereits größer ist. Manche verheimlichen ihren Brustkrebs und lassen ihn größer und größer werden, in der Hoffnung, dass

Brustkrebs

er irgendwie von allein zurückgeht ... Andere meinen wiederum, dass sie mit irgendwelchen Methoden den Tumor wegbekommen, obwohl diese Methoden keineswegs dazu geeignet sind. Dann stehen Sie schließlich mit einem großen Tumor da, den man oft nicht mehr zur Gänze operativ entfernen kann.

Oft sind diese Patientinnen sehr empfindlich und nicht leicht in eine »schulmedizinische« Schablone zu pressen; die Aussage: »Das macht man so« ist kein gutes Argument für diese Menschen. Tatsächlich sollte man in diesen Fällen individuelle und spezielle Lösungen finden, die es ja auch wirklich gibt. So gibt es die Möglichkeit, einen Großteil der Tumormasse zu erfrieren und dann einen »echten Heilversuch« zu machen, wo der Organismus das restliche Krebsgewebe abbauen kann, oder den Tumor mit elektrischem Strom (nach Pekar) zu inaktivieren anstelle des Erfrierens.

Eine andere Methode wäre es, zunächst eine Anzahl IPT-Behandlungen zu machen, um den Tumor spürbar zu verkleinern, sodass man ihn – als zweite Maßnahme – leicht wegoperieren kann. Wer nicht operiert werden will, kann nach der IPT einen echten Heilversuch starten.

Ich habe oft erlebt, dass Frauen eine Chemotherapie abgelehnt haben. Aber das war – nach meiner Meinung und nach meiner nun 25-jährigen Erfahrung – kein großer Verlust, weil die Chemo in dieser Situation in der Regel sowieso keine Heilung herbeiführen kann.

Diese angesprochenen empfindlichen und sehr vorsichtigen Frauen möchte ich ermutigen, sich die für sie passende Behandlungsmethode zu suchen, die es ja durchaus au-

Kurze Betrachtung einzelner Krebsarten

ßerhalb der Schulmedizin gibt, aber zugleich möchte ich sie auch auffordern, sich der Dringlichkeit bewusst zu sein, dass jetzt etwas Effektives zu geschehen hat.

Situation 3:
Es kann sein, dass trotz der Operation (und oft trotz nachfolgender Bestrahlung) im Bereich der Brust oder der umliegenden Lymphknoten Krebs nachwächst.

Wenn dies nur ein einzelner Knoten ist, kann eine Operation die Situation retten. Einen Versuch ist es vielleicht wert, aber meistens ist noch mehr (verstecktes) Krebsgewebe vorhanden.

Ein Tumormarker (wenn er deutlich gestiegen ist) kann diesen Verdacht erhärten, sodass man auf die Operation gleich verzichten und geeignetere Maßnamen treffen kann. Sollte das Geschehen tatsächlich nur lokal sein, dann kann auch eine Bestrahlung die Situation noch retten, aber auch das ist wenig wahrscheinlich.

Manchmal helfen Hormonblocker.

Wenn dies alles nicht der Fall ist, ist schulmedizinisch eigentlich nichts mehr zu machen, man verabreicht meist nur noch »defensiv« die Chemotherapie bis zum Ende.

Da dies so ist, sollte man stattdessen auch eine »echte Heilbehandlung« in Betracht ziehen.

Meist hilft eine Serie von IPT-Behandlungen, den Krebs noch einmal für längere Zeit zu unterdrücken, sodass man für einen »echten Heilversuch« mehr Zeit zur Verfügung hat.

Situation 4:

Man wurde operiert, und es wird einem dringend zu einer Nachbestrahlung geraten.

Ob das nun alles vorher so besprochen wurde oder nicht, man sollte es tun. Denn das Konzept des Arztes war nun einmal so, und daher sollte man in den sauren Apfel beißen und dadurch seine Überlebenschancen verbessern.

Speziell im Falle eines »ductalen« Brustkrebses (steht im histologischen Befund; »ductal« bedeutet, dass sich der Krebs in den Milchgängen (»ducti«) verbreitet) ist es unvernünftig, wenn man stets »brusterhaltend« operiert, wenn man den gesamten Krebs loswerden will. Die Gefahr ist hier besonders groß, dass die Verbreitung nicht nur auf dem unsichtbaren Lymphwege, sondern auch in den Milchgängen fortschreitet, die man drinnen belassen hat. Man entfernt somit nur den zentralen Knoten eines sich fingerförmig ausbreitenden Krebses.

Nun, da dies nun einmal geschehen ist, ist eine Bestrahlung die zweitbeste Lösung, sozusagen als »Flicken« eines begangenen Fehlers. (Als »Fehler« verstehe ich das Nichtbeachten der »goldenen Regel der Chirurgie«, nämlich bei Krebs stets »weit im Gesunden« zu operieren.)

Es gibt aber auch alternative Methoden, und nie ist ein Ergebnis genau vorauszusehen. Das muss individuell entschieden werden.

Eine Bestrahlungsbehandlung behindert einen echten Heilversuch nicht allzu sehr, wenn man ihn anschließend beginnt – also halte ich es für die beste Lösung, wenn man das ursprüngliche Konzept durchzieht. Dennoch sollte die-

Kurze Betrachtung einzelner Krebsarten

ser Rat nicht ausgiebige Informationen der Patientin ersetzen, durch welche sie ihre Situation und ihre Krebskrankheit besser verstehen und mehr Lösungsmöglichkeiten kennen lernt.

Situation 5:
Man wurde operiert (sowie nachbestrahlt oder nicht) und soll nun bald danach eine Chemotherapie bekommen.

Aus diesem Vorschlag kann man als Patient schließen, dass es Anzeichen gibt, welche auf die Möglichkeit oder Wahrscheinlichkeit einer Fernmetastasierung (der Tumor hat in entfernte Gegenden »gestreut«) hindeuten, denn sonst würde man nicht eine Chemotherapie empfehlen.

Nun kommt es sehr darauf an, wie eine Person »gebaut« ist, ob sie mutig ist oder nicht, ob sie selbstbestimmt ist oder Anleitung braucht. Meine Meinung ist es, dass eine Chemotherapie nicht genügend Nutzen hat, sondern nur die echte Heilfähigkeit des Organismus weiter zerstört. Wenn jemand dann später doch noch einen »echten Heilversuch« unternehmen möchte, hat er seine Aussichten weiter verschlechtert, und es ist dann viel schwerer, zur echten Gesundheit zurückzukehren.

Es ist also mit großer Wahrscheinlichkeit eine »schulmedizinische Unheilbarkeit« erreicht, und daher ist ein sofortiger »echter Heilversuch« zu erwägen.

Situation 6:
Man wurde operiert, bestrahlt und hat eine Chemotherapie bekommen.

Brustkrebs

In dieser Situation befindet man sich in der Regel in der »Krebsnachbetreuung«, also in der Phase, in welcher man alle drei bis sechs Monate zur Untersuchung gehen soll.

Der Umstand, dass man alle drei Verfahren bekommen hat, legt die Vermutung nahe, dass man den Krebs nicht sicher besiegt hat oder dass es wahrscheinlich ist, dass noch etwas nachkommen wird. Ein Arzt muss in so einem Fall die Patientenunterlagen genauestens studieren, um abschätzen zu können, wo man wirklich steht oder mit welcher Wahrscheinlichkeit der Tumor nach einer Phase der Symptomlosigkeit wiederkehrt.

In so einer Situation würde ich dringend zu einem echten Heilversuch raten, anstatt bloß zu warten. Auf jeden Fall ist das eine Phase, in welcher man Zeit hat, die Gesundheit zu stärken und im Organismus ein krebsfeindliches Milieu zu schaffen.

Situation 7:
Man wurde operiert (hat danach Bestrahlung oder/und eine Chemotherapie bekommen) und Monate bis Jahre danach kommt die Krebserkrankung wieder (meist in Form von Fernmetastasen in Leber, Lunge, Knochen).

Dass die Chemotherapie keine Heilung bewirkt hat, sollte einen nicht überraschen.

Solch eine Situation ist schulmedizinisch auch nicht mehr erfolgreich zu handhaben, wenn es sich um mehr als ein bis zwei Metastasen handelt, was ziemlich sicher anzunehmen ist. Wiederum versucht man es dann etwas einfallslos mit einer Chemotherapie, aber man ist sich in der

Kurze Betrachtung einzelner Krebsarten

Regel bewusst, dass keine Heilung mehr möglich ist. Als ich noch bei diesem Spiel mitspielen musste, wurde ich angehalten, die Patienten im Glauben zu lassen, dass dies etwas mit Heilung oder Rettung zu tun hätte.

Ich würde jedoch spätestens in dieser Situation so rasch wie möglich einen »echten Heilversuch« beginnen! In vielen Fällen hat der Tumor insgesamt ein gewisses Ausmaß überschritten, sodass man vor einem echten Heilversuch die Tumormasse reduzieren sollte, wofür sich IPT als beste Methode anbietet (sie ist bei Brustkrebs besonders gut geeignet).

Dickdarmkrebs

Der Dickdarmkrebs kommt recht häufig vor und ist mit Sicherheit eine Folge der nicht optimalen Ernährung, also eine »Zivilisationskrankheit«. Fast immer sind Menschen betroffen, die gerne Süßes essen und/oder ihre Getränke zuckern. Jedenfalls kann man sich die Schädigung, die zu einem Dickdarmkrebs führen kann, so vorstellen, dass falsche Ernährung zu falschen Darmbakterien, zu vermehrtem Giftanfall und auch zu Darmträgheit führt. Der giftbelastete Stuhl verweilt länger im Darm und verursacht somit Reizung und Schädigungen. Auch hier kann wahrscheinlich der Regenerationsversuch nach längerer Einwirkung irgendwann einmal »fehlschlagen« und zu Krebs entarten.

Man entdeckt den Dickdarmkrebs meist, weil irgend-

Dickdarmkrebs

welche Symptome oder Beschwerden auftreten, zum Beispiel Blut im Stuhl, abwechselnd Durchfälle und Verstopfung, oder man kann eine Schwellung im Bauch ertasten. Meist erkennt man einen Dickdarmkrebs relativ spät, d. h. wenn er bereits relativ groß ist. Es ist jedoch oft noch nicht zu spät zum Operieren. Bei einer Operation des Darmes kann man ja relativ leicht »weit im Gesunden« entfernen (man kann also schadlos ein wenig mehr Darm herausschneiden), weswegen man auch bei bereits größerem Tumor noch eine gute Chance hat, durch Operation allein krebsfrei zu werden.

Auch hier kann man aus der Empfehlung des Chirurgen schließen, was er denkt: Wenn er sagt: »Sie brauchen keine weitere Behandlung«, dann wird das bedeuten, dass er mit hoher Wahrscheinlichkeit alles entfernen konnte.

Sollte er zu einer Nachbehandlung durch den Onkologen raten (Chemotherapie), so kann man daraus schließen, dass nicht alles entfernt werden konnte.

Es gibt beim Dickdarmkrebs wiederum zwei Möglichkeiten, warum es trotz Operation nicht zu einer Krebsfreiheit gereicht hat. Die erste Möglichkeit ist, dass der Chirurg doch nicht alles entfernen konnte, was umso wahrscheinlicher wird, je mehr Lymphknoten befallen waren. In diesem Falle macht man sinnvollerweise ohnehin keine Bestrahlung, weil das Gebiet zu groß wäre. Daher bleibt der Schulmedizin nur die Chemotherapie, wobei auch hier gilt: Die Chance, dass sie zur Heilung führt, ist äußerst gering. Man macht sie nur, weil man nichts anderes hat.

Die zweite Möglichkeit der »Nichtheilung« durch die

Kurze Betrachtung einzelner Krebsarten

Operation besteht in der Möglichkeit von Fernmetastasen, welche fast immer in der Leber auftreten (wenn sie auftreten). Auch bei einem solchen Verdacht macht man meist eine Chemotherapie, was nach meiner Meinung sinnlos ist und häufig mehr schadet als hilft – vor allem, wenn man eine mögliche echte Heilung in Betracht zieht, die durch eine Chemotherapie beeinträchtigt würde.

Ein Patient sollte an diesem Punkt sehr wachsam sein, weil es andere Behandlungsmöglichkeiten gibt. Wenn er selbstständig denkt, kann er an diesem Punkt »Stopp« sagen und einen echten Heilversuch anstelle der Chemotherapie in Betracht ziehen. Wenn man die Chemotherapie dennoch macht oder bereits gemacht hat, sollte man wenigstens danach eine Heilbehandlung durchführen lassen, die den Organismus in eine Verfassung zurückzuführen versucht, in der er selbst echte Heilung herbeiführen kann.

Will man auf »die Sicherheit von Chemotherapie« nicht verzichten, sollte man nach meiner Meinung unbedingt IPT (s. S. 196) als Alternative erwägen und danach einen echten Heilversuch starten – nicht erst, wenn Krebsgewebe bereits nachgewachsen ist.

Die ungünstigste Situation ist natürlich die, wenn Krebs nach diversen Therapien wieder nachgewachsen ist:

a) an der Stelle oder in der Nähe der Operation, was man ein »Rezidiv« nennt, also ein »Wiederkommen« des ursprünglichen Tumores, oder

b) in Form von Metastasen an anderen Orten, meistens in der Leber.

Eierstockkrebs

Man hat in beiden Fällen wahrscheinlich zuvor die »Krebs-nachsorge-Untersuchungen« gemacht, bei welchen abge-wartet wird, ob Krebs wieder auftritt oder nicht.

Bereits in dieser Zeit wäre ein »echter Heilversuch« mög-licherweise lebensrettend gewesen; aber spätestens jetzt (wenn also Krebsgewebe wieder nachweisbar ist) sollte man einen solchen in Betracht ziehen. Nach meiner Meinung kann man ruhig auf das ständige Chemotherapieren bis zum Ende verzichten. Aber das soll natürlich jeder Patient – nach richtiger Aufklärung – für sich selbst entscheiden.

Wenn es auch hart klingt: In dieser Situation wird man meist mit dem Aufhalten der Krebserkrankung zufrieden sein müssen, und da bietet sich IPT als gute Therapieform an, sogar – laut der angegebenen Statistik – mit einer akzep-tablen Chance auf »Totalremission« (Zurückdrängen von Krebs, sodass er für eine Weile nicht mehr nachgewiesen werden kann).

Eierstockkrebs

Der Eierstockkrebs wird meist entdeckt, wenn man im Bauch eine Geschwulst oder eine Zyste tasten kann, also meist bei einer Routine-Untersuchung beim Frauenarzt, oder wenn der Bauch angeschwollen ist.

Nach einigen Röntgenuntersuchungen operiert man meist relativ bald, wobei in der Regel erst bei der Operation die wirkliche Diagnose gestellt werden kann.

Es gibt Krebsarten, die besser auf eine Chemotherapie

Kurze Betrachtung einzelner Krebsarten

ansprechen, und dazu gehört der Eierstockkrebs. Mit »besser ansprechen« ist gemeint, dass der Tumor für eine Weile deutlich zurückgeht, aber natürlich nicht ausgeheilt werden kann (so wie es fast immer bei Chemo zu erwarten ist).

Es gibt neben der Operation und der Chemotherapie noch eine andere erwähnenswerte »schulmedizinische« Methode: Während der Operation wird der Bauchraum mit »heißer« Chemotherapie ausgewaschen, sodass versprengte Krebszellen abgetötet werden. Denn das Problem beim Eierstockkrebs ist seine unmittelbare Nähe zum offenen Bauchraum (Peritoneum), sodass bereits kleine Tumore in diesen Raum hineinstreuen und Bauchraummetastasen setzen (sich also dort verteilen). Das soll die oben erwähnte »Wäsche« verhindern. Diese Art der Chemotherapie – während der Operation – durch den Chirurgen halte ich für eine intelligente Sache, denn sie beeinträchtigt den Gesamtorganismus kaum in negativer Weise, wie es bei den üblichen Chemotherapien geschehen würde, die in die Vene und damit in den Gesamtorganismus hinein verabreicht werden. Wenn möglich sollte diese Methode gleich bei der ersten Operation eingeplant werden.

Auch hier profitiert der Patient von ganzheitlichen Zusatzbehandlungen während und nach der Chemotherapie – sein Allgemeinzustand verbessert sich, und das Immunsystem wird nicht so stark geschädigt.

Da schulmedizinische Methoden meist keine Heilung herbeiführen können, sollte möglichst bald ein »echter Heilversuch« begonnen werden.

Gallenblasenkrebs, Gallengangskrebs

Auch dieser Krebs ist meistens nicht zur Gänze operierbar, wenn er entdeckt wird. Krebs bemerkt man meist erst, wenn er eine Größe erreicht hat, die bereits irgendeine Störung verursacht. Wenn man den Gallenblasen- oder Gallengangskrebs bemerkt, ist er meist bereits fingerförmig in die Leber eingewachsen. Man müsste dann relativ viel von der Leber wegschneiden, wenn man einigermaßen sichergehen will, alles zu erwischen. Dies gelingt nur selten, und man kann sich recht gut darauf verlassen, dass man nur operiert wird, wenn es auch tatsächlich dadurch eine Heilungschance gibt.

Chirurgen schrecken also meist mit Recht vor derartigen Haurruck-Aktionen zurück. Die Alternativen der Schulmedizin – Chemotherapie – kennen Sie bereits. Sie scheint bei der Mehrzahl der Patienten eher ein wenig mehr zu helfen als zu schaden. Aber die Hilfe hält sich in Grenzen; Heilung ist dabei natürlich nicht das Ziel, sondern nur eine zeitweilige Lebensverlängerung.

Wenn man schon eine Chemotherapie macht, so ist es anzuraten, eine gute ganzheitliche Unterstützungsbehandlung zu machen, um den Allgemeinzustand und das Immunsystem nicht zu sehr zu schädigen.

Besser wird in den meisten Fällen IPT (s. S. 196 ff.) sein, weil sie viel schonender ist, aber speziell auch deswegen, weil sie als Bindeglied zu einem echten Heilversuch dienen kann.

Wer eher darauf aus ist, den Krebs zu besiegen, sollte IPT wählen und anschließend einen echten Heilversuch folgen lassen.

Kurze Betrachtung einzelner Krebsarten

Gebärmutterkrebs

Es gibt zwar genau genommen den Gebärmutterhalskrebs und den Gebärmutterkörperkrebs, aber so weit gehen wir hier nicht ins Detail. Wichtig ist nur, inwieweit es durch eine Operation gelingt, alles Kranke zu entfernen.

Wenn die Möglichkeit besteht, dass nicht alles entfernt werden konnte, sollte man vor allem IPT sowie einen »echten Heilversuch« in Betracht ziehen. Ebenso, wenn bereits nachgewiesen wurde, dass Krebsgewebe nachgewachsen ist. Im letzteren Fall ist klar, dass man mit den Methoden der Schulmedizin selbst bei günstiger Wirkung den Tod nur hinauszögern kann.

Hautkrebs

Die Haut bildet einen besonders »milden« Krebs (das Basaliom) und einen besonders »heimtückischen« (das maligne Melanom) aus.

Basaliom

Der normale Hautkrebs (Basaliom) ist sozusagen der harmloseste – er ist relativ rasch und leicht zu erkennen ist, und es gibt fast nie Metastasen. Er lässt sich bereits im Anfangsstadium erkennen und leicht entfernen – wenn er nicht an einer ungünstigen Stelle liegt, wie etwa im Augenwinkel. Es gibt auch »natürliche« Mittel zum Auftragen, und ich habe gesehen, wie Hautkrebs durch Salben mit Vita-

Hautkrebs

minen und mit anderen Dingen nicht weitergewachsen, sondern zurückgegangen oder ausgeheilt ist. Auch das Alpha-Furyl-Methanal (s. S. 280) des Dr. Drobil hat sich als wirksam erwiesen: Bei meinem Vater sind zum Beispiel zwei solcher kleinen Geschwülstchen nach fünf Wochen abgefallen und ausgeheilt. Wahrscheinlich funktioniert das bei anderen Krebsarten genauso, aber man versucht es nicht, und große Tumore sind wohl auch nicht so leicht wegzubekommen.

Man kann auch versuchen, den Tumor mittels Kryochirurgie (s. S. 218) wegmachen zu lassen, wobei keine Blutung entsteht.

Da dieser Krebs harmlos ist und schulmedizinisch leicht zu behandeln (Operation), wird man »wegen so einer Lappalie« keine »echte Heilbehandlung« unternehmen. Der ganzen Sache kann allerdings auch ein krebsfreundliches Milieu zugrunde liegen, das man verändern sollte, um einem weiteren Krebs vorzubeugen. Es ist ja – gerade bei Basaliomen – bekannt, dass man bald an anderer Stelle ein neues bekommen kann. Wahrscheinlich hat es mit Strahlenbelastung zu tun. In diesem Falle helfen wahrscheinlich vitaminhaltige Salben.

Malignes Melanom

Das maligne Melanom ist die bösartigere Hautkrebsart. Es beeindruckt besonders dadurch, dass oft völlig kleine und bisher noch nicht bemerkte Tumore an der Haut bereits große und ausgedehnte Ferngeschwülste verursacht haben. Schulmedizinisch kommt dann meist jede Hilfe zu spät.

Kurze Betrachtung einzelner Krebsarten

Man versucht, die Metastasen der Reihe nach wegzuoperieren, was mit der Zeit sinnlos ist, und man versucht es mit Interferon, weil die Chemotherapie sowieso erfahrungsgemäß nicht anspricht.

Da die Lage aussichtslos ist, sollte man rasch eine »echte Heilbehandlung« beginnen. Obwohl aus medizinischer Sicht das maligne Melanom andersartig zu sein scheint als andere Tumore, werden echte Heilungen mit komplett natürlichen Methoden – selten, aber doch – berichtet. Da die Metastasen oft rasch wachsen, kommt eine echte Heilbehandlung meist ebenfalls zu spät. Auch hier kann das Alpha-Furyl-Methanal (s. S. 280) nach meiner Erfahrung das Wachstum stoppen.

Hirntumore (Glioblastom, Astrozytom)

Es ist unter Medizinern bekannt, dass dieser Tumor »unheilbar« ist. Es wird operiert, um den Großteil der Tumormasse zu entfernen, sodass man noch eine Weile zu leben hat, bis alles wieder nachgewachsen ist. Dann bekommen die Patienten Kortison, damit die Hirnschwellung abgeschwächt und das Leben noch ein wenig verlängert wird. Auch mittels radioaktiver Bestrahlung kann der Tumor zeitweilig zurückgedrängt werden. Dies ist das übliche Vorgehen, wobei man sich der Unwahrscheinlichkeit der Heilung von vornherein bewusst ist. An manchen Orten macht man noch zusätzlich eine Chemotherapie, wohl um ein wenig herumzutesten und den Anschein einer Therapie zu erwecken.

Hirntumore (Glioblastom, Astrozytom)

Auch ich habe früher an die »Unheilbarkeit« geglaubt, weil ich es so gelernt habe. Umso erstaunter war ich, als ich bemerkte, dass bei Gehirntumoren meine Mittel (darunter das Ukrain) besonders gut ansprachen.

Ebenso haben mich später ärztliche Berichte aus den Sechzigerjahren erstaunt, aus denen hervorging, dass mit einfachen Verfahren Gehirntumore dieser Art völlig ausgeheilt worden waren und die Patienten jahrzehntelang ein normales Leben weiterführen konnten.

Mir sagte einmal ein Patient, dass diese Schulmedizin eine »Glaubensgemeinschaft« sei. Sie *glauben* einfach nicht, dass man häufig mit Alternativen helfen kann, und sie *glauben,* dass nur das wahr ist, was in ihren Zeitschriften steht.

Auch mir fiel es schwer, diese Heilungsberichte zu glauben, denn ich hatte natürlich auch gelernt, dass das Glioblastom »unheilbar« sei. Aber wenn wir es nicht einmal versuchen, dann wird es mit Sicherheit unheilbar bleiben, nicht wahr?

Leider wissen die Patienten bzw. deren Angehörige meist nicht, dass es sich bei der Operation oder der Bestrahlung nur um eine zeitweise Erleichterung handelt und dass es andere Möglichkeiten gibt; so wenden sie sich erst dann an einen Alternativmediziner, wenn Krebsgewebe wieder nachgewachsen ist und wenn sie bereits unter Kortison stehen, um den sofortigen Tod hinauszuzögern. Leider sprechen Erfolg versprechende Methoden unter Kortison nicht mehr an, und wenn man so lange gewartet hat, kommt man mit einem echten Heilversuch meist auch nicht mehr zurecht.

Kurze Betrachtung einzelner Krebsarten

Der richtige Zeitpunkt hierfür wäre gleich nach der ersten Operation, wobei man nicht lange Kortison nehmen muss (das nach einer Operation richtigerweise für kurze Zeit verabreicht wird), oder nach einer Nachbestrahlung. Gleich nach solch einer schulmedizinischen Notbehandlung (Operation, Bestrahlung) hätte man eine Weile Zeit, in Ruhe eine echte Therapie zu machen, anstatt auf das Ende zu warten und erst dann nach Alternativen zu suchen.

Hodenkrebs

Der Hodenkrebs der jüngeren Männer ist der einzige Krebs, bei welchem man davon ausgehen kann, dass er mittels Chemotherapie völlig ausgemerzt werden kann.

Wenn er bereits groß ist und sich in Lymphbahnen hinter dem Bauchraum ausgebreitet hat, würde man zwischen die Chemotherapien eventuell eine Operation in diesem Gebiet einschieben. Der ursprüngliche Tumor am Hoden wird ohnehin gleich zu Anfang operiert.

Sollte trotz Operation und Chemotherapie keine Heilung erfolgt sein, bleibt ohnehin nichts anderes übrig, als einen »echten Heilversuch« zu machen. Ich selbst habe keine Erfahrung damit, aber andere Kollegen berichten, dass sich auch Patienten mit Hodenkrebs durch eine »echte Heilbehandlung« ausgeheilt haben.

Kehlkopfkrebs

Manche Raucher bekommen statt des Lungenkrebses einen Kehlkopfkrebs. Alle Krebsarten in diesem Bereich haben den Nachteil, dass Operationen sehr radikal sein müssen, wenn sie die Chance bringen sollen, dass danach nichts mehr nachwächst. Die Lymphbahnen sind in dieser Region sehr verzweigt, und man muss sehr viel Gewebe entfernen, wenn man der Maxime folgen will, »weit im Gesunden« zu operieren.

Entschließt man sich zur Operation, wird dann oft zur Sicherheit noch nachbestrahlt, weil der Chirurg recht genau sagen kann, wo die Problemzonen liegen. Diese Kombination ist oft von Erfolg gekrönt, wenn auch die Folgen sehr drastisch sind.

Manche Patienten wollen sich derartig radikalen Operationen nicht unterziehen, weil sie sehr entstellend sind, man den Kehlkopf verliert und danach daher nicht mehr sprechen kann. Die Lebensqualität wäre also derartig eingeschränkt, dass manche Patienten das nicht auf sich nehmen wollen. Die schulmedizinische Alternative auf eine Operation ist eine Bestrahlung der gesamten Region.

Die Aufklärung des Patienten bei diesen Operationen ist meist sehr gut, eben weil es so viele Folgen hat und das alles genau besprochen werden muss.

Wenn jemand diese Maßnahmen absolut ablehnt, so sollte er sich nach Alternativen umsehen, die in diesem Buch beschrieben sind. Dies soll aber nicht als Ermutigung angesehen werden, die schulmedizinischen Varianten abzuleh-

Kurze Betrachtung einzelner Krebsarten

nen, denn sie sind doch eine Chance, den Krebs komplett zu entfernen!

Den echten Heilversuch jedoch sollte man – wie immer – spätestens (aber so früh wie möglich!) starten, wenn man erkannt hat, dass nichts anderes mehr hilft.

Leberkrebs

Der echte Leberkrebs ist irgendwie eine Ausnahme, denn die Leberzelle selbst ist genau genommen keine Schleimhautzelle. Aber ständige Reizung kann man auch hier feststellen – kommt der Leberkrebs doch fast nur als Folge von Hepatitis (langjähriger Schaden durch Leberzellvirus) bzw. bei starken Alkoholikern vor. Die dauernde Schädigung sowie der ständige Regenerationsversuch der Zellen werden auch hier offensichtlich.

Der Leberkrebs spricht sehr gut auf alternativmedizinische Therapien an. Er macht von Haus aus wenig Schmerzen, und ich habe schon vor der Zeit, als ich mit den echten Heilmethoden begonnen habe, mit den »normalen« ganzheitlichen Unterstützungsmethoden sehr gute Resultate erlebt. Die Patienten haben sehr lange und in sehr gutem Zustand überlebt. Infusionen mit Vitaminen, Aminosäuren (speziell L-Valin), kleine Ozon-Therapien, aber auch Behandlungen mit Antikrebsmitteln wirken sehr gut bei dieser Erkrankung. Ukrain als Schöllkraut-Präparat, das ohnehin ein altes Leber-Heilmittel ist, ist ebenso brauchbar.

Eine echte Heilung kann man, wenn überhaupt, aber nur von dem beschriebenen »echten Heilversuch« erwarten.

Eine Operation ist meistens nicht von Erfolg gekrönt, weil man eben nicht alles entfernen kann. Man versucht es mit Interferonen, denen man gelegentliche Erfolge (merkliche Lebensverlängerung) nicht absprechen kann. Oft entsteht Leberkrebs aufgrund einer chronischen Virusinfektion, weswegen man auch viel Vitamin C geben sollte (einige Gramm täglich).

Leukämie

Leukämie ist eine Erkrankung, bei welcher sich Zellen, die zu weißen Blutkörperchen ausgebildet werden sollen, »sinnlos vermehren«. Der Ort des Geschehens ist das Knochenmark, wo dann so viele »unechte« Zellen wuchern, dass zu wenig Platz für die Ausbildung der »richtigen« weißen und roten Blutkörperchen bleibt.

Die Folge ist, dass sich im Blut hauptsächlich unreife (kranke) Zellen befinden und fast keine gesunden, die funktionsfähig wären. So wird diese Krankheit auch diagnostiziert (durch die vielen Zellen im Blut).

Ich behandle Leukämie und ähnliche Erkrankungen nicht oft von Anfang an, weil die Akutphase eine »schulmedizinische« Angelegenheit ist. Ich meine, dass bei jedem dieser Fälle irgendeine andere Ursache dahintersteckt – wie Impfungen, schlechte Zähne, versteckte chronische Infekte usw. Die Patienten, die schließlich einen »alternativen« Arzt

Kurze Betrachtung einzelner Krebsarten

aufsuchen, sind mit sehr viel Chemotherapie und Kortison vorbehandelt, sodass ich einen echten Heilversuch anstelle von schulmedizinischer Behandlung kaum unternommen habe. So bleibt uns dann meist nur, die Patienten zusätzlich zu ihrer Krankenhausbehandlung zu behandeln, um den Allgemeinzustand zu verbessern und die Heilfähigkeit wiederherzustellen. Andere Ärzte berichten aber, dass auch diese Krankheiten auf unterschiedliche Arten von Heilbehandlung ansprechen. Dazu bieten sich die meist größeren Behandlungspausen zwischen Chemotherapien an. Diese Krankheit spricht gut auf die Chemotherapie an, wenn auch meist nur im Sinne von »hinauszögern«. Auch mit IPT ist diese Krankheit gut behandelbar.

Aus Erfahrung kann ich sagen, dass die Ganzheitsmedizin, was Zusatztherapien betrifft, sehr viel bei diesen Krankheiten zu bieten hat. Man hat auch Zeit für vorsichtige Zahnsanierungen, Reinigungen des Magen-Darm-Traktes, Aufbau mit Vitaminen, Mineralien, Aminosäuren etc. Manchmal erreicht man damit nachhaltige Besserungen, die vielleicht sogar Heilungen sind (dies muss viele Jahre abgewartet werden, um es sicher sagen zu können, denn die Krankheit kann auch später wieder auftreten).

Nach meiner Erfahrung ist diese Krankheit anders konstruiert als der »normale« Krebs, sodass ich nicht automatisch die gleichen Verfahren wie beim »echten Heilversuch« anwende. Im akuten Stadium hat die Schulmedizin (in diesem Fall die Chemotherapie) nach meiner Meinung eindeutig Vorrang. Dazu zählt jedoch auch IPT, was eine sehr milde und gut verträgliche Möglichkeit ist.

Lungenkrebs, Bronchialkarzinom

Zigarettenraucher entwickeln Krebs häufig an der Schleimhaut der Bronchien. Die Bronchien sind die zur Lunge führenden Röhren, welche die Atemluft in die Lungen hinein- und wieder heraustransportieren. Die Bronchien müssen feucht gehalten werden, daher gibt es auch dort »Schleimhaut«. Unter dem üblichen »Lungenkrebs« versteht man also eigentlich das Karzinom der Bronchialschleimhaut. Überall dort, wo zum Beispiel der Rauch die Zellen schädigt, wird stets das schnelle Nachwachsen von Zellen »befohlen«, um der Schädigung entgegenzuwirken – was zum unkontrollierten Wachstum, d.h. Krebs, führen kann.

Meist wird der Lungenkrebs entdeckt, wenn man nicht zu husten aufhört oder weil man meint, man habe eine »chronische Bronchitis« und deswegen zur Untersuchung geht oder weil man bereits etwas Blut im Auswurf hat. Dann wird bei einem Lungenröntgen etwas Verdächtiges bemerkt und dieser Verdacht durch eine Computertomografie erhärtet. In der Regel wird dann durch eine Bronchoskopie (mit einer Sonde in die Luftwege hineinschauen) eine Probe entnommen, welche unter dem Mikroskop betrachtet wird. Dann weiß man, ob es Krebs ist oder nicht. Das wäre das übliche Vorgehen.

Das erste Problem beim Lungenkrebs ist es, dass man durch eine Operation relativ viel wertvolles Lungengewebe entfernen müsste und dann doch nicht sicher sein kann, dass man alles Krebsige entfernt hat. Daher ist in diesem Fall eine Operation nicht unbesehen die erste Wahl.

Kurze Betrachtung einzelner Krebsarten

Nur selten ist es mit dem Herausschneiden eines Teils des Lungenflügels getan, oft müsste man die ganze Lungenhälfte entfernen. Eine solche Operation wird nur gemacht, wenn man sich ziemlich sicher ist, die ganze Angelegenheit mittels Operation alleine erledigen zu können. Diese Zurückhaltung halte ich für richtig. Sobald Zweifel an der Heilung durch Operation besteht, wird man meist zu einer Kombination zwischen Chemotherapie und Bestrahlung geschickt. Diese Kombination hat gewisse Erfolgsaussichten und führt normalerweise dazu, dass man für eine Weile Zeit gewonnen hat, meist für ein halbes oder ein ganzes Jahr. Nach meiner Meinung ist es aber die Bestrahlung, die das gute Resultat hervorbringt, sodass ich eher raten würde, nur die Bestrahlung zu machen – und statt der Chemotherapie IPT und einen echten Heilversuch.

Wenn man das obige schulmedizinische Vorgehen wählt (Chemo plus Bestrahlung), »erholt« sich der Krebs schließlich langsam, und man kann mit der Chemo das Krebswachstum nur noch »defensiv« zu verzögern versuchen.

Wer also wachsam ist, wartet mit einem »echten Heilversuch« nicht bis zum letzten Augenblick. Es ist übrigens als sicher anzunehmen, dass nach der Entfernung einer Lunge oder eines Teils der Lunge eine echte Heilung sehr erschwert wird, weil die echte Heilung nur darüber zu erreichen ist, dass genügend Sauerstoff im Organismus vorhanden ist, damit die Zellen von einer Energiegewinnung mittels Gärung zur echten (von der Natur vorgesehenen) Energiegewinnung mittels Vitaminen und Sauerstoff zurückkehren können. Dies wird bei Sauerstoffmangel sehr erschwert.

Es ist jedes Mal anzuraten, zur Chemotherapie und zur Bestrahlung wenigstens eine kompetente ganzheitliche Unterstützungsbehandlung zu machen, damit Allgemeinzustand und Immunsystem nicht zu viel Schaden nehmen.

Lymphome und Hodgkin'sche Krankheit

Auch diese Krankheiten sind in ihrem akuten Stadium gut mit einer Chemotherapie zu behandeln. Meist wird die Krankheit in dieser akuten Phase entdeckt (weil Lymphknoten-Pakete anschwellen), und man bekommt als Ganzheitsmediziner diese Fälle meist erst nach einer Chemotherapie zu sehen.

Es handelt sich um krebsartige Erkrankungen des Lymphapparates. Es ist beobachtbar, dass sich solche Erkrankungen im Anschluss an chronische Infektionen oder nicht ausheilende Zahnherde entwickeln. Man sollte daher immer darauf achten, keine chronischen Krankheiten oder »Halbkrankheiten« im Organismus zu belassen. Man sollte immer danach trachten, das Immunsystem in seinen eigenen Bestrebungen nicht zu behindern, wenn man Infekte hat (tunlichst keine fiebersenkenden und entzündungshemmenden Medikamente), und man sollte Zähne eher nicht wurzelbehandeln und somit als gewisse Herde im Körper belassen, sondern die versteckten Entzündungen an den Zahnwurzeln chirurgisch sanieren und sauber halten, sodass keine chronischen Entzündungen im Körper vorhanden sind.

Zur echten Heilung sollte man diese Entzündungsherde

Kurze Betrachtung einzelner Krebsarten

entfernen, nachdem die Akutbehandlung den Tumor reduziert hat, und in dieser Phase einen echten Heilversuch unternehmen. Auch hier bietet sich die IPT als Akutbehandlung an, weil sie – wie die normale Chemotherapie – auch in
der Lage ist, den Tumor bis auf winzige Reste zurückzudrän-
gen. Danach kann ein echter Heilversuch gänzliche Heilung
hervorbringen. Mir sind auch Fälle bekannt, wo echte Heilung nur mit natürlichen Verfahren erreicht wurde.

Magenkrebs

Der Magenkrebs entsteht sehr oft aus jenem Anteil der Magenschleimhaut, die sich am Rande eines Magengeschwürs
befindet. Zum besseren Verständnis: Ein Geschwür ist das
Gegenteil einer Geschwulst. Beim Geschwür fehlt die Abdeckung durch Haut oder Schleimhaut, sodass eine Wunde
vorhanden ist. Der Organismus versucht, diesen Defekt zu
reparieren, er will wieder die »Abdeckung« herstellen und
die Schleimhaut regenerieren; dabei erhöht er die »Regene-
rationsquote«, indem sich Zellen in rascher Folge zur Vermehrung teilen. So beginnt oft ein unkontrolliertes Wachstum – Krebs.

Die Schulmedizin wendet auch hier üblicherweise nur
drei Methoden an: Wenn die Krebsgeschwulst klein genug
ist, kann man durch die Operation mit Glück alles entfernen. Ist dies nicht der Fall, steht es beim Magenkrebs besonders schlecht, weil dieser bekanntermaßen auf eine Chemotherapie fast nie anspricht.

Den Bauchraum zu bestrahlen, hat auch nicht viel Sinn, weil sich die mikroskopisch kleinen Metastasen dort besonders breit verteilen können.

Was spricht also gegen einen echten Heilversuch, wenn man dadurch ohnehin nur noch gewinnen kann?

Nierenkrebs

Nur selten ist ein Nierentumor so groß, dass man ihn gar nicht erst operiert. Man bemerkt ihn ja meist dadurch, dass sich der Harn blutig färbt, und da sind die meisten Patienten ja relativ bald beim Arzt, sodass die entsprechenden Untersuchungen eingeleitet werden können.

Meist nimmt man die ganze Niere heraus und versucht auch das umgebende Gewebe mitzunehmen. Wenn sich dieses im Nachhinein unter dem Mikroskop als »nicht befallen« herausstellt, hat man gute Chancen, dass gar nichts mehr nachkommt und die Sache mit der Operation alleine abgetan ist. Die Niere ist ja von einer Kapsel umgeben, und meistens ist dieser Krebs nicht über diese Kapsel hinausgekommen.

Selbstverständlich gibt es auch beim Nierenkrebs die Möglichkeit von Fernmetastasen in anderen Organen. In so einem Fall ist guter Rat teuer, denn die Schulmediziner verabreichen nur selten eine Chemotherapie, weil sie schon wissen, dass der Nierenkrebs fast nie darauf anspricht. Aber keine Chemotherapie zu bekommen, ist ja kein großer Schaden.

Manchmal wird es mit Interferon-Medikamenten ver-

Kurze Betrachtung einzelner Krebsarten

sucht. Möglicherweise ist »I.A.T.«, die Interferon-Therapie nach Burton (auf den Bahamas erhältlich) in diesem Fall einen Versuch wert.

Wie immer tut eine ganzheitliche Therapie gut.

Wenn es sicher oder wahrscheinlich ist, dass noch weiteres Krebsgewebe vorhanden ist (nicht alles entfernt werden konnte), sollte man auf jeden Fall einen »echten Heilversuch« unternehmen – aber auch sonst ist das sinnvoll.

Prostatakrebs

Der Prostatakrebs ist sowohl schulmedizinisch als auch »alternativ« mit den zur Verfügung stehenden Mitteln relativ gut zu behandeln.

Je nach Alter und Situation werden die Patienten auch schulmedizinisch gut beraten. Wenn man nicht operiert wird, bekommt man meistens Hormonblocker, die gut geeignet sind, den Krebs eine Zeit lang zu stoppen.

Die Vorgangsweise beim Prostatakrebs bietet viele Variationen, sodass der Patient vorher alles genau besprechen sollte. Sowohl Operation als auch Hormonblocker haben großen Einfluss auf das Sexualleben des Patienten, weswegen ohnehin ein individuelles Vorgehen anzuraten ist.

»Alternativ« stehen hauptsächlich die Prostata-Hyperthermie und das PC-SPES (chinesisches Mittel) oder ein Nachfolgepräparat davon zur Verfügung. Bei der Prostata-Hyperthermie wird eine Sonde eingeführt, die befallene Gegend mittels Mikrowelle erhitzt. Auch auf die »echte Heilbehandlung« spricht diese Art von Krebs an, wenn man die Hormonsituation in die Therapie mit einbezieht (s. a. Fall 4 auf S. 56 ff.).

Rektum-Karzinom, Krebs des Enddarmes

Das Rektum (= Mastdarm)-Karzinom unterscheidet sich zwar in mancherlei Hinsicht vom Dickdarmkrebs, aber was die für uns interessanten Faktoren betrifft, findet einiges Anwendung, was unter »Dickdarmkrebs« gesagt wurde. Meist kann man bei einer Operation den Darm nicht mehr zusammennähen, weil gegen Ende des Darmes (beim After) kein Platz mehr dafür da ist, sodass man an der Bauchwand einen Darmausgang bekommt.

Meist spricht dieser Krebs auf eine Chemotherapie nicht gut an, weswegen man gleich nach der Operation IPT, weitere Alternativen bzw. einen echten Heilversuch in Betracht ziehen sollte. Wenn die Operation keine Krebsfreiheit erreichen kann, kann man Kryochirurgie in Erwägung ziehen, mit nachfolgendem »echten Heilversuch«.

Sarkome

Sarkome sind bösartige Neubildungen, die dem bindegewebigen Teil des Bewegungsapparates entstammen. Auch hierin habe ich keine große Erfahrung, wahrscheinlich weil es sich um meist jüngere Patienten handelt und diese

Kurze Betrachtung einzelner Krebsarten

Krankheit rasch fortschreitet, sodass diese Patienten meist in Krankenhausbetreuung bleiben und sterben. Zudem ist die Krankheit – verglichen mit anderen Krebsarten – relativ selten. Ich habe nur vor vielen Jahren eine Patientin mit Gebärmuttersarkom behandelt, die heute noch lebt und keine Krankheitszeichen mehr hat. Nach den Aufzeichnungen anderer Kollegen sprechen jedoch Sarkome ganz genauso auf die »echte Heilbehandlung« an wie Karzinome (welche sich aus Haut oder Schleimhaut bilden).

Speiseröhrenkrebs

Jeder Krebs hat seine kleinen Vor- und Nachteile. Die »Vorteile« des Speiseröhrenkrebses – der gehäuft bei Leuten auftritt, die sehr heiß essen – sind, dass man den Tumor relativ bald entdeckt und dass man auf ihn durch Schlucken von (natürlichen) Antikrebsmitteln leicht einwirken kann. Der Nachteil ist, dass er schwer operierbar ist (man müsste die Speiseröhre und die unmittelbare Umgebung entfernen) und dass ein relativ kleiner Tumor bereits relativ große Beschwerden verursacht, meist dass man nicht schlucken kann.

Dies ergibt eine verzwickte Situation, die stets sehr individuell zu lösen ist. Man möge bitte in den anderen Kapiteln nachlesen, um die generellen Ratschläge zu verstehen, und dann seine eigenen Schlüsse ziehen. Diese Patienten befinden sich bei fortgeschrittenerem Krebs meist im Krankenhaus, wo man aus praktischen Gründen – sie werden durch eine Sonde künstlich ernährt – keinen echten Heilversuch mehr unternehmen kann. Man kann das nur, wenn die Patienten zu Hause sind und wenn man die Zeit dazu hat.

Weil man diesen Krebs meist entdeckt, während er noch relativ klein ist, bietet die IPT gute Chancen, ihn zu verkleinern, auch wenn diese Tumorart recht schlecht auf chemotherapeutische Substanzen anspricht.

Zungenkrebs, Krebs der Mandeln

Im Mund tritt Krebs hauptsächlich an der Zunge, am Zungengrund (hinten) und an der Mandel auf.

Bei Pfeifenrauchern entwickelt sich meist an jener Stelle Krebs, wo der Pfeifenrauch gewohnheitsmäßig an die Zunge stößt. Dort müssen die schützenden Schleimhautzellen wegen der ständigen Reizung immer wieder rasch regeneriert werden, was dann offenbar in unkontrolliertes Wachstum ausarten kann. Auch die Mandel ist ein Organ, wo ständig feindliche Reize durch Bakterien oder Bakteriengifte oder kleine, länger anhaltende Entzündungen ausgeübt werden und wo Krebs daher relativ oft vorkommt.

Diese Krebsarten haben den »Vorteil«, dass sie bald erkannt werden. Sie haben den Nachteil, dass sie schlecht operierbar sind. Eine ausgiebige Bestrahlung ist eine gute Option mit relativ guten Erfolgsaussichten. IPT ist vorrangig zu erwägen, auch Methoden wie Kryochirurgie und Strominaktivierung nach Pekar (Galvanotherapie) kommen in Frage, sind aber keine Behandlungen, von welchen man

Kurze Betrachtung einzelner Krebsarten

Ausheilung erwarten kann, sondern nur eine Verkleinerung der Tumormasse.

Auch die anderen unter »Therapie« aufgeführten alternativen Methoden bieten Möglichkeiten, über deren Wirksamkeit ich allerdings bei dieser Art von Krebs mangels eigener Erfahrung nicht viel sagen kann.

Andere »bösartige« Erkrankungen

Es bleiben ganz seltene Tumore und vor allem kindliche bösartige Erkrankungen übrig. Ich gehe in diesem Buch nicht näher auf diese ein, weil ich nicht genügend Erfahrung damit habe. Auch möchte ich noch einmal betonen, dass ich das Meiste, das ich im Verlauf dieses Buches über Krebs gesagt habe, nicht auf kindliche Krankheiten beziehe und auch nicht auf diejenigen ähnlichen seltenen Krankheiten, welche »schulmedizinisch« mit einer Chemotherapie oder mit einer Chemotherapie plus Stammzellentransplantation heilbar sind. Kinder zu behandeln ist auch ein größeres rechtliches Problem, weswegen ich das nicht gerne tue.

Wie behandle ich meinen Arzt?

Um an alle wichtigen Informationen zu kommen, speziell um die eigene Lage bei einer Krebserkrankung richtig einschätzen zu können, müssen Sie Ihre Ärzte fragen. Auch dazu brauchen Sie nach meiner Erfahrung ein wenig Hilfe.

Viele Patienten sind sich nicht sicher, ob ihnen die Ärzte die Wahrheit sagen. Ist dieser Argwohn berechtigt?

Einem Arzt ist es zwar vorgeschrieben, einen Patienten hundertprozentig über seinen Gesundheitszustand aufzuklären, aber es gibt Lücken. Was wäre nämlich, wenn jemandem gar nicht mehr geholfen werden kann? – Muss ein Arzt dann hergehen und dem Patienten sagen: »Ihnen kann nicht mehr geholfen werden, was auch immer wir tun: Sie werden sterben!« Muss er das?

Die Antwort ist: »Nein.« Er muss dies natürlich nicht tun. Im Gegenteil, Ärzte haben sozusagen in solch einer Situation den Freibrief, den Patienten zu belügen, wenn wirklich nichts mehr zu machen ist. Aber Achtung: Was ist, wenn die Ärzte nur glauben, dass nichts zu machen sei, dies aber nicht stimmt? Was ist, wenn sie nur wenige, nur zwei bis drei Methoden kennen? Was ist, wenn sie einfach nur glauben, dass es keine Hilfe gibt?

Wie behandle ich meinen Arzt?

Richtig: Sie werden sich so verhalten, als gäbe es keine Hilfe, aber sie werden nicht mit der Wahrheit herausrücken, um den Patienten zu schonen. Sie werden überdies sehr überzeugt davon sein, dass sie Recht haben. Sie werden den Patienten in einer (ungerechtfertigten) Hoffnung halten; sie werden keine klaren Antworten geben, sie werden um den heißen Brei herumreden; aber *ihrer* Einschätzung nach ist dieser Patient längst verloren. Sie werden dann nur Behandlungen machen, die lediglich dazu dienen, die »Hoffnung« aufrechtzuerhalten, an die sie aber selbst nicht glauben. Meist handelt es sich um chemotherapeutische Versuche, das Leben ein wenig zu verlängern, was meist nicht gelingt und oft zu einem verschlechterten Allgemeinzustand führt.

Wir haben gehört, dass es – statistisch gesehen – keinen oder nur sehr wenig Unterschied ausmacht, ob man bei einer fortgeschrittenen Krebserkrankung eine Chemotherapie verabreicht oder nicht. Wenn wir nun einen solchen hoffnungslosen Fall haben, dann bekommt er im Zweifelsfall allein deswegen eine Chemotherapie, damit man ihm nicht bereits bei gutem körperlichen Zustand sagen muss: »Gehen Sie weg, wir können nichts mehr für Sie tun!« Das kann man doch nicht tun, oder? Da behält man ihn lieber und gibt ihm die »Hoffnung«, dass die Behandlung für etwas gut sei – selbst auf die Gefahr hin, dass sie zu einem bestimmten Prozentsatz mehr schadet als nützt!

Nun ergibt sich für Sie als Patient die Frage, ob Sie sich denn nicht ebenfalls in dieser Phase befinden, in welcher Ärzte selber gar nicht mehr unter der Zielsetzung arbeiten,

Informationen einholen

Sie zu retten. Bitte glauben Sie nicht, dass ich von Patienten in fortgeschrittenem Stadium spreche, die bereits abgenommen haben und dem Tod ins Auge blicken. Nein – ich meine vor allem Patienten, die beispielsweise gleich nach der Operation eine Chemotherapie bekommen sollen, weil sich der Krebs bereits über das operierte Gebiet hinaus ausgebreitet hatte. In diesem Fall gibt es eindeutige Statistiken, dass eine Chemotherapie diese Patienten normalerweise nicht retten kann – und das wissen die Ärzte auch. Trotzdem drängen Sie den Patienten oft sehr eindringlich – und meiner Meinung nach oft ganz ungesetzlich – in eine solche Therapie hinein. In dieser Phase aber hat der Patient noch eine sehr gute Chance, die Dinge mit Erfolg in die eigenen Hände zu nehmen. Das kann er jedoch nur tun, wenn er über seinen Zustand informiert und sich all dieser Dinge auch wirklich bewusst ist.

Wenn Sie also selbst etwas für Ihre Heilung tun möchten, liegt es jetzt an Ihnen herauszufinden, wie Ihre Lage ist.

Damit Sie daran nicht scheitern, werde ich Ihnen hier einige Ratschläge mit auf den Weg geben.

Informationen einholen

Nachdem Sie sich also selbst (so hoffe ich) mittlerweile in eine Verfassung gebracht haben, in welcher Sie sich schon ziemlich ruhig und ohne Panik Ihrer Krebserkrankung stellen können, brauchen Sie nur noch die richtigen Fragen zu

Wie behandle ich meinen Arzt?

stellen. Denn wenn man beschlossen hat, mittels eigener Entscheidungen an die Sache heranzugehen, muss man Informationen einholen.

Eine *richtige* Entscheidung kann man nur aufgrund *wahrer* Daten (Informationen) treffen.

Es bleibt also den meisten Patienten nicht erspart, Ärzte zu fragen. Nicht viele kennen sich bereits von vornherein gut aus oder sind selbstsicher genug, um die Richtung zu bestimmen, die ihre Therapie nehmen soll.

Die meisten Menschen müssen sich erst »schlaumachen«. Der erste Schritt ist es also, die Lage zu erkunden, indem sie alle relevanten Informationen einholen.

Hier wartet die nächste Schwierigkeit: Ob Sie nun Ärzte oder andere Leute nach Informationen fragen – seltsamerweise bekommen Sie meist keine Informationen, sondern stattdessen Ratschläge.

Was ist der Unterschied? Eine Information ist ein Baustein, den Sie benötigen, um sich ein Bild von dieser Sache machen zu können. Ein Ratschlag sagt Ihnen, was jemand anderer meint, dass Sie tun sollen.

Natürlich wollen Sie wissen, was Sie tun sollen, aber Sie müssen die Lage selber beurteilen können. Wenn Sie diesen Schritt (Informationen zusammenzutragen) übergehen wollen, werden Sie stets jeden, der vorbeikommt, ängstlich fragen: »Was soll ich tun?«. Und auch nachdem Sie hundert Leute gefragt haben, werden Sie es nicht wissen, sondern genauso hilflos sein wie zuvor. Es führt kein Weg da-

Informationen einholen

ran vorbei, sich Informationen einzuholen und diese genau von Ratschlägen zu trennen.

Nur wenn man alle relevanten Informationen hat, kann eine richtige Überlegung angestellt werden. Es dürfen keine wichtigen Fakten fehlen, und es dürfen keine falschen Daten dabei sein. Wenn die Informationen ziemlich vollständig sind, wird eine Entscheidung *leicht*.

Je *un*vollständiger die vorhandenen Informationen sind, desto schwerer wird es, eine gute Entscheidung zu treffen. Wenn Sie sich also ganz hilflos fühlen, so liegt es nur daran, dass sie keine bzw. unvollständige Informationen haben!

Menschen neigen fast immer dazu, Ratschläge zu geben. Aber ein Ratschlag ist etwas, das Ihnen Informationen *vorenthält!* Bekommen Sie einen Ratschlag, so muss man ihn sozusagen entkleiden, indem man ihn hinterfragt: »Auf welchen Informationen beruht Ihr Ratschlag?« Und dann sind Sie mit Ihrem Notizblock schon da und sind bereit mitzuschreiben. Zusätzlich müssen Sie Ihrem Gegenüber noch die Zunge lockern … Dazu kommen wir noch.

Bitte seien Sie sich dessen bewusst, dass Sie bis zur Bewusstlosigkeit Ratschläge bekommen werden. Sie werden sich von ihnen erschlagen fühlen.

Beispiel:

Ratschlag: »Lassen Sie sich operieren!«

Information: »Eine Operation bietet Ihnen eine 70-prozentige Chance, den Krebs ein für alle Mal wegzubekommen.«

Wie behandle ich meinen Arzt?

Fühlen Sie sich jetzt noch unsicher? – Dann rate ich Ihnen, ab jetzt eine Vertrauensperson zu den ärztlichen Gesprächen mitzunehmen, die diesen Text gelesen hat und Ihnen hilft, die nötigen Informationen zu bekommen und auszuwerten!

Fragen stellen

Um Informationen zu bekommen, muss man Fragen stellen und Antworten bekommen.

Was sind Fragen, die man sinnvollerweise stellen sollte?

Wir haben gesehen, dass Krebs nicht leicht heilbar ist. Daher ist es wichtig, die Methoden und Vorgangsweisen herauszufinden, welche einem ein Maximum an Chancen bieten. Dazu muss man herausfinden, was eine Therapie bewirken kann und was sie wahrscheinlich bewirken wird.

Meist geht man ja zu einem Arzt, der irgendeine bestimmte Therapie vorschlägt. Um diese zu hinterfragen, sollten zwei Fragen gestellt werden:

1. »Was ist das wahrscheinliche Resultat Ihrer Therapie?«
Dies ist die erste Standardfrage, die man stellen sollte. Man kann sie ergänzen und zum besseren Verständnis andere Fragen hinzufügen wie:

»Kann Ihre Therapie mir das Leben retten?« Oder: »Kann Ihre Therapie meinen Krebs zur Gänze entfernen?« – Sie sollten sie stellen, damit Sie ein gutes Bild von der Situation und den Möglichkeiten bekommen. Lassen Sie sich beschreiben, wie das wahrscheinliche Resultat ausschauen wird.

Fragen stellen

Wie gesagt: Sie fragen nicht: »Herr Doktor, was soll ich tun?« – In diesem Falle bekämen Sie einen Ratschlag.

Gehen Sie nicht weg, bevor Sie ein richtiges Bild von der Lage bekommen haben! Man darf sich nicht vorschnell mit den Antworten zufriedengeben, sondern muss im Laufe der Unterhaltung nachprüfen, ob man sich jetzt auskennt und ob man die Situation gut beurteilen kann! Also, sagen wir, es handelt sich um eine Chemotherapie und Sie möchten herausfinden, was das wahrscheinliche Resultat ist. Sie sollten herausfinden, welchen Nutzen Sie davon haben und was für einen Schaden Sie davon haben. Sie müssen ein Bild bekommen, das etwa so aussieht: Wahrscheinlich wird das Leben um vier Wochen verlängert. Ihnen fallen die Haare aus, man gibt Ihnen Kortison und andere Mittel, damit sie die Nebenwirkungen nicht so stark spüren. Sie werden jeweils zwei bis drei Wochen lang ziemlich leiden, eine Woche wird es Ihnen gut gehen, und dann bekommen Sie die nächste Chemo. Das soll sechsmal gemacht werden. (Das Wort »wahrscheinlich« in Ihrer Frage ist notwendig, sonst wird die Antwort gleich lauten: »Das kann man im Vorhinein nicht sicher sagen.«)

Nun kommt die Zusatzfrage:

2. »Mit welcher Wahrscheinlichkeit wird dieses Resultat eintreten?«

Beispiel: Sie möchten wissen, was die Behandlung erreichen kann. Sie haben vielleicht auf die erste Frage: »Kann Ihre Therapie mir den Krebs zur Gänze entfernen?« zur Antwort bekommen: »Ja.« – Und jetzt müssen Sie natür-

353

Wie behandle ich meinen Arzt?

lich herausfinden, *zu welchem Prozentsatz sie das kann.* Sie fragen daher: »Zu welchem Prozentsatz kann Ihre Therapie mir den Krebs entfernen?«, und notieren sich die Antwort fein säuberlich auf Ihrem mitgebrachten Zettel. Bitte schreiben Sie alles auf, denn sonst können Sie es nachher nicht mit den anderen Möglichkeiten (Alternativen) vergleichen.

So kommen Sie weiter. Sie bekommen ein ziemlich genaues Bild von der Lage, von den Wirkungen, den Nebenwirkungen, dem wahrscheinlichen Resultat, wenn Sie die richtigen Fragen stellen und wenn Sie auf ehrlichen Antworten bestehen.

Dann können Sie dies a) mit Ihren eigenen Wünschen vergleichen und b) mit den möglichen Alternativen.

Was meine ich mit: »… mit den eigenen Wünschen vergleichen«? Damit meine ich, dass Sie das wahrscheinliche Resultat »vier Wochen Lebensverlängerung« mit dem vergleichen müssen, was Sie wollen.

Wenn Sie auch (nur) eine Lebensverlängerung von vier Wochen erreichen wollen, dann greifen Sie zu. Wenn Sie hingegen gerettet werden möchten, dann bietet Ihnen diese Therapie nicht das, was Sie sich wünschen, und Sie müssen sich nach anderen Möglichkeiten umsehen. Verstehen Sie, was ich meine?

Antworten bekommen

Nun haben Sie also Fragen gestellt. Aber haben Sie auch Antworten bekommen?

Antworten zu bekommen ist eine völlig andere Sache als Fragen zu stellen. Sie werden bei genauerer Betrachtung erkennen können, dass man auf eindeutige Fragen manchmal eindeutig *keine* Antworten bekommt. Dies speziell dann, wenn der Gefragte die Antwort nicht geben mag ...

Frage: »Herr Doktor, was ist das wahrscheinliche Resultat Ihrer Therapie?«

Antwort: »Das kann man nicht sagen, das werden wir erst sehen.« Oder: »Seien Sie beruhigt, Sie sind in besten Händen.« Oder: »Beruhigen Sie sich, wir tun alles, was in unserer Macht steht.«

Sind das Antworten? – Es sind natürlich keine Antworten auf Ihre Fragen. Sie zeugen von der Kunst, eine Nicht-Antwort zu geben. Politiker, Anwälte und Ärzte können das ausgezeichnet. Und somit muss man selber oft zu sehr hoher Kunst aufsteigen, wenn man aus einem »Nicht-Antwort-Künstler« eine echte Antwort herauskitzeln will.

Sie sollten dann etwa Folgendes sagen: »Ja, ich verstehe schon, das ist klar ... Aber Sie können doch aus dem reichhaltigen Schatz Ihrer Erfahrungen sicher sagen, was das *wahrscheinliche* Resultat dieser Therapie sein wird, nicht wahr?«

»Nun ja, das ist nicht leicht zu beantworten, jeder Patient ist anders, jeder reagiert anders, jeder Krebs ist anders – also das kann man so nicht sagen.« (weitere Nicht-Antwort)

»Aha, so habe ich das noch nicht gesehen, sehr interes-

Wie behandle ich meinen Arzt?

sant! – Aber bitte sagen Sie mir: Was wird das *wahrscheinliche* Resultat Ihrer Behandlung sein?«

»Ganz ehrlich: Den Krebs werde ich Ihnen nicht wegmachen können, aber die Chance ist gut, dass Sie deutlich länger leben werden!« (Diesmal ist es eine Antwort, bis auf die exakte Wahrscheinlichkeit.)

»Danke, Herr Doktor, das hilft mir sehr, dass Sie so offen zu mir sind!! Wissen Sie, ich möchte einfach alles wissen. Ich schreibe mir auch alles auf, wissen Sie! – Eine Frage noch: Sie sagen, ich werde wahrscheinlich deutlich länger leben; bitte sagen Sie mir noch, *zu welcher Wahrscheinlichkeit* wird das eintreten, dass ich länger leben werde. Können Sie mir da eine ungefähre Prozentzahl sagen?«

»Mit 30-prozentiger Wahrscheinlichkeit.«

So haben Sie dann schließlich Ihre Antwort bekommen. Manchmal ist ein Arzt wirklich bereit, Ihnen alles zu sagen, manchmal nicht. Manchmal muss man den Arzt privat treffen und die Zeit bezahlen, damit er Ihnen geduldig Rede und Antwort steht. Manchmal muss man lästig sein und lange darauf bestehen – und in manchen Fällen wird es besser sein, einen Angehörigen zu schicken, denn Ärzte sagen die schlechten Nachrichten verständlicherweise dem Patienten nicht gern ins Gesicht. Hier sind also die Angehörigen sehr gefragt, speziell wenn der Patient selbst sich nicht traut, wenn er nicht selbst entscheidungsfreudig ist oder wenn er Morphium oder andere Drogen psychiatrischer Art (»zur Ruhigstellung«) bekommen hat, die ihn »außer Gefecht« gesetzt haben.

Alternativen

So ausgerüstet können Sie in ein ärztliches Gespräch gehen – und haben gute Chancen, die Informationen zu bekommen, mit denen Sie etwas anfangen können. Meist hilft
es, eine Vertrauensperson mitzunehmen.

Noch etwas müsste ein Arzt Ihnen in einem aufklärenden
Gespräch sagen, nämlich was für Alternativen es gibt.

Alternativen

Vom Gesetz her sind Ärzte auch verpflichtet, Ihnen die Alternativen zu nennen. Ein »Schulmediziner« erkennt die alternativen Verfahren aber nicht als Alternativen an. Daher
wird er auf die Frage: »Was gibt es zu Ihrer Therapie für Alternativen?« oft keine nennen können. Er tut das nicht bös-
willig, sondern er kennt eben nur diejenigen Verfahren, die
in den gängigen medizinischen Veröffentlichungen angeführt werden, und diese sind (meiner Meinung nach) stark
von einer Lobby beeinflusst. Die alternative Medizin oder
besser: eine echte Heilkunde ist so anders geartet, dass sie
mit dem Denken der Schulmediziner nicht mehr zusam-
menpasst. Der »Schulmediziner« wird auch nicht zur Fortbildung in diese Richtung angehalten, sodass dieses Gebiet
für ihn meist nicht existent ist. Daher werden Sie sich an-
derweitig nach Alternativen umhören müssen.

Einige Alternativen haben Sie in diesem Buch gelesen, vieles finden Sie in anderen Büchern oder im Internet. Leider
ist das Internet voll von widersprüchlichen Informationen,

Wie behandle ich meinen Arzt?

man kann schlecht beurteilen, ob das alles stimmt und wie gut die Therapie wirklich ist. Weitere Bücher sind häufig von Journalisten geschrieben, die nicht wirklich den Wert einer Behandlungsart beurteilen können, weil sie nicht mit Patienten arbeiten. Ihre Absicht ist es eher, mit ihren Veröffentlichungen Eindruck zu machen.

Aber auch bei Ärzten kann man sich nicht auf ihre Aussagen verlassen, wenn sie über Therapien sprechen, die sie nicht kennen. Ärzte sehen sich oft als Autoritäten an und meinen, dass sie auch über Dinge Expertisen abgeben können, die sie nicht kennen. Sie verlassen sich auf »seriöse« Literatur, schreiben das im Brustton ihrer Überzeugung ab und wissen nicht, dass sie dort getäuscht werden. Auch auf solche »Informationen« kann man sich daher oft nicht verlassen. Es ist in der Regel sinnvoll, einen Arzt immer nur in Bezug auf diejenigen Behandlungen zu fragen, die er selber anwendet, sonst handelt es sich ja nur um »Hörensagen« oder spiegelt nur seine Einstellung bezüglich dieser oder jener Methode wider.

Ihr größter Trumpf ist und bleibt Ihre eigene persönliche Fähigkeit, selbst die Dinge in die Hand zu nehmen und Zustände zu verändern. Das Einholen von Informationen ist der erste Schritt zur Selbstständigkeit! Ich wünsche Ihnen, dass Sie gute Ärzte finden, mit denen Sie reden können und die Ihnen zuhören.

Natürlich ist jeder medizinische Fall verschieden, sodass auch all das, was Sie hier gelesen haben, sehr individuell und auf Ihren Fall bezogen bewertet werden muss.

Der Markt

Die Medizin als Spielball der Pharmaindustrie

Ich habe schon mehrfach angesprochen, dass der »Gesundheitsmarkt« von der Pharmaindustrie beherrscht wird und sich Ärzte dem kaum entziehen können. Das beeinflusst die Ausbildung der Ärzte und ihre Therapien. Erfolg versprechende Krebstherapien, mit denen kein Geld zu machen ist, sind entweder ziemlich unbekannt geblieben oder vom Markt gefegt worden. Symptombekämpfung ist das Ziel – nicht eine wirkliche Heilung, die viel häufiger möglich wäre, als man denkt.

In den letzten 25 Jahren konnte ich beobachten, wie die gängige Medizin die Patienten behandelt und wie sie die Krankheiten behandelt.

In Bezug auf Krebs machte ich während dieser Zeit »Zusatztherapien« zur Chemotherapie und musste fast immer zusehen, wie die Menschen unter dieser Behandlung – trotz aller Qualen, die sie auf sich nahmen – fast ausnahmslos zugrunde gingen.

Der Markt

Angesichts der erfolglosen »offiziellen« Krebstherapie, die ich also jahrzehntelang tagtäglich miterleben musste, entschloss ich mich eines Tages, meine eigenen Untersuchungen anzustellen.

Ich dachte, es wäre eine gute Idee, Ärzten und Erfindern nachzuspionieren, die unter besonderer Verfolgung gelitten hatten – sie mussten etwas gehabt haben, das es wert war, unterdrückt zu werden.

Schon hin und wieder hatte ich manche ihrer Bücher zur Hand gehabt, aber jedes Mal gedacht: »Wenn das wahr wäre, was hier steht – warum macht man es dann nicht bereits überall?« – Nun, ich war natürlich ziemlich gutgläubig, und mir war nicht wirklich klar, in welchem Ausmaß auf dieser Welt das Geld regiert, und dass eine Sache – wie gut sie auch immer sein mag – keinen Pfifferling wert ist, wenn man damit nicht viel Geld verdienen kann. Und umgekehrt, dass man mit einer ziemlich wertlosen Sache sehr viel Geld machen kann, wenn man sie nur richtig propagiert.

Ich war 1978 dazu gekommen, das Gebiet der Schulmedizin – was die übliche Therapie von chronischen Krankheiten betraf – zu verlassen. Das, was ich als praktizierender Arzt tun sollte, das konnte es doch nicht gewesen sein ...

Enttäuscht von der Schulmedizin, war ich 1978 nach Deutschland gegangen und hatte bei verschiedenen hervorragenden Ärzten gelernt, um dann natürlich meinen eigenen Weg zu finden, der meiner Persönlichkeit und meinen Zielsetzungen entsprach.

Die Medizin als Spielball der Pharmaindustrie

Als mich 1980 ein Patient aufsuchte, der Bauer war und unter einer chronisch fortschreitenden Gelenksentzündung litt (chronische Polyarthritis), rief ich einen meiner »väterlichen Freunde« in Deutschland an und bat um Rat. Er empfahl mir, zwei Mittel zu nehmen, sie zu mischen und zweimal pro Woche in langsam steigender Dosierung zu injizieren. Es handelte sich um eine Zubereitung aus tierischem Thymus und einem Mittel des Wissenschaftlers Dr. von Brehmer mit dem Namen »Arthrisinal«, einer Bakterien-Aufschwemmung. Dr. von Brehmer habe ich bereits erwähnt, denn er war sehr stark in der Krebsforschung tätig und hatte einen sehr wertvollen Impfstoff entwickelt, den es natürlich leider auch nicht mehr gibt.

Zurück zu unserem Rheumatiker: Nach fünf Wochen war der Patient gesund. Er konnte seinem Beruf als Landwirt wieder nachgehen und hatte keine Beschwerden mehr (auch bis heute, 2004, nicht). Es ist dazu zu sagen, dass er eine strikte Ernährungskorrektur beibehielt.

So wie ihn behandelte ich dann einige weitere Patientinnen mit chronischer Polyarthritis und fühlte mich in meiner neuen Rolle als Naturheilarzt sehr wohl, weil ich Menschen helfen konnte, denen sonst nicht geholfen werden konnte.

Als ich ungefähr ein Jahr später das eine Mittel nachbestellen wollte, bekam ich die Nachricht, dass es nicht mehr zu haben war. Weitere Nachforschungen ergaben, dass die kleine Firma »aus hygienischen Gründen« von den Behörden geschlossen worden war. Es war in der Folge seltsamerweise auch anderen Firmen nicht mehr erlaubt, dieses Mittel herzustellen. Damals war ich noch zu unbedarft, um

361

Der Markt

daran zu denken, dass dieses Vorgehen »Methode« haben könnte. Ich ärgerte mich bloß, und es gelang mir seither nie wieder, etwas Vergleichbares gegen Rheuma zu finden.

In den nächsten Jahrzehnten ergab es sich immer häufiger, dass – wie durch Zauberhand – ausgerechnet diejenigen Mittel vom Markt verschwanden, die dazu geeignet waren, Verbesserungen der Gesundheit oder echte Ausheilungen zu bewirken. Die neuen Arzneimittelgesetze, die neuen Bewilligungsverfahren usw. dienten allesamt zufällig demselben Ziel, nämlich alle anderen Verfahren auszuschalten, die der Monopolstellung industrieller Chemikalien zur lebenslangen Behandlung chronischer Krankheiten entgegenwirken würden. Die EU-Richtlinien sind ein weiterer Schritt in diese Richtung.

Um es gleich zu betonen: Die Behörden selber sind nur willige Erfüllungsorgane. Man braucht sie nur darauf hinzuweisen, dass dieses oder jenes Mittel nicht den Bestimmungen entspräche (ob es jemanden heilt oder nicht, ist ja dabei nicht die Frage), und dann wird es vom Markt genommen. Dass zuvor die Bestimmungen so gemacht wurden, dass nur noch Chemikalien erlaubt sind, steht auf einem anderen Blatt. Beispielsweise hat die Pharmaindustrie in den Neunzigerjahren zu den Behörden gesagt: »Es tut uns schrecklich leid, dass diese Dinge mit Contergan und all jenen giftigen und schädlichen Mitteln passiert sind. Wir machen Ihnen daher folgenden Vorschlag: Wir erschweren es uns selber, ein Medikament auf den Markt zu bringen. Wir erlegen uns strenge Restriktionen auf – alles zum Schutz der

Die Medizin als Spielball der Pharmaindustrie

Menschen. Wir haben folgenden Vorschlag: Jedes Medikament muss vor der endgültigen Bewilligung durch Sie an Tausenden von Tieren und Menschen getestet werden, es muss nachgewiesen werden, dass es bei einer bestimmten Krankheit »zu einem statistisch relevanten Prozentsatz« anspricht, und es muss durch teure Verfahren nachgewiesen werden, dass es keine akuten Schädigungen verursacht. Ist das auch in Ihrem Sinne?« Jeder kann sich leicht vorstellen, dass die Behörden hellauf begeistert waren. Verschärfte Gesetze? Super! Die Firmen beschränken sich selber? Super! Sie machen sogar die Gesetzesvorlagen selber? Super!

Was ist aber tatsächlich geschehen? Was war der Plan dahinter?

Auf der Strecke geblieben sind natürlich zunächst einmal kleine Firmen, die sich so ein teures Bewilligungsverfahren nicht leisten konnten – und Medikamente, die nur in geringer Stückzahl verkauft wurden. Außerdem natürlich Medikamente, die in das Bewilligungsschema nicht hineinpassten, nämlich alle jene, die *individuell* angewandt werden mussten und deswegen in keinem Reihenversuch eine Wirkung erzeugen können! Denn wenn man eine Krankheit wirklich heilen will, muss man die *unterschiedlichen Ursachen* finden und diese behandeln. Man kann also bei einer *ursächlichen* Therapie nicht sagen: »Mit dieser Behandlung kann man z. B. 70 Prozent der Rheuma-Fälle verbessern.« Das kann man nie, weil es heilkundlich falsch ist, sie über einen gemeinsamen Kamm zu scheren. *Dies* können nur die chemischen Mittel, die keine Ausheilung zum Ziel ha-

363

Der Markt

ben, sondern nur Symptombehandlung. Dort kann man sagen: Mit Aspirin bessern sich 80 Prozent der Kopfschmerzen. Oder: Mit Aspirin kann man zu 90 Prozent der Fälle Fieber senken.

Sehen Sie, was passiert ist? Mit einem Schlag hat man die Behörden dazu gebracht (die natürlich von Heilkunde nichts verstehen), dass sie alles verbieten, was nicht ins chemische Schema passt. Gut, nicht? Vom strategischen Marketing her brillant, nicht wahr?

Die Behörden interessiert nicht, ob eine Behandlung erfolgreich war, sondern nur, ob den bestehenden Regelungen Genüge getan wird, nämlich ob diese Verfahren »auf der Liste stehen« oder ob Sie einen Antrag zur rechten Zeit gestellt haben – nur dann werden die Kosten ersetzt.

Ich will dieses negative Thema nicht weiter vertiefen, denn es sollen in diesem Buch die positiven Möglichkeiten und Perspektiven den Vorrang behalten. Aber ich denke, dass der selbstständig denkende Leser wissen muss, was sich auf dem Markt tut, auch damit er besser zwischen den beiden Therapierichtungen unterscheiden kann.

Vielleicht gelingt es dem geneigten Leser jetzt auch besser zu verstehen, warum ich mich in Bezug auf einige Krebstherapien eher bedeckt gehalten habe. Ich möchte Ihnen gerne alles sagen, darf das aber nicht uneingeschränkt tun, um eben diese Therapien nicht zu gefährden. Ich bin mir sicher, dass man alles versuchen wird, diese Verfahren zu verbieten und vom Markt zu nehmen, um Gewinne durch die Chemotherapie, die sich auf Hunderte Millionen Dollar tagtäglich belaufen, nicht zu gefährden. Denn ein Verfahren wie

Die Medizin als Spielball der Pharmaindustrie

die Chemotherapie, das eine so schlechte Erfolgsstatistik hat, wäre sehr leicht vom Markt zu fegen, wenn es nicht gewaltsam geschützt wird. Wie ist so etwas zu schützen? Letztlich nur, indem es weit und breit nichts Besseres gibt.

Wenn Sie jetzt noch daran denken, dass alle Ärzte in den USA und in Europa, die in den letzten 70 Jahren den Krebs heilen konnten, bis auf wenige Ausnahmen aufs Schlimmste verfolgt wurden, ihre Arbeitsberechtigung verloren, ins Gefängnis kamen oder von den Medien kaputtgemacht wurden, so kommt man langsam zu dem Schluss, dass es starke Interessen gibt, die nicht an der Lösung interessiert sind, sondern an der Erhaltung des Krebsproblems. Menschen scheinen ein »Markt« zu sein und umso mehr wert, je kränker sie sind.

Um noch einmal möglichen Missverständnissen vorzubeugen oder zu begegnen: Die Chemotherapie ist auch meiner Meinung nach zurzeit nicht völlig unbrauchbar. Sie hat nur deswegen so schlechte Statistiken, weil sie auch in den unzähligen Fällen angewandt wird, wo sie nichts hilft. Beim Hodenkrebs, bei den Leukämien, beim Morbus Hodgkin und anderen Erkrankungen hat sie ihre Berechtigung, jedenfalls als »akutmedizinische« Maßnahme.

Das hoch dosierte Hineinschütten von Gift ist natürlich eine völlig falsche Herangehensweise an das Krebsproblem, die sich in das nichtheilkundliche Denken der Pharmaindustrie einfügt, wo ja alle chronischen Krankheiten nicht mit dem Ziel der Heilung, sondern durch kurzsichtige Symptomunterdrückung behandelt werden.

Der Markt

Dieses Fehlen von ursächlicher Behandlung der chronischen Krankheiten führt jedoch beim Krebs nicht zu einer lebenslangen Einnahme von Medikamenten, sondern relativ rasch oder ein bisschen verzögert zum Tode. In die verbleibende Lebenszeit wird jede Menge an intensiver Therapie hineingepackt. Die Medien, die diese Krankheit als die Geißel und den Schrecken der Menschheit darstellen, helfen mit, die Patienten in Panik zu halten, sodass sie sich sofort und intensiv in Behandlung begeben. Jemand hat einmal ausgerechnet, dass es an die 2,5 Millionen Euro sind, die ein Krebspatient sozusagen »wert« ist. Aber aufgrund der nicht ursächlichen Behandlungsstrategie hat sich die Lebenserwartung kaum verbessert.

Die Verbesserungen der heutigen Medizin im Vergleich zu früher liegen im Bereich der Früherkennung (was zu einer höheren Heilungsrate durch Operationen führt) und in einer wesentlich verbesserten Bestrahlungstechnik (wodurch es größere Treffsicherheit und viel weniger Nebenwirkungen als früher gibt).

Hat man durch die Operation jedoch den Krebs nicht hundertprozentig entfernen können, ist man bei der Schulmedizin im Allgemeinen bei der Unheilbarkeit angelangt und damit bei der Chemotherapie. Die Heilkunde würde ganz anders behandeln, in Richtung ganzheitlicher Gesundheit. Von den Vertretern der pharmazeutisch orientierten Medizin wird das nicht verstanden – und bekämpft.

Ärzte und Wissenschaft

Wenn auch Ärzte den Patienten manchmal förmlich »zwingen« wollen, die Chemotherapie zu akzeptieren, oder wenn sie sich äußerst abfällig über alternative Möglichkeiten äußern – bitte sehen Sie sie nicht als die Urheber dieser Zustände oder als Ihre Feinde an! Sie glauben an das, was sie gelernt haben.

Ärzte sind fast immer in erster Linie am Vorteil und am Wohlergehen des Patienten interessiert. Diese Motivation steht meist mit Sicherheit auch hinter ihren dringenden Ratschlägen, die aber manchmal gar nicht sinnvoll sind. Denn leider ist es so gekommen, dass der Arzt heute einseitig informiert ist und dies gar nicht weiß. Er wird nicht angehalten, seine Fortbildung in die Richtung »nicht üblicher Verfahren« auszudehnen. Er weiß daher nicht, worum es da geht.

Die ganze Misere hängt an dem Umstand, dass Ärzte sich nur an »wissenschaftlichen Untersuchungen« oder »Publikationen« orientieren, wobei »medizinische Wissenschaft« oft nur die »weltweite Übereinstimmung« mit »Autoritäten« beschreibt – nicht unbedingt das, was wahr ist.

Und wie wir bereits durchschaut haben, sind »wissenschaftliche Untersuchungen« äußerst teuer und werden daher von jemandem bezahlt. Es ist zum Beispiel leicht einzusehen, dass aus diesen Gründen eine Breuss-Kur (Fastenkur gegen Krebs) nie »wissenschaftlich« untersucht werden wird – denn wer kann diese Erkenntnis finanziell ausnützen?

Der Markt

Wer hätte Interesse herauszufinden, ob Fasten besser wäre als Chemotherapie? – Wer würde zehn Millionen Euro dafür ausgeben?

Darüber wird also nichts in medizinischen Zeitschriften veröffentlicht – und »existiert« deshalb nicht –, und daher wird es als »unwissenschaftlich« bezeichnet und als Unsinn abgetan.

Auf diese Weise kommt es, dass Ärzte nur sehr wenig z. B. über Krebstherapien wissen – wenn sie sich auf die medizinischen Veröffentlichungen alleine verlassen. Das gesamte Gebiet der Erfahrungsheilkunde geht ihnen durch die Lappen.

Haben Sie sich schon einmal überlegt, was der Ausdruck »wissenschaftlich anerkannt« bedeutet? Damit gesteht man, dass man keine echte Wissenschaft betreibt, sondern dass man eine Übereinstimmung (»Anerkennung«) benötigt, damit etwas »wahr« ist. Das bedeutet auch, dass eine Sache bereits zum Allgemeingut geworden sein muss, bevor man sie anwenden darf!

Auf diese Weise, mit diesen Dingen im Hintergrund, haben Chemotherapie-Ärzte sozusagen die Narrenfreiheit, aufgrund von weltweiter Übereinstimmung einem Patienten bis zu seinem Ende eine sinnlose Therapie zu verabreichen.

Aber Sie als Patient sind nicht an diese seltsamen Selbstbeschränkungen der Ärzte gebunden. Sie können natürlich tun und lassen, was Sie möchten. Und wenn *Ihnen* etwas sinnlos erscheint, brauchen Sie es nicht zu tun.

Ärzte und Wissenschaft

Ich finde, dass die *medizinischen* ärztlichen Traditionen ihren Wert haben. Die wertvolle, hingebungsvolle Arbeit von zahlreichen Ärzten über viele Jahrzehnte hinweg sollte zum Wohle der Patienten genützt, in unser Know-how aufgenommen und keineswegs kriminalisiert und verboten werden! Wenn Regierungen nicht mehr zum Schutz der Bevölkerung, sondern zum Schutz weniger Interessensgruppen da sind, haben sie ihre Aufgabe verfehlt.

Dann muss der Bürger seine Rechte in die eigenen Hände nehmen!

Leben und Sterben

Nun sind wir bald ans Ende meines Buches gelangt.

Wenn wir auch ständig versuchen, die besten Methoden und Maßnahmen für Sie herauszusuchen, so kann es doch sein, dass die Bemühungen nicht von Erfolg gekrönt sind.

Viele Patienten sind durch »Angst vor dem Sterben« zu den Behandlungen motiviert – und das könnte nicht richtig sein.

Nennen wir es beim Namen: Wer mit Krebs zu tun hat, ist zwangsläufig mit dem Tod konfrontiert – sei es zu Recht oder zu Unrecht. Es ist gar nicht gut, den Gedanken zu meiden, dass man sterben kann.

Seltsamerweise bekommt der Mensch meist genau das serviert, was er am meisten fürchtet. Hat er ständig Angst vor Krebs – kreisen seine Gedanken stets darum, ihn nicht zu bekommen –, wird er vermutlich nicht lange auf sich warten lassen.

Wenn man krampfhaft versucht, dem Tod zu entgehen, kann die verzweifelte Furcht davor die Heilung blockieren.

Und natürlich müssen wir auch – obwohl wir inzwischen eine viel positivere Sicht gewonnen haben – einen kurzen

Leben und Sterben

Gedanken an das Nichtgelingen eines Heilversuches verschwenden.

Das Tamtam, das in den Medien gemacht wird, vermittelt seit 50 Jahren so sehr die Idee, dass Krebs unheilbar sei, dass man allein dadurch sterbenskrank wird, geschockt und dem Tod nahe.

Ich denke, es ist notwendig, dass man aufhört, den Tod zu fürchten. Ich habe gesehen, dass Patienten plötzlich viel besser, ruhiger, stressfrei und viel länger gelebt haben, als es nach ihrem Krankheitszustand zu vermuten gewesen wäre, nachdem sie aufgehört haben, dem Tod entrinnen zu wollen.

Sprechen wir also kurz darüber, was es mit dem Leben und Sterben auf sich hat.

Sterben ist nicht nur als das Ereignis anzusehen, durch welches der Geist den Körper verlässt. Wenn nicht gerade ein Unfall oder Ähnliches den Tod verursacht, so geht zumeist dem unmittelbaren Sterben eine Zeit des Bergabgehens voraus.

Dieses Bergabgehen müssen wir näher betrachten.

Die meisten Menschen sind sich nicht sehr bewusst, dass dasjenige passiert, was sie sich vornehmen – ob sie dies nun absichtlich oder unabsichtlich tun.

Das bedeutet, dass es durchaus etwas zu sagen hat, wenn man im Leben beispielsweise verzweifelt ist und zu sich sagt: »Ich mag nicht mehr« oder »Ich habe lange genug gelebt«. Zumindest eine Zeit lang wird man dann destruktive

Leben und Sterben

Dinge tun, die genau genommen dem erweiterten Sterben angehören.

Jeder Mensch bestimmt also sein eigenes Schicksal, und das beginnt mit seinen Gedanken. Wir sind ja zu sehr vielen Dingen befähigt, und daher »gelingen« uns auch die schlechten Dinge, erreichen wir auch die schlechten Ziele, die wir uns vornehmen.

Das Sterben beginnt also bereits damit, dass wir schrittweise aufhören zu leben.

Was bedeutet es nun zu leben?

Leben ist natürlich vordergründig gesehen das Gegenteil vom Tot-Sein bzw. vom Sterben. Aber es gibt sicher Leute, die *mehr* am Leben sind als andere. Kinder sind zumeist *sehr* lebendig. Das Leben drückt sich darin aus, kreativ zu sein, Dinge zu bewirken, Ideen zu haben und sie zu verwirklichen usw.

Es gibt sozusagen Leute, die zwar atmen, aber nicht sehr am Leben sind. Manchmal kommen Töchter und Söhne zu mir, damit ich ihren Müttern und Vätern das Leben rette. Aber das geht nicht – nicht gegen die Absichten der betroffenen Personen selbst, nämlich jener Mütter und Väter. Die Töchter und Söhne versuchen fast buchstäblich, den Eltern »das Leben einzuhauchen«, und es ist das Lebendige in der Tochter, was hier die treibende Kraft darstellt. Aber für ihr eigenes Überleben ist jede Person selber zuständig, und wenn jemand »genug gelebt« hat und genau das denkt – was soll jemand anderer dann tun? Weder die Tochter noch der Arzt

Leben und Sterben

noch sonst jemand kann bestimmen, ob ein Patient bergauf oder bergab gehen wird.

Bei vielen Patienten muss man bedenken und respektieren, dass man einem Menschen, der tatsächlich zu sterben beabsichtigt, das restliche Leben nur schwieriger macht, wenn man ihn allen möglichen Therapien zuführt. Ich halte das immer so, dass ich mit dem Patienten selber die Vereinbarungen treffe, und zwar so, dass wir gemeinsame Ziele verfolgen. Ich frage: »Was wünschen Sie von mir?« Es kommen oft die seltsamsten Antworten, und oft muss man häufiger fragen.

Es passiert also das, was der einzelne Mensch denkt. Man kann ihm durchaus diese Dinge bewusst machen, aber es gelingt selten, diesen Menschen in eine ganz neue geistige Verfassung zu bringen, sodass der Krebs wieder verschwindet. Wenn es geschieht, dann bei Patienten, die sozusagen »aufwachen« und das Leben in die Hand nehmen und sich ihrem Problem wirklich stellen. Sie entwickeln so viel »Leben«, dass das Problem (Krebs zu haben) bewältigbar aussieht.

Einmal hatte mich die Tochter einer Patientin dringend und weinend zu ihrer Mutter gebeten, die sich in einer Sterbeabteilung eines Wiener Krankenhauses befand. Ich hatte der Tochter bereits Vitamine mitgegeben, aber die Mutter wollte sie nicht nehmen. Als ich kam, begegnete sie mir sehr zurückhaltend, denn sie hatte mich ja schließlich nicht gerufen. Die Tochter zog sich gleich zurück, denn sie musste

Leben und Sterben

andauernd weinen. Das schien die Patientin auch zu belasten. Sie saß aufrecht im Bett und blickte düster, als ich sie befragte, wie es ihr ging. Sie hatte sehr stark geschwollene Beine, einen geschwollenen Bauch und war sehr müde. Aus beiden Nieren ragten Schläuche heraus, welche in Harnbeuteln mündeten. Sie war wortkarg, und ich ging hinaus zu den Schwestern, um mir die Befunde durchzusehen. Als ich zurückkam, fragte ich die Patientin Folgendes: »Frau W., ich weiß, Sie haben mich gar nicht hierhergerufen, aber ich bin nun einmal da. Wenn Sie mich aber gerufen hätten, was würden Sie denn gerne von mir haben?« Sie dachte eine Weile nach. Dann sagte sie: »Zwei Dinge. Erstens möchte ich ehrlich wissen, wie es um mich steht.« Ich sagte: »Nun ja, ziemlich beschissen.« Sie lächelte, und ihre Miene hellte sich deutlich auf. Offenbar war noch niemand ehrlich zu ihr gewesen. Irgendwie grinste sie sogar erleichtert und war nun wesentlich bereiter, mit mir zu sprechen. Ich erklärte ihr ein bisschen, was da medizinisch bei ihr los war, was operiert worden war, was drinnen gelassen werden musste und so weiter. Als wir das zu ihrer Zufriedenheit abgehandelt hatten, kamen wir auf die zweite Sache, die sie von mir haben wollte: »Ich möchte, dass Sie mir einen Notar besorgen und meiner Tochter nichts davon sagen.«

Ihre Erleichterung war spürbar, als sie das losgeworden war und ich ihr zusagte, das gleich morgen zu veranlassen.

Ich versprach ihr, nächste Woche wiederzukommen, und sie meinte, dass sie dann möglicherweise nicht mehr da

Leben und Sterben

sei. Ich sagte: »Wir werden sehen.« Ich gab ihr noch andere Vitamine, was ich mit dem behandelnden Arzt abgesprochen hatte.

Dann unterhielt ich mich im Krankenhauscafé mit der weinenden Tochter und erklärte ihr das mit dem Sterben (wie oben besprochen). Sie hörte mir schweigend zu, hörte nach einer Weile auf zu weinen, um schließlich nachdenklich zu werden. Zum Abschied lächelte sie und bedankte sich herzlich. Als ich in der nächsten Woche kam, warteten die beiden Damen an einem kleinen Tischchen im Krankenzimmer, beide spitzbübisch lächelnd. Ich fragte, was los sei, und war auch tatsächlich neugierig. Die Patientin sah deutlich besser aus, und die Schwellungen hatten dramatisch abgenommen, was ich hauptsächlich auf die Vitamine zurückführte. Sie war wach und lebendig und schenkte geflissentlich den Kaffee ein. Das war vor einer Woche undenkbar gewesen. Offenbar hatten die beiden die letzten Tage miteinander viel Spaß gehabt. Die Tochter war über die Angst vor dem Sterben ihrer Mutter offenbar vollkommen hinweg und erzählte mir auch nachher, dass (sie war Lehrerin) ihre Schüler sie angesprochen hatten, was sich denn verändert hätte, sie sehe viel besser aus (sie hatte zuvor eine Woche lang geweint). Sie hatte daraufhin zu den Schülern gesagt (fast gut aufgelegt): »Meine Mutter liegt im Sterben« und ihnen in ganz natürlicher Form darüber erzählt.

Die beiden Frauen waren sehr gesprächig, und ich verließ sie nach einer halben Stunde und versprach, in einer Woche wieder da zu sein.

Als ich wiederkam, war das Bett leer und niemand im

Leben und Sterben

Zimmer, und mir kam kurz der Gedanke, ob sie wohl kürzlich gestorben wäre. Ich traf nur eine andere Patientin an und fragte sie, wo denn Frau W. sei. Sie blickte sich suchend um und meinte etwas gereizt: »Ach, die läuft immer herum, tut Blumen gießen und gibt keine Ruhe ...«

Als sie dann kam, war sie tatsächlich völlig aufgekratzt. Sie hatte mit dem behandelnden Arzt besprochen, wann sie die Anstalt denn endlich verlassen dürfe. Sie hatte einiges vor und offensichtlich die Vorstellung – oder gar den Wunsch –, bald zu sterben aufgegeben. Das Einzige, was sie ein wenig störte, das waren die beiden lästigen Schläuche, die aus den Nieren herausragten, denn sie behinderten sie beim Arbeiten.

Sie verließ die Sterbeklinik, machte noch eine Reise und war ein Jahr danach noch ohne größere Krankheitszeichen am Leben, es ging ihr gut. Dann habe ich den Kontakt verloren.

So weit zum Denken einer Person und was ein verändertes Denken bewirken kann.

Wir waren auf dieses Thema gekommen, als ich darauf aufmerksam machte, wie wichtig es ist, dass man den Patienten selber fragt, was dieser möchte – was ich auch bei Frau W. getan habe. Da kommen diejenigen Dinge heraus, auf die man eingehen muss, um mit dem Patienten ein gemeinsames Ziel zu verfolgen. Man muss sich als Arzt nach den Zielen richten, die der Patient hat. Man darf sich nicht nach den Zielen richten, die jemand anderer mit dem Patienten hat, und man darf als Behandler nicht seine eigenen Ziele

Leben und Sterben

haben, die nicht mit denen des Patienten übereinstimmen. (Man darf schon, aber es kommt nichts dabei heraus.)

Für Sie als Patient ergibt sich daraus ein wichtiger Gesichtspunkt: Ihr Arzt muss dieselben Ziele haben wie Sie selber. Mit anderen Worten: Arzt und Patient müssen sich auf ein gemeinsames Ziel einigen und einen Behandlungsplan zusammenstellen, der die Chance birgt, dass dieses Ziel erreicht werden kann. Was nützt es, wenn der Patient den Krebs überleben möchte, der Arzt dies jedoch für unmöglich hält; dies ist sehr häufig der Fall, und es wird nicht darüber gesprochen. Das ist falsch.

Genauso kann ein Patient vorgeben, überleben zu wollen, hat aber längst aufgegeben. Was kann da ein Arzt tun?

Man muss akzeptieren, dass eine Person ihre eigenen Absichten und Zielsetzungen und Gedanken hat, die ihre Zukunft bestimmen. Es ist durchaus in Ordnung, wenn ein Patient sterben möchte und dies in Ruhe und in möglichst gutem Allgemeinzustand tun kann. – Dann ist es das Ziel der Behandlung, genau dies möglichst zu erreichen.

Wenn wir sagen, dass das Denken die Zukunft bestimmt – auch das Bergabgehen und das Sterben heraufbeschwört, dann müssen wir bedenken, dass dies langsam passieren kann – und sozusagen »irgendwie«. Es kann durch Krebs geschehen oder durch einen Unfall oder durch irgendeine scheinbare Zufälligkeit. Die Person hat ja nicht gesagt, wie sie bergab gehen wird, aber auf irgendeine Weise gelingt es ihr.

Leben und Sterben

Ich will hier nicht sagen, dass jede Krankheit durch das eigene Denken bestimmt wird. Auch andere Umstände können eine Rolle spielen, aber das Denken ist ziemlich übergeordnet. Darin liegt natürlich auch Ihre Chance: Wenn Sie etwa »unabsichtlich« Ihr eigenes Bergabgehen heraufbeschworen haben, dann sollten Sie dies erkennen, die geeigneten Schritte tun, um das wiedergutzumachen – und ab dann wieder uneingeschränkt dem Überleben zustreben.

Schlusswort

Liebe Krebspatienten, liebe Angehörige und andere Wissensdurstige!

Wir haben nun vieles besprochen.

Wenn Sie also als Patient dem Krebs entrinnen wollen, so müssen Sie klug sein und sich zum großen Teil auf sich selbst verlassen. Man muss zunächst wissen, was passiert, nämlich in Bezug auf a) den eigenen Krankheitsfall und b) den heutigen »Krebsmarkt«, dessen Gesetzmäßigkeiten zunächst für einen selber gelten.

Die heutige Medizin wartet, bis die Krankheit unübersehbar geworden ist, um nur die Symptome zu behandeln, aber ohne den Menschen zur Gesundheit zurückführen zu können. Daher müssen Sie selbst diese Mängel ausgleichen:

Sie müssen sich selbst umfassend informieren, sich Ihre eigene Meinung bilden und – wenn Sie dabei zu dem Schluss gekommen sind, dass die Dinge tatsächlich anders liegen, als Ihnen Ihre Ärzte bisher versucht haben weiszumachen – müssen Sie gegen deren Einfluss und gegen den

Schlusswort

Einfluss vieler anderer Ihren Weg gehen, ohne sich davon irritieren zu lassen.

Somit ist es für viele ein schwerer Weg, weil man eine große Aufgabe vor sich hat und zudem noch gegen den Strom schwimmen muss!

Was die Krebserkrankung selber betrifft, gilt es zunächst zu bedenken, dass Krebs – wie viele andere Krankheiten – mit unserer Zivilisationskost zusammenhängt. Zahlreiche Tierversuche und andere wissenschaftliche Arbeiten kommen zu dieser Erkenntnis.

Dies wiederum führt uns zu der Tatsache, dass es einen »versteckten«, nicht sofort sichtbaren Gesundheitszustand geben muss, welcher sich zuerst »in aller Stille« verschlechtert, sodass schließlich auf diesem Boden der Krebs als Geschwulst überhaupt entstehen kann. Denn offenbar hatte der *gesunde* Organismus die Kraft, all den Anfechtungen standzuhalten!

Je weiter sich der Allgemeinzustand verschlechtert, desto schwerer wird der Weg zurück zur Heilung. Beginnt man erst mit einem »echten Heilversuch«, wenn die Krebsgeschwulst groß geworden ist, kann es sein, dass man den Punkt überschritten hat, bei welchem es noch ein Zurück gegeben hätte.

Da die moderne Medizin den »versteckten« schlechten Gesundheitszustand nicht erkennen kann, ist die Wahrscheinlichkeit recht groß, dass auch Sie erst von Ihrer Krebserkrankung erfahren, wenn akute Verfahren notwendig geworden sind.

Schlusswort

Bitte bedenken Sie, dass Sie sich um a) die Krebsgeschwulst und b) Ihren aus dem Gleichgewicht geratenen und nunmehr »krebsfreundlichen« Organismus kümmern müssen.

Ist der Krebs schon recht groß, wird man zuerst Methoden finden müssen, welche die Krebsgeschwulst bekämpfen und verkleinern können, möglichst ohne den bereits kranken Organismus noch weiter von der Gesundheit zu entfernen. Wir haben all das besprochen. Will aber jemand seinen Krebs wirklich besiegen, dann muss er sich möglichst rechtzeitig entschließen, seinen Organismus so zu »sanieren«, dass er wieder Krebsgewebe kontrollieren oder eliminieren kann. Dass er dies eigentlich kann, ist kein theoretisches Gefasel, sondern eine vielfach bewiesene Tatsache. Es ist bekannt, dass auch in gesunden Menschen Krebszellen entstehen, die aber sofort eliminiert werden. Dieser Zustand muss wieder erreichbar sein. Auch viele Krebsheilungen beweisen dies.

Die Verfahren, die zu einer echten Heilung führen können, sind sehr unterschiedlich und vielfältig. Weil bei jedem Patienten andere Methoden angebracht sind, gibt es auch kein allgemein funktionierendes Routineverfahren, das ich Ihnen vorstellen könnte, sondern ich musste Ihnen stattdessen die möglichen Bausteine präsentieren. Aus diesen wird ein Therapieplan zusammengestellt, den wir dann als »echten Heilversuch« bezeichnen.

Schlusswort

Trotz der Allgegenwart einer Medizin, die Krebs nicht heilen kann, ist dies jedoch dennoch möglich. Man muss sich den Weg nur selber suchen. Man darf nicht glauben, dass dasjenige wahr wäre, was man am lautesten hört. Man muss sich vielmehr in alte Schriften einlesen und sich Ärzte suchen, die mit diesen Therapiemethoden arbeiten können. In so einem Team hat man die besseren Chancen.

Alte Schriften haben ein wenig den Nachteil, dass sie von Zuständen ausgehen, die es bei uns nicht mehr gibt. Es haben sich seit 1940 und 1960 viele Umstände verschlechtert, Stichwort Umweltverschmutzung und Zivilisationskost.

Diese Umstände sollten uns dazu anreizen, die »alten« Richtlinien noch genauer zu befolgen und sie eventuell auch in sinnvoller Weise zu kombinieren.

Bitte lesen Sie auch andere Bücher, beispielsweise diejenigen, die ich im Anschluss aufgelistet habe. Sie werden dort sehen, dass es viele Pioniere gegeben hat, die bekämpft wurden, weil sie die Wahrheit herausgefunden und gesagt haben – meist von so genannten »Fachleuten«, die sich gern hinter dem Zauberwort »Wissenschaft« verstecken und behaupten, dass alles andere als ihre Überzeugung »unwissenschaftlich« sei.

Aber das dürfte Sie nicht interessieren. Ihnen ist es egal, ob Sie von Wissenschaft oder von Unwissenschaft gerettet werden, nicht wahr?

Wenn Sie »wissenschaftlich« sowieso sterben müssen (indem Sie z. B. nur die »Chance« haben, um drei Wochen län-

Schlusswort

ger zu leben als ohne »wissenschaftliche« Therapie), dann wird ein vernünftiger Mensch eine andere Chance suchen – und wenn er sie findet, danach greifen.

Wenn ein Patient jedoch nicht danach greift, dann wird er möglicherweise für diesmal genug von seinem Leben haben und sterben wollen. Es kann gut sein, dass er seine Krankheit und sein Sterben selber verursacht hat, und aus seiner Sicht wäre es völlig »unlogisch«, jetzt plötzlich eine Kehrtwendung zu machen und den Krebs mit großer Vitalität zu bekämpfen.

Für Außenstehende und Angehörige mag dies grauenhaft klingen. Sie wollen lieb gewonnene Menschen nicht verlieren. Aber in dieser Situation kann ich nur raten, dem Patienten sein (von ihm beschlossenes) Ableben so angenehm wie möglich zu machen. Viel mehr als eine unterstützende Medizin, wobei man so lange wie möglich für einen guten Allgemeinzustand sorgt (s. »Basisregeneration« oder Zusatztherapie), ist da nicht sinnvoll. Die Aufgabe der Familienmitglieder wird es in diesen Fällen sein, freundschaftlich und freundlich alles für den Sterbenden zu tun. Er sollte auch das Gefühl haben, alles erledigt zu haben. Man kann ihn durchaus danach fragen und helfen, bestimmte Dinge noch rasch in Ordnung zu bringen.

Wichtig ist auch, dass er über alles sprechen darf – auch über Dinge, die mit seinem Sterben zu tun haben. Für einen Sterbenden ist das Sterben oft sehr natürlich, und man tut gut daran, das auch so zu sehen.

Schlusswort

Wer aber findet, dass es noch nicht Zeit sei abzutreten, der sollte rasch herausfinden, wie es genau um ihn steht, und jede Schönfärberei oder »Notlüge« entschieden ablehnen. Sobald er das herausgefunden hat, sollte er sich alle relevanten Informationen einholen (aber keineswegs Ratschläge!), diese gründlich überdenken und eine eigene Entscheidung treffen.

Dann sollte er zu agieren beginnen und das Heft nicht mehr aus der Hand geben.

Das bedeutet nicht unbedingt, dass er alles besserwisserisch oder »mit dem Kopf durch die Wand« angehen muss, sondern, dass er selbst die notwendigen Dinge vorantreibt – meist indem er angebotene Therapieverfahren (die ihm zusagen) zu seinen eigenen macht, sie mit seinem eigenen Sinn und Verstand erfüllt und mit eigenem Urteilsvermögen in die Tat umsetzt, immer das Ziel vor Augen!

Ich wünsche Ihnen gutes Gelingen!
Thomas Kroiss

Die Ratschläge in diesem Buch sind von Autor und Verlag sorgfältig geprüft, dennoch kann keine Garantie übernommen werden. Jegliche Haftung des Autors bzw. des Verlages und seiner Beauftragten für Gesundheitsschäden sowie Personen-, Sach- und Vermögensschäden ist ausgeschlossen.

Es wird darauf hingewiesen, dass der Autor in diesem Buch seine Meinung kundtut und über seine Erfahrungen berichtet. Dies mag bisweilen sehr deutlich wissenschaftlichen Meinungen oder Studien widersprechen. Ein Patient sollte auf jeden Fall persönlich ärztliche Konsultation suchen, um die für ihn zutreffenden Verhältnisse und Therapien herauszufinden. Nichts in diesem Buch soll als Ratschlag für einen Patienten verstanden werden, in jedem Fall ist der Rat von kompetenten Ärzten einzuholen.

Adresse und Internet-Adresse des Autors

Dr. Thomas Kroiss
Speisingerstr. 187
A-1230 Wien
Tel. / Fax: 0043 / (1) 982 57 67
E-Mail: Kroiss@Dr-Kroiss.at
Homepage: www.gesundwerden.at

Anhang

Bücher für mündige Patienten

Zum grundlegenden Verständnis empfehle ich Ihnen zuerst eines meiner Bücher:

»Heilung statt Pillen. Naturmedizin von A–Z« (Dr. Thomas Kroiss, Herbig Verlag, ISBN 978-3-7766-2126-2), weil darin in sehr einfacher Weise, mit Bezug auf viele Krankheiten, die Heilvorgänge des Organismus beschrieben werden. Weitere Informationen kann man auch aus dem Internet holen: www.gesundwerden.at

Bücher, die beschreiben, wie man durch Ernährung alleine seinen Krebs besiegen kann:

»Krebs-Frei, 30 Siege über Krebs auf natürliche Weise« (Ann Fawcett/Cynthia Smith, Ost-West-Bund, ISBN 978-3-924724-44-8). Dieses Buch beschreibt in Mut machender Weise Menschenschicksale – wie 30 zum Teil schwerstkranke Krebspatienten entgegen aller Voraussagen durch die Ernährungslehre der Makrobiotik gesund geworden sind.

Anhang

»Schach dem Krebs« (Dr. Johannes Kuhl, Humata Verlag, ISBN 978-3-7197-0420-9). Dies ist zwar mehr an Ärzte gerichtet, aber da diese sich in den letzten 40 Jahren kaum um die Ernährung bei Krebs gekümmert haben, sollten es Patienten lesen und vielleicht damit gesund werden, indem sie es in die Tat umsetzen. Es ist für Laien gut verständlich geschrieben.

»Krebs. Leukämie und andere scheinbar unheilbare Krankheiten – mit natürlichen Mitteln heilen« (Dr. Cornelis Moerman/Rudolf Breuss, Aurum Verlag, ISBN 978-3-89901-310-8). Die Methoden nach Moerman und Breuss sind teilweise Verfahren, die man selber durchführen kann. Durch Vitamine und sehr starke Ernährungskorrektur bzw. durch eine spezielle Fastenkur kann das krebsfreundliche Milieu im Organismus in ein krebsfeindliches umgewandelt werden.

»Krebs, Leukämie und andere scheinbar unheilbare Krankheiten – mit natürlichen Mitteln heilbar« von Rudolf Breuss alleine ist erhältlich bei: Versandbuchhandlung Margreiter, Im Hag 23, A-6714 Nüziders, Tel.: 0043-5552-64290. Auch in anderen Sprachen erhältlich.

»Eine Krebs-Therapie, 50 geheilte Fälle« (Dr. Max Gerson, Hyperion Verlag und Waldhausen Verlag). Im Moment anscheinend nur antiquarisch erhältlich. Das Buch ist zwar für Ärzte geschrieben, aber dennoch für Laien verständlich.

Bücher für mündige Patienten

Exakte Informationen, um sich über die Chemotherapie klar zu werden:

»Chemotherapie fortgeschrittener Karzinome« (Dr. Ulrich Abel, Hippokrates Verlag, ISBN 978-3-7773-1167-8). Leider vergriffen. Um sich über die Statistiken der Chemotherapie zu informieren, ohne sich auf meine Meinung alleine verlassen zu müssen. Für Laien nicht leicht zu lesen, aber man kann anhand von kurzen Textausschnitten und Grafiken rasch nachvollziehen, worum es geht.

»Fragwürdige Chemotherapie. Entscheidungshilfen für die Krebsbehandlung« (Dr. Ralph W. Moss, Haug Verlag, ISBN 3-7760-1660-4). Ein unpolemisches Buch, das die Chemotherapie hinterfragt und viele Fakten bietet. Sehr gut verständlich, für Laien geschrieben. Sehr gut als Entscheidungshilfe.

Die politischen und wirtschaftlichen Hintergründe und warum der Krebsmarkt so ist, wie er ist:

Es ist *das* Buch, wenn es um dieses Thema geht: »The Cancer Industry« (Dr. Ralph W. Moss, ISBN 978-1-881025-09-2). Leider nur auf Englisch. Ziemlich lang und ausführlich. Beschreibt Heilmethoden, welche hauptsächlich im amerikanischen Raum zu finden sind und welche stark attackiert wurden. Ein eher politisches Buch, aber als Hintergrundmaterial unerlässlich, wenn man alles verstehen will.

Anhang

»Krebs. Die biologische und medizinische Tragödie« (Dr. Rudolf Pekar u. a., Verlag Wilhelm Maudrich, ISBN 978-3-8517-5776-7). Eher für Fachleute geschrieben, aber doch auch für Laien lesbar.

»Schluckimpfung gegen Krebs« (Dr. Rudolf Drobil, Verlag Wilhelm Maudrich, ISBN 978-3-8517-5350-9). Leider vergriffen. Das Buch über die Wirkung des Antikrebsmittels »Alpha-Furyl-Methanal«.

Register

Abwehrkraft 130
Abwehrstimulierung
130
Adrenalin 117–121,
124 f., 129, 131
Adrenalinmangel 128
Adrenalinsystem 117,
119
Akutmedizin 113, 119,
123, 177
Alkohol 84, 169
Allgemeintherapie 184
Alpha-Furyl-Methanal
280 f., 283
–, Hautkrebs und 329 f.
Alternativen 357 f.
Alternativmedizin 70
– (Krankenhaus) 225
Amniosäuren (Therapie)
209, 222, 253, 255 ff.
Amygdalin (Laetrile)
286 f.
Amygdalin-Therapie 32
Antibiotika 113, 140,
237, 296, 307
Antikörper-Aufbereitun-
gen 272
Anti-Krebs-Vitamin
251 f.
Antineoplastone 276
Antioxidanzien 254

Antworten 355 ff.
Aprikosenkerne 252,
286 f.
Arzt 347 ff.
Aspirin 84
Astrozytom 297, 330
Atmung, sauerstoffab-
hängige 102
Ausdauersportarten 247
Ausgelaugtsein 93
Autohormontherapie
296

Bakterien 116
Bakterienflora 271 f.
Basaliom 328
Basenpulver 131
Basisregeneration 84,
93, 260 ff., 269
Bauchspeicheldrüsen-
krebs 312 ff.
Behandlungsmöglich-
keiten, übliche 177
Bestrahlung, radioakti-
ve 214
Bewegung, körperliche
133 f., 246 f., 250
Bindegewebe 250
Bittermandeln 286
Bitterstoffe 251
Blausäure 286

Blut, alkalisches 133
–, basisches 250
Blutzucker 114
Breuss-Kur 36, 43, 133,
245 f.
Bromelain 279
Bronchialkarzinom
337 ff.
Brustkrebs 143, 163,
214, 216, 314–322
–, ductaler 319
Budwig-Diät 238

Cäsium 291
Cäsium-Chlorid 291 f.
Cäsium-Therapie 32,
292
Chemotherapie 25 f.,
28, 57, 75, 78, 87,
130, 178, 181, 185–
196
– und Hodgkin´sche
Krankheit 339
–, adjuvante 223 f.
–, Bauchspeicheldrüsen-
krebs und 313
–, Dickdarmkrebs und
323
–, Eierstockkrebs und
325
–, Hautkrebs und 330

393

Register

–, Heilungschance und 179
–, heiße 326
–, Hodenkrebs und 186, 332
–, Immunssystem und 191
–, Krankenkassen und 193, 195
–, Krebs des Enddarms und 343
–, Lebenserwartung und 190
–, Leukämie und 336
–, Lymphome und 339
–, Magenkrebs und 340f.
–, Nebenwirkungen der 185
–, Nierenkrebs und 341
–, passive Hyperthermie und 212
–, Pharmaindustrie und 193
–, Rektum-Karzinom und 343
–, Speiseröhrenkrebs und 345
–, Varianten der 192
Chemotherapie-Sensitivitäts– und Resistenz-Testung 75f., 179, 194f.
Cisplatin (Chemotherapie) 75f.
CoD-Tee 248, 250f.

Darm 277
Dauerreize 121
Dauerstress 120f.
Denken, positives 62
Depression 52
Diagnostik-Verfahren 224
Dickdarmkrebs 322ff.

Dunkelfeld-Mikroskopie 135ff., 278

Eierstockkrebs 216, 325f.
Eigenblutbehandlung 259, 262
Eigenblut-Injektionen 222, 234
Eigeninitiative 16, 45
Eigenverantwortung 30f., 80
Einflüsse, geistige 165
–, negative 165
Einstellung, gute 65
Elektro-Chemo-Therapie 221
Elektrogalvanische Therapie 220
Elektroporation 305f.
Emotionen 158, 165, 170
Energiearmut 95
Energiebausteine 96
Energiegewinnung, richtige 93
Energielosigkeit 93
Energiemangel 95f., 101, 236
–, chronischer 100
Entscheidung, richtige 350
Entzündung, akute 129
Entzündungen, zurückgebliebene 277
Entzündungsherde 277
Enzianwurzel 251
Enzyme 92, 278
Enzymtherapie 278f.
Erdstrahlen, Krebsentstehung und 153f.
Erkrankung, chronische 177
Ernährung 85, 89, 232–237

–, falsche 322
–, Heilung durch 236
–, kohlenhydratarme 247
–, moderne 111
–, natürliche 91f.
–, schlechte 95, 100, 131, 260
Ernährungskorrektur 259f., 262
Ernährungstherapien 237
Ernährungsumstellung 233, 237
Etoposid (Chemotherapie) 75f.

Fähigkeit, geistige (Heilung) 41
Faktor, genetischer 109
Faktoren, chronische 173
Faustregel (Operation) 182
Fernmetastasen 107f.
Fernmetastasierung 320
Fettsäuren 253
Fiebertherapie 210f.
Fleisch 131, 235, 249
Fluor (Überdosierung) 97
Fragen 352ff.
Frischzellen 263f.
Frischzellenpräparate 296

Gallenblasenkrebs 327
Gallengangkrebs 327
Galvanotherapie, Krebs der Mandeln und 345
–, Zungenkrebs und 345
Ganzheitsmedizin 70, 227f.
Ganzkörper-Hyperthermie 212

Register

Gärung 102 f., 232
Gärung, sauerstofflose 99, 247
Gebärmutterkrebs 328
Gemüse 131, 234 f., 237
Genussmittel, zuckerhaltige 251
Genussmittelindustrie 234
Geräte, physikalische (Therapie) 304
Germanium 256
Gerson-Methode 239 ff.
Gesetzmäßigkeit, eingebildete 65
Gesundheit 84 f., 158
Gesundheitszustand 83
–, Lebensführung und 81
Getränke, gezuckerte 92 f.
Getreideprodukte, vollwertige 235
Gewebe, übersäuertes 133
Gifte 169
–, krebsauslösende 101
Glioblastom 297, 330
Glykogen 121, 125 f.
Glykolyse, anaerobe siehe Gärung, sauerstofflose
Grundstimmung, positive 48

Hautkrebs 328 ff.
Heildynamik 54
Heilfähigkeit 175
Heilkunde 69 f., 88, 110, 227 f.
Heilkunst 75
Heilplan 229
Heilung 87
–, echte 383

Heilversuch, echter 230, 312, 320
Hirntumore 330 ff.
Hodenkrebs 332
Hodgkin'sche Krankheit 339 f.
Homöopathie 156
Hormon 119, 134
Hormonsystem 109, 114 f., 117, 119, 129, 131, 216, 230, 264, 294, 300 f.
Hormontherapie 57
Hyperthermie, lokale 213
Hypophyse (Hirnanhangdrüse) 128 f., 230, 295 f., 300, 303
Hypothalamus 129
Hypothermie 210

I.A.T. (Immune Augmentive Therapy) 273, 276
–, Nierenkrebs und 342
Immunabwehr 129
Immunsystem 92, 113, 117, 121, 130, 230, 264, 269, 273, 277, 294
–, Behandlung des 268
Impfungen 129, 231
Industriezucker 92, 234
Infektanfälligkeit 92
Informationen 349 ff.
Insulin 114, 125 ff., 134, 199 ff., 210
–, Therapien mit 209
Interferone 216 f., 273
–, künstliche 275
–, natürliche 276
Interferon-Therapie, Nierenkrebs und 342
IPT (Insulin-Potenzierte Therapie) 119, 127,

196 ff., 201, 204–208
–, Brustkrebs und 208, 317, 322
–, Dickdarmkrebs und 325
–, Gallenblasenkrebs 327
–, Gallengangkrebs und 327
–, Gebärmutterkrebs und 328
–, Hodgkin'sche Krankheit und 340
–, Krebs der Mandeln und 345
–, Leukämie und 336
–, Lymphome und 340
–, Nebenwirkungen und 202
–, Speiseröhrenkrebs und 345
–, Zungenkrebs und 345

Jod (Überdosierung) 97
Joghurt 235

Kaffee 84, 94, 116, 169, 249
Kalium 292
Karzinom 104, 224
Kehlkopfkrebs 333 f.
Knoblauch 235
Kohlenhydrate 121, 125, 249
Konservierungsstoffe 231
Kortison 118, 123 f., 179, 216, 301, 331 f.
Kost, unjodierte 98
Kraft, innere 134, 158
Krankheit 87 f.
Krankheit, chronische 69, 84, 86, 111 ff., 121, 129, 172
Krankheitsfaktoren 82

395

Register

Kräuter 251
Krebs 66, 72, 82 f., 85 f.,
  88, 101 f., 104 f., 107,
  110, 112, 115, 117,
  122 f., 127, 130, 134,
  142, 164, 167, 312,
  382
– der Mandeln 345 f.
– des Enddarms 343
–, Tod und 371 f.
–, Unheilbarkeit des 110
Krebsarten 312
Krebsauslöser 101
Krebsbehandlung, ganz-
  heitliche 309
–, Geräte zur 293
–, schulmedizinische 28
Krebsdiät 98
Krebsnachsorge 222 f.
Krebsproblem 64
Krebstherapie 12, 65,
  171, 307
–, offizielle 360
Krebstumor 267
Krebsursache 139, 141
Krebsvorbeugung 92,
  287
Krebsvorsorge 169
Krebswachstum 104
Krebszelle 95–99, 101,
  103 f., 185, 272 f.,
  306, 314
Kreislauf 91
Kunst, ärztliche 70
Kurzwellen-Therapie
  294, 296
Kyrochirurgie 218 f.
–, Hautkrebs und 329
–, Krebs der Mandeln
  und 345
–, Zungenkrebs und 345

Lakhovsky-Antennen
  304
Lebenskorrektur 82

Lebensumstände 165
Lebensweise, gesun-
  de 169
Leberkrebs 334 f.
Lebermetastasen 219 f.
Leukämie 335 f.
Lungenkrebs 75, 337 ff.
–, Zigaretten und 82
Lymphknoten 181
Lymphome 339 f.

Magen-Darm-System
  232
Magenkrebs 340 f.
Magnete (Therapie)
  307 f.
Makrobiotik 32, 233,
  237
Malinom, malignes 329
Mammografie 314
Mandeln 277
Massenmedizin 70
Maßnahmen, gesund-
  heitsfördernde 101
Mastdarmkrebs 219
Medikamente 35, 84
–, chemische 69
Medizin 71 ff., 110, 129,
  140, 381
–, asiatische 291
–, orthomolekulare 254
–, Pharmaindustrie und
  359–366
Metastasen 107 f., 211,
  214, 220, 224
Mikroben 140, 302,
  307
Milchprodukte 235
Milchsäure 118, 132 f.,
  281
–, gesunde 250
–, linksdrehende 142
–, rechtsdrehende 132,
  152, 247, 249 f.
–, Vergärung der 237

Milchsäure-Vergärung
  247
Milieu, biologisches 251
–, ideales 292
–, krebsfeindliches 223,
  231, 249
–, krebsfreundliches
  224, 249
Milieu-Korrektur 232
Milieu-Therapie 230,
  232, 246, 249, 252
Mineralien 92, 131 f.,
  170, 209, 222, 249 f.,
  253, 256
Mistel 213, 269 ff.
Mistel-Schaukel 270
Mistel-Therapie 269 ff.
Mittel, alternative 280
Moerman-Diät 239,
  241–245, 249

Nahrung 92
–, natürliche 97
–, unbehandelte 231
–, zuckerhaltige 94
Nahrungsergänzung
  169 f.
Nahrungsergänzungs-
  mittel 252
Nahrungsmittel, basi-
  sche 249
Nahrungsmittelindust-
  rie 234
Nahrungsmittelzusät-
  ze 253
Natrium (Kochsalz) 97
Naturheilkunde 70, 79,
  109
Nebenhöhlen 277
Nebenwirkungen 193,
  225
Nervensystem, vegetati-
  ves 115, 117, 129
Nervosität 116
Nierenkrebs 341 f.

Register

Nitratstoffwechsel 99
Nitrosaminbildung 97
Noradrenalin 119 f., 124

Obstkerne, essbare 252
Operation 17 f., 182 ff.
–, brusterhaltende 316
Ordnung, krebsfeindliche 130
Ozon-Therapie 257, 259

Pankreatin 278 f.
Passivität (Patient) 29
Patient, lästiger 19
–, passiver 19
Patientendasein 19
PET (Positronen-Emissions-Tomografie) 127
Pflanzenstoffe, sekundäre 253
Pharmaindustrie 13, 52, 71, 76, 185, 187, 244, 282
pH-Wert 118, 121, 130, 231, 292
–, idealer 131
Placebo 23 f., 27
Plazenta-Therapie 267
Polyarthritis 77
Primärtumor 108
Prostata-Hyperthermie 213
Prostatakrebs 216, 342 f.
PSA-Wert (Tumormarker) 56
Psychiatrie 52
Psychologe 226 f.
Psychopharmaka 17, 53
Punktion (Brustkrebs) 314

Radio-Frequenz-Ablation 220
Regel, goldene (Chirurgie) 180 f., 183 f.

Regeneration 262
Reiz, fortlaufender 121
Rektum-Karzinom 343
Reservestoffwechsel 95 f.
Resonanz 146, 149
Rezidiv (Tumor) 205 f.
Rife-Therapie 32, 302 ff.
Rohkost 233 f., 238
Routinemedizin 70, 75, 78
Rubidium 292
Salbeitee 251
Salz, jodiertes 97
Sarkom 105, 211, 343 f.
Sauerstoff 94, 96, 102, 120 f.
Sauerstoffmangel 101
Sauerstoff-Stoffwechsel 247
Sauerstoffzufuhr 101
Säure-Basen-Gleichgewicht 130 f., 134, 247
Schafmilchprodukte 235
Scheinmedikament siehe Placebo
Schicksal 64
Schilddrüse 128 f.
Schlafmittel 84
Schöllkraut 284
Schulmedizin 20, 28, 32, 67, 69 f., 113, 177, 295, 303
–, Pharmaindustrie und 216 f.
Schwingungen, elektromagnetische 144, 146 f., 149
Selbstheilungskräfte 83, 85, 112, 157, 251
Selbstständigkeit 18
Selen 256, 292
Silizium 256
Somatotropin 128

Sonnenbestrahlung, starke 101
Sozialsystem 76, 229
–, Krankenkassen und 68
Speiseröhrenkrebs 344 f.
Spontanheilungen 25
Sport 125, 134, 169, 246f, 250
Spurenelemente 92, 170, 222, 253, 255
Stammhirn 129
Stammzelle 265
Stammzellen, embryonale 266
–, fetale 266
Stammzellen-Therapie 265
Standardtherapien 175
Stimmung 158 f., 170
–, positive 55
Stoffwechsel 89 f., 99 f., 103
Strahlen, kosmische 153 f.
Strahlentherapie 214
Strahlung, kosmische 155
–, radioaktive 101
Stress 100, 111, 114, 116, 119 f., 122 f., 128 f.
–, negativer 122
–, positiver 122
Stresshormon 117
Stresssituation 115
Substanz, chemotherapeutische 186
Süßigkeiten 92 f.
Süßstoff 234
Symptombehandlung 77
Symptome 88, 112, 381
Symptommedizin 88

397

Register

Tausendgüldenkraut 251
Therapie, beste 78
Therapiebeschreibungen 175
Therapieformen 171
Therapiemüdigkeit 229
Therapien (Grundbedingungen) 169
–, hormonaktive 215 f.
Therapieplan 79, 204
Thymus 263
Totaloperation 143
Traditionelle Chinesische Medizin 291
Trophoblast 102 f.
Tumor 108, 111, 138
Tumore, epitheliale 224
Tumormarker 43
Tumorreduktion 182, 220
Tumorwachstum 28

Überanstrengung, körperliche 95
Überdosierungen, künstliche (Nahrung) 97
Überernährung 133
Überleben, Prinzip des 102
Überlebensbedrohung 167
Überlebenskraft 15
Übersäuerung 131, 231, 249
Überwärmung, passive 212
Ukrain 284 f., 313 f.
–, Hirntumore und 331
–, Leberkrebs und 334
Unheilbarkeit, schulmedizinische 320
Ursache, psychische 109
Urstoffwechsel 103

Verantwortung (Patient) 29 f., 80
Verdauungssystem 91, 235
Verfahren, akutmedizinische 179
–, naturheilkundliche 176
–, naturmedizinische 228
–, schulmedizinische 176, 178
–, technische 306
Vergiftung (Medikamente) 69
Verkaufskampagnen 14
Verseuchung, chemische 170
Verstopfung, Durchfälle und 323
Vitalstoffe 251
Vitamin A 261, 292
Vitamin B 12 251, 261, 286 f., 290
Vitamin C 254 f., 292
–, Leberkrebs und 335
Vitamin-C-Infusionen 254
Vitamine 92, 96, 169 f., 209, 222, 234, 236, 252 ff., 257, 259, 261 f.
–, (Therapie) 209
Vitaminmangel 93, 252
Vollremission 205
Vollwertkost 237
Vorbeugung 164
Vorsichtsmaßnahmen 83

Warburg´sches Ferment siehe Zytochrom-Oxidase
Wärmetherapie, lokale 307

Wasseradern, Krebs und 154
Weißmehl 91
Wellen, elektromagnetische 300
Wissen 80
Wissenschaft 63, 67, 71 f., 76, 384
–, Ärzte und 367 ff.
–, materialistische 25
–, medizinische 74, 77
–, pharmazeutische 73

Zelle, Schwingungsharmonie der 149, 154
Ziegenmilchprodukte 235
Zigaretten 169
Zink 256, 292
Zivilisation, Krebs und 110
Zivilisationskost 82, 93, 121, 125, 239, 382
Zivilisationskrankheit 133, 237
Zucker 91–95, 97 f., 121, 125 ff., 169, 251 f., 260, 281
Zuckerbverbrennung, abnormale 132
Zuckerkonsum 85, 93
Zungenkrebs 345 f.
Zusatzpräparate 236, 252
Zusatztherapien 222
Zuversicht 80
Zwiebel 235
Zytochrom-Oxidase 99 f.

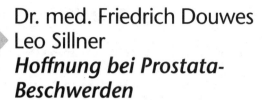

Dr. med. Friedrich Douwes
Leo Sillner
Hoffnung bei Prostata-Beschwerden

Die neue Therapie ohne Messer

Ein Prostataleiden bringt vielfältige Probleme mit sich, die weit in den Intim- und sexuellen Bereich gehen. Deshalb sind Prostata-Beschwerden bei nicht wenigen Männern ein Tabuthema. Leider wird noch immer viel zu oft zum Messer gegriffen und unnötigerweise operiert. Dieses Buch zeigt dem Leser umfassende Behandlungsmöglichkeiten und nimmt ihm so den Schrecken vor einer Prostatatherapie. Es informiert über Therapien und die alternative Methode der »Hyperthermie«, die einen chirurgischen Eingriff ersetzen kann. Die Autoren bieten gleichzeitig Entscheidungshilfen, die über das meist kurze Patienten-Arzt-Gespräch hinausgehen.

192 Seiten, ISBN 978-3-7766-2086-3
Herbig

Lesetipp

BUCHVERLAGE
LANGENMÜLLER HERBIG NYMPHENBURGER
WWW.HERBIG.NET

GOLDMANN

Einen Überblick über unser lieferbares Programm
sowie weitere Informationen zu unseren Titeln und
Autoren finden Sie im Internet unter:

www.goldmann-verlag.de

Monat für Monat interessante und fesselnde
Taschenbuch-Bestseller

Literatur deutschsprachiger und internationaler Autoren

∞

Unterhaltung, Kriminalromane, Thriller,
Historische Romane und Fantasy-Literatur

∞

Klassiker mit Anmerkungen, Anthologien
und Lesebücher

∞

Aktuelle Sachbücher und Ratgeber

∞

Bücher zu Politik, Gesellschaft, Naturwissenschaft
und Umwelt

∞

Alles aus den Bereichen Esoterik, ganzheitliches Heilen
und Psychologie

Die ganze Welt des Taschenbuchs

Goldmann Verlag · Neumarkter Straße 28 · 81673 München

GOLDMANN